药事管理学

主　编　宿　凌
主　审　杨世民
副主编　段文海　王　怡

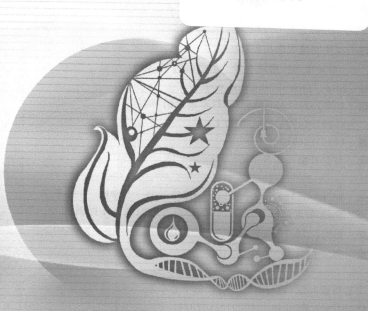

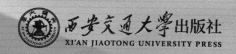

西安交通大学出版社
XI'AN JIAOTONG UNIVERSITY PRESS

图书在版编目(CIP)数据

药事管理学 / 宿凌主编. — 西安：西安交通大学
出版社，2023.8(2024.7 重印)
ISBN 978-7-5605-8864-3

Ⅰ.①药… Ⅱ.①宿… Ⅲ.①药政管理－管理学－教
材 Ⅳ.①R95

中国版本图书馆 CIP 数据核字(2021)第 258451 号

YAOSHI GUANLIXUE

书　　名	药事管理学
主　　编	宿　凌
责任编辑	李　晶
责任校对	郭泉泉
装帧设计	伍　胜

出版发行	西安交通大学出版社
	(西安市兴庆南路 1 号　邮政编码 710048)
网　　址	http://www.xjtupress.com
电　　话	(029)82668357 82667874(市场营销中心)
	(029)82668315 (总编办)
传　　真	(029)82668280
印　　刷	西安日报社印务中心

开　　本	787mm×1092mm　1/16	印张	21	字数	522 千字
版次印次	2023 年 8 月第 1 版	2024 年 7 月第 2 次印刷			
书　　号	ISBN 978-7-5605-8864-3				
定　　价	56.00 元				

如发现印装质量问题,请与本社市场营销中心联系。
订购热线:(029)82665248　(029)82667874
投稿热线:(029)82668805

作者简介

宿凌,硕士研究生导师,副教授,执业药师、执业中药师,暨南大学药学院药事管理学教研室副主任。西安交通大学学士、硕士,中国药科大学博士,澳门大学博士后,美国亚利桑那大学访问学者。主要研究方向为药事法规与监管科学、药物警戒与药品安全。《药事管理学》《药事法规与实务》《药物警戒》课程负责人,中国大学 MOOC、学堂在线、学银在线《药事管理与法规》课程负责人。以第一作者或通讯作者在国内外专业期刊公开发表中英文科研、教研论文50 余篇,主编教材 40 余部,主持科研项目多项。

段文海,副教授,执业药师,广东食品药品职业学院管理学院院长。中国药科大学学士、硕士,国家职业技能竞赛裁判员,广东省职业技能鉴定优秀专家。主要研究方向为药事管理与法规。国家精品课程《药事管理实务》课程负责人,药剂、药品经营与管理专业国家教学资源库子项目《医药电子商务》课程负责人,广东省二类品牌专业带头人。发表科研、教研论文 20 余篇,担任教材主编 1 部、副主编 4 部,主持或主要参与科研项目多项。

王怡,讲师,广东药科大学临床药学与药事管理系教师。中国药科大学学士、西安交通大学硕士。主要研究方向为药事管理与临床药学。《药事管理学》《国际药事法规》《医院药学》课程负责人。公开发表科研、教研论文 20 余篇,参编教材 8 部,主持或主要参与科研项目多项。

前　言

　　《药事管理学》是医药类院校药学、中药学专业本科生、专科生的必修课程，也是国家执业药师资格考试的必考科目之一。本书对我国药事管理的主要内容进行介绍，具有内容实用、结构独立、案例丰富等特点。

　　1. 内容实用　本书以 2019 年版《中华人民共和国药品管理法》的立法理念和主要内容为主线，介绍国家现行的药事管理政策和法律法规。内容不仅包涵全国药学类、中药学类专业《药事管理学》课程大纲普遍要求的主要内容，还与国家执业药师资格考试大纲紧密联系，涵盖了最新国家执业药师资格考试大纲有关药品监督、药师、药品注册、药品生产、药品经营、医疗机构药事、中药、特殊药品管理等内容，并运用大量图表对难点和易混淆知识点进行诠释，帮助读者理解、记忆。

　　2. 结构独立　本书按照药学事业的构成，将药事管理分为药品监督管理、药师管理、药品注册管理、药品生产管理、药品经营管理、医疗机构药事管理、中药管理、特殊药品管理等板块进行系统介绍。读者可以根据行业和工作的需要，有选择有侧重地按照板块来学习药事管理的理论与知识。

　　3. 案例丰富　本书每一章根据涉及的法律法规，精选药事领域典型案例，以案说法，引导读者透过案例理解我国药事活动及其规律、监管理念和法律制度，培养读者运用法律思维分析、解决药事活动中具体问题的能力，帮助读者在药事活动中知法守法，保证药品质量和安全，保障公众安全合理用药。

　　本书可作为药学类、中药学类专业的专科生、本科生、研究生学习药事管理知识的教材，也可作为药品监督管理部门、药物研发机构、药品生产企业、药品经营企业、医疗机构药学部门专业人员、管理人员学习最新药品相关法律法规的参考用书，还可作为国家执业药师资格考试《药事管理与法规》科目的备考用书。

　　全书承蒙药事管理学界权威专家杨世民教授审阅，在此深表谢意！

　　感谢暨南大学本科教材资助项目、暨南大学研究生教材建设项目（2021YJC019）对本书出版的资助!

本书配套的《药事管理与法规》线上课程（https://www.icourse163.org/course/JNU-1466015164）在中国大学 MOOC 平台已经上线,欢迎大家参加学习。

宿 凌

2023 年 6 月

目　录

第一章

绪 论

第一节　药事与药事管理

一、药事

"药事"是药学事业的简称。"药事"一词最早出现在我国古代史书《册府元龟》中:"北齐门下省,统尚药局,有典御 2 人,侍御师 2 人,尚药监 4 人,总御药之事。"当时"药事"是指与皇帝用药的有关事项。随着社会的发展,医药服务的对象从王公贵族扩大到广大民众,现代"药事"的内涵也发生了扩展。"药事"是与药品有关的事项,包括药品注册、生产、经营、使用和监管等。

二、药事管理

1. 药事管理概念

药事管理运用管理学、法学等社会科学的基本原理和方法,对药事活动进行研究,总结活动规律,用以指导整个药事系统有序运转。

药事管理以药品为中心,涉及药学相关的各行业或部门,这些行业或部门既相互联系又各成体系,既相互影响又相对独立,以"质量合格药品的及时供应与合理使用"为共同目标,为人类防治疾病发挥各自的作用。药事管理按行业或部门分,包括:药品监督管理、药品注册管理、药品生产管理、药品经营管理、医疗机构药事管理等。

2. 药事管理方法

药事管理方法主要包括行政管理方法、法律管理方法、系统管理方法等三种。

(1)行政管理方法:世界各国广泛运用行政的手段管理药学事业,设立了专门负责药学事业管理的行政部门,制定标准和规范,负责审批和认证,进行监督和处罚。如美国在健康与人类服务部(Department of Health and Human Services, DHHS)下设立了食品药品管理局(Food and Drug Administration, FDA),中国设立了国家药品监督管理局(National Medical Products Administration, NMPA)。各国专门的行政部门运用行政手段对药物研究机构、药品生产企业、药品经营企业、医疗机构药学部门进行监管,有效规范药品的研发、生产、经营和使用的行为,确保药品质量和合理使用。

(2)法律管理方法:世界各国普遍制定和颁布了药品相关的法律法规,用法律的手段规范药品的研究、注册、生产、经营、标签、广告等。如美国颁布的《食品、药品及化妆品法案》,英国颁布的《药品法》,日本颁布的《药事法》,我国颁布的《中华人民共和国药品管理法》(以下简称

《药品管理法》)。各国通过制定药品管理系列法律法规,一方面,强制药物研发机构、药品生产企业、药品经营企业、医疗机构药学部门、药品监督管理部门依法进行药品注册、生产、经营、使用和监管;另一方面,通过明确法律责任,依法严惩违法行为,增强对药学事业各个行业的约束力。

（3）系统管理方法:药事管理是对药学事业的系统管理,需要运用系统科学的方法对药品监督、药物注册、药品生产、药品经营、医疗机构药事系统等进行管理。药事管理涉及了许多行政部门,在中国,除国家药品监督管理局负责药品行政管理外,卫生健康委员会、中医药管理局医疗保障局、发展和改革委员会、人力资源和社会保障部、工业和信息化部、海关总署等行政部门也在各自的职权范围内负责与药品有关的职能。这些行政部门相互配合、以药事系统功能最优化为共同目标,运用系统科学的方法对药事系统进行协同监管。

第二节　药事管理学

一、药事管理学科的形成与发展

1. 国外药事管理学科的形成与发展

19 世纪后期,随着制药工业的发展,医药贸易日益繁荣,大量新药品种进入医药市场流通使用。一方面,规范药物研究开发、严格新药审批注册、保证药品生产质量、规范药品上市流通、促进药品合理使用、加强药品监督管理等成为药学事业健康发展的需要和趋势,另一方面,药学事业受到社会学、管理学、法学、经济学等学科的影响和促进,经过长期药事活动和药品管理实践经验的积累,药学与社会科学相互交叉和渗透,逐渐形成了一门新的学科——药事管理学(Pharmacy Administration)。药事管理学研究药事活动的现象,总结药事活动的普遍规律和一般方法,用于指导药事系统的活动及管理工作。

世界上最早开设药事管理学科的是美国费城药学院。1821 年,美国费城药学院建立后,将"药房业务管理"列为药学教育课程,成为药事管理学科的雏形。此后,加拿大、日本、英国等国家也在药学教育课程中开设药事管理学相关课程,主要包括:药事组织、药事法规、药房管理、药厂管理、药物经济学、药品市场学、药物信息学、行为药学、药学实践伦理学、社会和管理药学等。

2. 国内药事管理学的形成与发展

我国开设药事管理学始于 20 世纪 30 年代,部分高等学校的药学院系开设了"药物管理法及药学伦理""药房管理"课程。1956—1964 年,高等药学院系开设了"药事组织"课程。1984年《药品管理法》颁布实施后,药事管理学科的发展迎来了新的契机。自 1985 年秋季,华西医科大学率先给药学类各专业开设了"药事管理学"课程以来,我国各高等药学院系已普遍开设了"药事管理学"类相关课程。

1987 年,国家教育委员会将"药事管理学"列为药学专业必修课程。1994 年,国家执业药师资格考试将"药事管理与法规"列为四门必考科目之一。教育部在本科专业目录中设置了药事管理学专业。

二、药事管理学的定义

美国学者曼纳斯(Manasse)和鲁克(Rucker)将药事管理学定义为：药事管理学是药学的一个分支学科，它的研究和教育集中于应用社会、行为、管理和法律科学，研究药学实践中完成专业服务的环境的性质与影响。

《药事管理学科的历史》一书中的定义为：药事管理学是一个知识领域，它具有社会科学的特性，与行政管理、经济、政策、行为、分配、法律和经营管理的功能、原理和实践紧密相连，涉及生产、分配、机构和人员，涉及满足法定药品的需求，满足给病人、处方者、调配者和卫生保健工业部门提供药学服务和药物信息。

吴蓬教授认为：药事管理学科是应用社会学、法学、经济学、管理与行为科学等多学科理论与方法，研究药事的管理活动及其规律的学科体系，它是一个学科整合的交叉学科群，是以解决公众用药问题为导向的应用学科。

杨世民教授认为：药事管理学是研究药事管理活动的基本规律和一般方法的应用学科，是药学科学的分支学科。以药品质量管理为重点，解决公众用药问题为导向，应用药学、社会学、法学、经济学、管理学与行为科学等多学科的理论与方法，对药品研制、生产、使用等管理活动或过程进行研究，总结其基本规律，指导药学事业健康发展。

本书认为：药事管理学是一门药学科学与社会科学相互交叉渗透的边缘学科，以保障药品质量、安全、可及为目标，运用管理学、法学、经济学、系统学等社会科学的原理和方法，研究药品监管、药物注册、药品生产、药品经营、医疗机构药事活动规律和管理方法的科学。

三、药事管理学的研究内容

药事管理学研究的内容主要涉及药品监管、药品注册、药品生产、药品经营、医疗机构药事等方面。本书根据药事活动各行业部门的工作需要，结合国家执业药师资格考试中"药事管理与法规"科目的大纲要求，主要介绍药品监督管理、药师管理、药物注册管理、药品生产管理、药品经营管理、医疗机构药事管理、中药管理、特殊药品管理现行的法律法规和监管政策。

第二章

药品管理概述

1984 年 9 月 20 日,全国人民代表大会常务委员会通过《中华人民共和国药品管理法》(以下简称《药品管理法》),该法于 2001 年 2 月第一次修订,2013 年 12 月第一次修正,2015 年 4 月第二次修正,2019 年 8 月第二次修订,自 2019 年 12 月 1 日起施行。《药品管理法》旨在加强药品管理,保证药品质量,保障公众用药安全和合法权益,保护和促进公众健康,适用于在中华人民共和国境内从事药品研制、生产、经营、使用和监督管理活动。

第一节 药品的概念与特殊性

一、药品的概念

2019 年版《药品管理法》第二条规定:药品,是指用于预防、治疗、诊断人的疾病,有目的地调节人的生理机能并规定有适应证或者功能主治、用法和用量的物质,包括中药、化学药和生物制品等。

[记忆宝] 防治诊调,人对症用

在我国,药品特指人用药品,不包括兽用药品。药品的作用包括预防、治疗、诊断人的疾病,有目的地调节人的生理机能。药品要按照规定的适应证或者功能主治、用法和用量来使用。药品可分为三类:中药、化学药和生物制品。

药品还可分为现代药和传统药、处方药与非处方药、一般管理的药品与特殊管理的药品。

二、药品的特殊性

药品作为特殊商品,其特殊性表现在五个方面:生命关联性、高质量性、高专业性、品种多样性、公共福利性。

1. 生命关联性

药品是与人的生命相关联的商品,不同的药品有不同的适应证,药品使用应对症下药,不能随意相互替代。药品还必须按照正确的用法、用量,使用得当才可以治病救人,维护人的生命与健康;使用不当,会危害人的健康,甚至危及生命。

2. 高质量性

药品与人的生命紧密相关,因此确保药品的质量至关重要,只有符合药品质量标准的合格药品才能保证疗效。药品只有合格品和不合格品的区分,而符合国家药品标准的才是合格的药品,即法定的国家药品标准是保证药品质量和划分药品合格与不合格的唯一依据。

3．高专业性

药品的研究开发需要多学科专家的大力合作；药品的鉴别检验需要先进的仪器设备和专业人员；药品的使用亦需要执业医师和执业药师的指导，处方药必须在医生的指导下合理使用，非处方药虽然可以由患者自我判断和购买，仍必须按照药品说明书合理使用。

4．品种多样性

人类受到自然环境和社会环境的影响，疾病的种类在不断增多，需要多种安全有效的药品来防病治病。

5．公共福利性

人类种类繁多的疾病需要多个品种的药品，但对每种药品的需求量十分有限，导致药品的成本较高，但假如药品的价格太高，社会和人民负担太重，药品的使用价值将受到限制。医药企业应负起为人类健康服务的社会职责，致力于大力研发药品、合理制定药品价格。

三、假药、劣药的概念

《药品管理法》第九十八条规定，禁止生产（包括配制）、销售、使用假药、劣药。

有下列情形之一的，为假药：

（1）药品所含成分与国家药品标准规定的成分不符。

（2）以非药品冒充药品或者以他种药品冒充此种药品。

（3）变质的药品。

（4）药品所标明的适应证或者功能主治超出规定范围。

有下列情形之一的，为劣药：

（1）药品成分的含量不符合国家药品标准。

（2）被污染的药品。

（3）未标明或者更改有效期的药品。

（4）未注明或者更改产品批号的药品。

（5）超过有效期的药品。

（6）擅自添加防腐剂、辅料的药品。

（7）其他不符合药品标准的药品。

［记忆宝］假成不符冒充，功超范围变质；劣量不符期批，擅加辅料污染。

第二节　药品质量管理

一、药品质量特性

药品质量特性体现在四个方面：有效性、安全性、稳定性、均一性。

1．有效性

药品的有效性是指在规定的适应证、用法和用量的条件下，能够达到预防、治疗、诊断人的疾病，有目的地调节人的生理机能的目的。我国对药品的有效性按在人体达到所规定的效应的程度分为"痊愈""显效""有效"。

2. 安全性

药品的安全性是指按规定的适应证和用法、用量使用药品后,人体产生毒副反应的程度。只有在衡量有效性大于毒副反应,或可解除、缓解毒副作用的情况下才能使用某种药品。各国政府在新药的审批中都要求研制者提供急性毒性、长期毒性、致畸、致癌、致突变的数据,以确保药品的安全性。

3. 稳定性

药品的稳定性是指在规定的条件下保持其有效性和安全性的能力。规定的条件是指在规定的效期内,以及生产、贮存、运输和使用的要求。

4. 均一性

药品的均一性是指药物制剂的每一单位产品都符合有效性、安全性的规定要求。药品制剂的单位产品,如一片药、一支注射剂、一包冲剂、一瓶糖浆都具有相同的质量;原料药的单位产品,如一箱药、一袋药、一桶药也都具有相同的质量。

[记忆宝]安稳均效。

二、药品质量管理规范

国家药品监督管理局制定颁布了一系列质量管理规范,以确保药品研制、生产、经营、使用各个环节的质量。如《药物非临床研究质量管理规范》《药物临床试验质量管理规范》《药品生产质量管理规范》《中药材生产质量管理规范》《药品经营质量管理规范》《药物警戒质量管理规范》等。我国现行质量管理规范的比较见表2-1。

表2-1　我国现行药品质量管理规范比较

名称	简称	立法目的	适用范围
《药物非临床研究质量管理规范》	GLP	保证药物非临床安全性评价研究的质量,保障公众用药安全	适用于为申请药品注册而进行的药物非临床安全性评价研究
《药物临床试验质量管理规范》	GCP	保证药物临床试验过程规范,数据和结果的科学、真实、可靠,保护受试者的权益和安全	药物临床试验全过程的质量标准,适用于为申请药品注册而进行的药物临床试验
《药品生产质量管理规范》	GMP	规范药品生产质量管理,最大限度地降低药品生产过程中污染、交叉污染以及混淆、差错等风险,确保持续稳定地生产出符合预定用途和注册要求的药品	药品生产管理和质量控制的基本要求,适用于药品生产企业
《中药材生产质量管理规范》	GAP	推进中药材规范化生产,保证中药材质量,促进中药高质量发展	中药材规范化生产和质量管理的基本要求,适用于中药材生产企业采用种植、养殖方式规范生产中药材的全过程管理,野生中药材的采收加工可参考

续表 2-1

名称	简称	立法目的	适用范围
《药品经营质量管理规范》	GSP	加强药品经营质量管理,规范药品经营行为,保障人体用药安全、有效	药品经营管理和质量控制的基本准则,适用于药品经营企业,药品生产企业销售药品、药品流通过程中其他涉及储存与运输药品也适用
《药物警戒质量管理规范》	GVP	规范药品全生命周期药物警戒活动	适用于药品上市许可持有人和获准开展药物临床试验的药品注册申请人开展的药物警戒活动

三、药品标准

1. 药品标准概念与分类

药品标准也称药品质量标准,是指对药品的质量指标、生产工艺和检验方法等所做的技术要求和规定,内容包括药品的通用名称、成分或处方组成,含量及其检验方法,制剂的辅料规格,允许的杂质及其限量要求以及药品的作用、用法、用量,注意事项,贮藏方法等。

[记忆宝]质量工艺检验。

药品标准分为法定标准和非法定标准两种。药品法定标准和非法定标准的比较见表 2-2。

表 2-2　药品法定标准和非法定标准

类型	界定	性质
法定标准	包括《中华人民共和国药典》在内的国家药品标准和经国务院药品监督管理部门核准的药品质量标准	强制性标准,是药品质量的最低标准,拟上市销售的任何药品都必须达到这个标准
非法定标准	行业标准、团体标准、企业标准	只能作为企业的内控标准,各项指标均不得低于国家药品标准

[记忆宝]法定强制最低。

2. 国家药品标准概念与分类

在我国,绝大多数药品都需要执行国家药品标准。国家药品标准是国家对药品质量要求和检验方法所做的技术规定,是药品生产、供应、使用、检验和管理共同遵循的法定依据。

《药品管理法》第二十八条规定,药品应当符合国家药品标准。经国务院药品监督管理部门核准的药品质量标准高于国家药品标准的,按照经核准的药品质量标准执行;没有国家药品标准的,应当符合经核准的药品质量标准。

国务院药品监督管理部门颁布的《中华人民共和国药典》(以下简称《中国药典》)和药品标准为国家药品标准。国务院药品监督管理部门设置或者指定的药品检验机构负责标定国家药品标准品、对照品。

国家药品标准包括《中国药典》(每 5 年修订 1 次)、国家药品监督管理局国家药品标准(局颁标准)和药品注册标准。国家药品标准比较见表 2-3。

表 2-3　国家药品标准

项目	《中国药典》	国家药品监督管理局国家药品标准	药品注册标准
批准部门	国家药典委员会组织编纂,国务院药品监督管理部门批准并颁布	国务院药品监督管理部门颁布	国务院药品监督管理部门批准给申请人特定药品的标准
效力	国家药品标准的核心,具有法律地位,拥有最高的权威	收载了国内已有生产、疗效较好,需要统一标准但尚未载入药典的品种,具有法律约束力,是检验药品质量的法定依据	符合《中国药典》通用的技术要求,不得低于《中国药典》的规定

[记忆宝]药典国颁注册;注册不低药典。

第三节　药品安全管理

《药品管理法》第三条规定,药品管理应当以人民健康为中心,坚持风险管理、全程管控、社会共治的原则,建立科学、严格的监督管理制度,全面提升药品质量,保障药品的安全、有效、可及。

一、药品安全风险的特点

药品安全风险有三个特点:复杂性、不可预见性、不可避免性。

1.复杂性

药品安全风险存在于药品生命周期的各个环节,受多种因素影响,任何一个环节中出现问题都会破坏整个药品安全链。药品安全风险主体多样化,风险的承担主体不只是患者,还包括药品生产者、经营者、医务人员等。

2.不可预见性

由于受限于当代的认识水平与人体免疫系统的个体差异,以及有些药品存在蓄积毒性的特点,药品的风险往往难以预计。

3.不可避免性

由于人类对药品认识的局限性,药品不良反应往往会伴随着治疗作用不可避免地发生,这也是人们必须要承担的药物负面作用。

[记忆宝]复杂不可比(避)喻(预)。

二、药品安全风险的分类

药品安全风险可分为自然风险和人为风险。药品安全的自然风险,又称"必然风险""固有风险",是药品的内在属性,属于药品设计风险;药品安全的自然风险是客观存在的,和药品的疗效一样,是由药品本身所决定的,来源于已知或者未知的药品不良反应。药品安全的人为风险,属于"偶然风险"的范畴,是指人为有意或无意违反法律法规而造成的药品安全风险,存在于药品的研制、生产、经营、使用各个环节;人为风险属于药品的制造风险和使用风险,主要来源于不合理用药、用药差错、药品质量问题、政策制度设计及管理导致的风险,是我国药品安全风险的关键因素。药品自然风险和人为风险的比较见表 2 - 4。

表 2 - 4 药品自然风险和人为风险

项目	自然风险	人为风险
别名	"必然风险""固有风险"	"偶然风险"
属性	药品的内在属性,属于药品设计风险	人为造成的,属于药品制造风险和使用风险
存在	客观存在	存在于药品的研制、生产、经营、使用各个环节
来源	来源于已知或者未知的药品不良反应	来源于不合理用药、用药差错、药品质量问题、政策制度设计及管理导致的风险,是药品安全风险的关键因素

［记忆宝］自然风险不良反应,人为风险用药质量。

三、药品不良反应的概念与分类

1. 药品不良反应

药品不良反应是指合格药品在正常用法、用量下出现的与用药目的无关的有害反应。

［记忆宝］合格法量无关有害。

2. 新的药品不良反应

新的药品不良反应是指药品说明书中未载明的不良反应。说明书中已有描述,但不良反应发生的性质、程度、后果或者频率与说明书描述不一致或者更严重的,按照新的药品不良反应处理。

［记忆宝］未说明为新,不一致按新。

3. 严重药品不良反应

严重药品不良反应是指因使用药品引起以下损害情形之一的反应:

(1)导致死亡。

(2)危及生命。

(3)致癌、致畸、致出生缺陷。

(4)导致显著的或者永久的人体伤残或者器官功能的损伤。

(5)导致住院或者住院时间延长。

(6)导致其他重要医学事件,如不进行治疗可能出现上述所列情况的。

［记忆宝］生死爱(癌)急(畸)缺,气(器)功损伤残,住院长不治。

第四节 药品供应管理

2020 年 6 月 1 日起施行的《中华人民共和国基本医疗卫生与健康促进法》第五章"药品供应保障",明确提出国家完善药品供应保障制度,建立工作协调机制,保障药品的安全、有效、可及。

一、《药品管理法》有关药品供应管理的规定

1. 药品储备制度

国家实行药品储备制度,建立中央和地方两级药品储备。

发生重大灾情、疫情或者其他突发事件时,可以紧急调用药品。

2. 基本药物制度

国家实行基本药物制度,遴选适当数量的基本药物品种,加强组织生产和储备,提高基本药物的供给能力,满足疾病防治基本用药需求。

3. 药品供求监测体系

国家建立药品供求监测体系,及时收集和汇总分析短缺药品供求信息,对短缺药品实行预警,采取应对措施。

4. 短缺药品管理

国家实行短缺药品清单管理制度。具体办法由国务院卫生健康主管部门会同国务院药品监督管理部门等部门制定。

药品上市许可持有人停止生产短缺药品的,应当按照规定向国务院药品监督管理部门或者省级药品监督管理部门报告。

国家鼓励短缺药品的研制和生产,对临床急需的短缺药品、防治重大传染病和罕见病等疾病的新药予以优先审评审批。

对短缺药品,国务院可以限制或者禁止出口。必要时,国务院有关部门可以采取组织生产、价格干预和扩大进口等措施,保障药品供应。

5. 保障药品生产供应

药品上市许可持有人、药品生产企业、药品经营企业应当按照规定保障药品的生产和供应。

二、国家基本药物管理

1. 基本药物和基本药物制度

1975 年,WHO 首次提出并推行基本药物,定义基本药物为能够满足大部分人口卫生保健需求的药物,基本药物应该随时以充足的数量、适宜的剂型及个人和社区可支付得起的价格提供。

在我国,基本药物是指满足疾病防治基本用药需求,适应现阶段基本国情和保障能力,剂型适宜,价格合理,能够保障供应,可公平获得的药品。政府举办的基层医疗卫生机构全部配备和使用基本药物,其他各类医疗机构也都必须按规定使用基本药物。基本药物按照规定优先纳入基本医疗保险药品目录。国家提高基本药物的供给能力,强化基本药物质量监管,确保基本药物公平可及、合理使用。

国家实施基本药物制度,遴选适当数量的基本药物品种,满足疾病防治基本用药需求。国家基本药物制度是对基本药物的遴选、生产、流通、使用、定价、报销、监测、评价等环节实施有效管理的制度,与公共卫生、医疗服务、医疗保障体系相衔接。

我国从 1982 年开始推行国家基本药物制度。2009 年,为加快建立国家基本药物制度,卫生部、国家发展和改革委员会、工业和信息化部、监察部、财政部、人力资源社会保障部、商务部、原食品药品监管局、中医药局联合制定了《关于建立国家基本药物制度的实施意见》和《国家基本药物目录管理办法(暂行)》。我国先后公布了《国家基本药物目录(基层医疗卫生机构配备使用部分)》(2009 版)和《国家基本药物目录》(2012 版),对推动基层医疗卫生机构综合改革发挥了重要作用,并促进了公立医院优先配备、合理使用基本药物。目录兼顾儿童等特殊人群用药,与常见病、慢性病和重大疾病保障做到了很好的衔接。

2015年2月,国家卫生计生委、国家发展改革委、工业和信息化部、财政部、人力资源社会保障部、商务部、食品药品监管总局、中医药局、总后勤部卫生部对2009年版的《国家基本药物目录管理办法(暂行)》进行了修订,形成了2015年版《国家基本药物目录管理办法》,旨在巩固完善基本药物制度,建立健全国家基本药物目录遴选调整管理机制。2018年9月,国家卫生健康委员会和国家中医药管理局印发《国家基本药物目录》(2018版)。

2. 国家基本药物工作委员会

国家基本药物工作委员会负责协调解决制定和实施国家基本药物制度过程中各个环节的相关政策问题,确定国家基本药物制度框架,确定国家基本药物目录遴选和调整的原则、范围、程序和工作方案,审核国家基本药物目录。委员会由国家卫生健康委员会、国家发展和改革委员会、工业和信息化部、监察部、财政部、人力资源和社会保障部、商务部、国家药品监督管理局、国家中医药管理局等部门组成。办公室设在国家卫生健康委员会,承担国家基本药物工作委员会的日常工作。

3. 《国家基本药物目录》管理

(1)《国家基本药物目录》遴选原则:制定和发布《国家基本药物目录》,在充分考虑我国现阶段基本国情和基本医疗保障制度保障能力的基础上,按照防治必需、安全有效、价格合理、使用方便、中西药并重、基本保障、临床首选的原则,结合我国用药特点和基层医疗卫生机构配备的要求,参照国际经验,合理确定我国基本药物品种(剂型)和数量。

[记忆宝]两基首需,安便价中。

(2)《国家基本药物目录》药品分类:《国家基本药物目录》中的药品包括化学药品、生物制品、中成药和中药饮片。化学药品和生物制品主要依据临床药理学分类,中成药主要依据功能分类。化学药品和生物制品名称采用中文通用名称和英文国际非专利药名中表达化学成分的部分,剂型单列;中成药采用药品通用名称。

(3)《国家基本药物目录》纳入条件:《国家基本药物目录》中的化学药品、生物制品、中成药,应当是《中国药典》收载的,国家药品监管部门、卫生部公布药品标准的品种。除急救、抢救用药外,独家生产品种纳入《国家基本药物目录》应当经过单独论证。

[记忆宝]药典国标,独家论证。

(4)不纳入《国家基本药物目录》的药品:①含有国家濒危野生动植物药材的;②主要用于滋补保健作用,易滥用的;③非临床治疗首选的;④因严重不良反应,国家药品监管部门明确规定暂停生产、销售或使用的;⑤违背国家法律、法规,或不符合伦理要求的;⑥国家基本药物工作委员会规定的其他情况。

[记忆宝]濒野滥补非首选,暂停产销违法伦。

(5)应当从国家基本药物目录中调出的药品:①药品标准被取消的;②国家药品监管部门撤销其药品批准证明文件的;③发生严重不良反应,经评估不宜再作为国家基本药物使用的;④根据药物经济学评价,可被风险效益比或成本效益比更优的品种所替代的;⑤国家基本药物工作委员会认为应当调出的其他情形。

[记忆宝]标准批件销,不良更优替。

三、国家基本医疗保险药品管理

(一)国家基本医疗保险用药范围管理

1999年5月,劳动和社会保障部、国家发展计划委员会、国家经济贸易委员会、财政部、卫生部、国家药品监督管理局、国家中医药管理局联合发布了《城镇职工基本医疗保险用药范围管理暂行办法》。

2018年3月,国务院组建成立国家医疗保障局,负责制定并实施医疗保险、生育保险、医疗救助等医疗保障制度。

2020年7月,国家医疗保障局以局令第1号公布《基本医疗保险用药管理暂行办法》,自2020年9月1日起施行,旨在推进健康中国建设,保障参保人员基本用药需求,提升基本医疗保险用药科学化、精细化管理水平,提高基本医疗保险基金使用效益,推进治理体系和治理能力现代化;适用于各级医疗保障部门对基本医疗保险用药范围的确定、调整,以及基本医疗保险用药的支付、管理和监督等。

基本医疗保险用药范围通过制定《基本医疗保险药品目录》(以下简称《药品目录》)进行管理,符合《药品目录》的药品费用,按照国家规定由基本医疗保险基金支付。《药品目录》实行通用名管理,《药品目录》内药品的同通用名药品自动属于基本医疗保险基金支付范围。

(二)国家基本医疗保险药品管理部门

1.国务院医疗保障行政部门

国务院医疗保障行政部门负责建立基本医疗保险用药管理体系,制定和调整全国范围内基本医疗保险用药范围,使用和支付的原则、条件、标准及程序等,组织制定、调整和发布国家《药品目录》并编制统一的医保代码,对全国基本医疗保险用药工作进行管理和监督。国家医疗保障经办机构受国务院医疗保障行政部门委托承担国家《药品目录》调整的具体组织实施工作。

2.省级医疗保障行政部门

省级医疗保障行政部门负责本行政区域内的基本医疗保险用药管理,制定本地区基本医疗保险用药管理政策措施,负责《药品目录》的监督实施等工作。各省、自治区、直辖市以国家医保药品目录为基础,按照国家规定的调整权限和程序将符合条件的民族药、医疗机构制剂、中药饮片纳入省级医保支付范围,按规定向国务院医疗保障行政部门备案后实施。

3.统筹地区医疗保障部门

统筹地区医疗保障部门负责《药品目录》及相关政策的实施,按照医保协议对定点医药机构医保用药行为进行审核、监督和管理,按规定及时结算和支付医保费用,并承担相关的统计监测、信息报送等工作。

(三)《药品目录》管理

1.纳入《药品目录》的药品

纳入《药品目录》的药品应当是经国家药品监管部门批准,取得药品注册证书的化学药、生物制品、中成药(民族药),以及按国家标准炮制的中药饮片,并符合临床必需、安全有效、价格合理等基本条件。

[记忆宝]注册国标。

2. 不纳入《药品目录》的药品

以下药品不纳入《药品目录》：①主要起滋补作用的药品；②含国家珍贵、濒危野生动植物药材的药品；③保健药品；④预防性疫苗和避孕药品；⑤主要起增强性功能、治疗脱发、减肥、美容、戒烟、戒酒等作用的药品；⑥因被纳入诊疗项目等原因，无法单独收费的药品；⑦酒制剂、茶制剂，各类果味制剂（特别情况下的儿童用药除外），口腔含服剂和口服泡腾剂（特别规定情形的除外）等；⑧其他不符合基本医疗保险用药规定的药品。

[记忆宝]健美野补烟酒茶，孕苗诊疗含泡果。

3. 专家评审后直接调出《药品目录》的药品

以下药品经专家评审后直接调出《药品目录》：①被药品监管部门撤销、吊销或者注销药品批准证明文件的药品；②被有关部门列入负面清单的药品；③综合考虑临床价值、不良反应、药物经济性等因素，经评估认为风险大于收益的药品；④通过弄虚作假等违规手段进入医保药品目录的药品；⑤国家规定的应当直接调出的其他情形。

[记忆宝]销批件负清单，违规进风险大。

4. 专家评审后可以调出《药品目录》的药品

以下药品经专家评审后可以调出《药品目录》：①在同治疗领域中，价格或费用明显偏高且没有合理理由的药品；②临床价值不确切，可以被更好替代的药品；③其他不符合安全性、有效性、经济性等条件的药品。

[记忆宝]价高更好替。

5.《药品目录》调整

医疗保障行政部门建立完善动态调整机制，《药品目录》原则上每年调整一次。

国务院医疗保障行政部门根据医保药品保障需求、基本医疗保险基金的收支情况、承受能力、目录管理重点等因素，确定当年《药品目录》调整的范围和具体条件，研究制定调整工作方案，依法征求相关部门和有关方面的意见并向社会公布。对企业申报且符合当年《药品目录》调整条件的药品纳入该年度调整范围。

中药饮片采用专家评审方式进行调整，其他药品的调整程序主要包括企业申报、专家评审、谈判或准入竞价、公布结果。

6.《药品目录》谈判与竞价

国家医疗保障经办机构按规定组织药物经济学、医保管理等方面专家开展谈判或准入竞价。其中独家药品进入谈判环节，非独家药品进入企业准入竞价环节。谈判或者准入竞价成功的，纳入《药品目录》或调整限定支付范围；谈判或者准入竞价不成功的，不纳入或调出《药品目录》，或者不予调整限定支付范围。

7.《药品目录》支付标准

独家药品通过准入谈判的方式确定支付标准。非独家药品中，国家组织药品集中采购中选药品，按照集中采购有关规定确定支付标准；其他非独家药品根据准入竞价等方式确定支付标准。执行政府定价的麻醉药品和第一类精神药品，支付标准按照政府定价确定。

支付标准是基本医疗保险参保人员使用《药品目录》内药品时，基本医疗保险基金支付药品费用的基准。基本医疗保险基金依据药品的支付标准以及医保支付规定向定点医疗机构和定点零售药店支付药品费用。

8.医疗保险基金支付的条件

参保人使用《药品目录》内药品发生的费用,符合以下条件的,可由基本医疗保险基金支付:

(1)以疾病诊断或治疗为目的。

(2)诊断、治疗与病情相符,符合药品法定适应证及医保限定支付范围。

(3)由符合规定的定点医药机构提供,急救、抢救的除外。

(4)由统筹基金支付的药品费用,应当凭医生处方或住院医嘱。

(5)按规定程序经过药师或执业药师的审查。

9.《药品目录》分类与支付

《药品目录》由凡例、西药、中成药、协议期内谈判药品和中药饮片五部分组成。省级医疗保障行政部门按国家规定增补的药品单列。凡例是对医保药品目录的编排格式、名称剂型规范、备注等内容的解释和说明。西药部分,收载化学药品和生物制品。中成药部分,收载中成药和民族药。协议期内谈判药品部分,收载谈判协议有效期内的药品。

国家《药品目录》中的西药和中成药分为"甲类药品"和"乙类药品"。

"甲类药品"是临床治疗必需、使用广泛、疗效确切、同类药品中价格或治疗费用较低的药品。"乙类药品"是可供临床治疗选择使用,疗效确切、同类药品中比"甲类药品"价格或治疗费用略高的药品。协议期内谈判药品纳入"乙类药品"管理。各省级医疗保障部门按国家规定纳入《药品目录》的民族药、医疗机构制剂纳入"乙类药品"管理。中药饮片的"甲乙分类"由省级医疗保障行政部门确定。

参保人使用"甲类药品"按基本医疗保险规定的支付标准及分担办法支付;使用"乙类药品"按基本医疗保险规定的支付标准,先由参保人自付一定比例后,再按基本医疗保险规定的分担办法支付。"乙类药品"个人先行自付的比例由省级或统筹地区医疗保障行政部门确定。

中药饮片部分,收载基本医疗保险基金予以支付的饮片,并规定不得纳入基本医疗保险基金支付的饮片。

《药品目录》中列出了基本医疗保险、工伤保险和生育保险基金准予支付的中药饮片,同时列出了不得纳入基金支付的饮片范围。

医保药品的分类与支付比较见表2-5。

表2-5 医保药品的分类与支付

项目	西药、中成药		中药饮片
	甲类药品	乙类药品	
分类	临床治疗必需,使用广泛,疗效确切,同类药品中价格或治疗费用较低的药品	①可供临床治疗选择使用,疗效确切,同类药品中比"甲类药品"价格或治疗费用略高的药品; ②各省(区、市)医疗保障主管部门按国家规定纳入目录的民族药、医疗机构制剂纳入"乙类药品"管理	中药饮片的甲、乙分类由省(区、市)医疗保障主管部门确定

项目	西药、中成药		中药饮片
	甲类药品	乙类药品	
支付	参保人使用"甲类药品"按基本医疗保险规定的支付标准及分担办法支付	①使用"乙类药品"按基本医疗保险规定的支付标准，先由参保人自付一定比例（省确定）后，再按基本医疗保险规定的分担办法支付；②协议期内谈判药品按照乙类支付	列出基金准予支付的中药饮片和不得纳入基金支付的饮片范围

［记忆宝］甲低乙高，乙先自付，饮片付不付。

案 例 1

王某与 A 市场监督管理局投诉案件

　　王某于 2020 年 4 月 4 日因生活需要在 B 商业公司消费，购得涉案商品"××"牌西洋参片（净含量为 100 克/瓶，生产厂家为 C 药业公司）两盒以及其他与本案无关商品，共计消费 1140 元。后登录国家市场监督管理局网站查询发现涉案商品标注的生产许可证号为药品生产许可证，其许可内容为"中药饮片"，执行标准为《中国药典》。该商品性质应为药品。

　　王某就此事于 2020 年 4 月 19 日投诉到 A 市场监督管理局，投诉内容为：

　　（1）经营者经营中药饮片是否取得了药品经营许可证。

　　（2）经营者是否履行了《中华人民共和国食品安全法》第五十三条应当履行的法定义务，并提供相关证据。

　　A 市场监督管理局受理并于 2020 年 5 月 6 日给予投诉违法事实不成立、不予立案的书面投诉回复。

　　其调查情况为：经营者处货架上发现王某所述商品。

　　处理结果为：投诉商品××牌西洋参片销售企业能够出示药品生产许可证、药品 GMP 证书（均在有效期内）、购进票据；经营者所售西洋参片是按照中药饮片的要求生产加工并投放市场销售。上述投诉商品没有在药用渠道销售，没有标称药品属性，没有功能、主治，没有用法、用量及药品治疗宣称，符合《国家食品药品监督管理总局办公厅关于非药品经营单位销售中药材有关问题的复函》规定"经营者无需取得药品经营许可证"。其次，在国家卫生健康委员会公布的"可用于普通食品的新资源食品及药食两用原料名单"中，"卫生部批准作为食品新资源使用的物质"共分九类，第一类中草药和其他植物名单中列出了人参、党参、西洋参。西洋参已经列为普通食品，不论是中药材还是中药饮片其均可作为普通食品销售。销售国家批准的新资源食品不需取得药品经营许可证，依法取得食品经营许可证就可以。

　　思考：1. 本案中的××牌西洋参片应定性为食品还是药品？

　　　　　2. B 商业公司的销售行为是否违法？

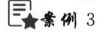

郭某、汪某销售有毒、有害食品案件

2021 年 8 月 13 日,A 铁路运输法院对网红郭某、汪某销售有毒、有害食品一案进行了公开开庭审理。公诉机关指控,郭某、汪某分别自 2021 年 1 月、2 月起,在明知上家赵某(另案处理)处所销售的减肥糖可能非法添加西布曲明的情况下,仍各自以每盒 699 元等单价对外销售。至案发,郭某销售减肥糖 100 余盒,收款人民币 7 万余元。其间,郭某还帮助汪某向赵某订货、付款,共同销售减肥糖 4 盒,收款人民币 2796 元。案发后,公安机关从查获的涉案减肥糖中检出西布曲明成分。公诉机关认为,郭某、汪某的行为均已构成销售有毒、有害食品罪。

2021 年 10 月 18 日,A 铁路运输法院对郭某、汪某销售有毒、有害食品一案依法进行公开宣判,以销售有毒、有害食品罪判处郭某有期徒刑 2 年 6 个月,并处罚金人民币 20 万元;判处汪某有期徒刑 7 个月,并处罚金人民币 1 万元。

西布曲明最早用于治疗抑郁症,在临床实践中发现其减重作用远优于抗抑郁,便被作为减肥药研发,率先在墨西哥上市。这种作用于中枢神经系统的药物虽有一定减肥功效,但可能引起高血压、心率加快等不良反应,严重时可致人死亡。2010 年国家药监部门发文停止西布曲明制剂和原料药在我国生产、销售和使用,撤销其批准证明文件,已上市销售的药品由生产企业负责召回销毁。

思考:1. 郭某、汪某为什么会被判处销售有毒、有害食品罪,而不是销售假药罪?

2. 食品中非法添加药品的风险有哪些?

杨某生产销售假药案件

2015 年 6 月 16 日,杨某与 A 气体公司签订承包经营合同一份,约定由杨某负责经营 A 气体公司。合同到期后,双方口头约定继续由杨某负责经营 A 气体公司。A 气体公司的药品生产许可证于 2016 年 10 月 12 日到期。在药品生产许可证过期后,杨某仍然生产、销售医用氧,并向 B 市人民医院、C 地区妇幼保健院、D 县人民医院、D 县爱心医院等13 家医院销售医用氧 4.2 万余瓶,生产、销售金额达 1435106.18 元。

一审法院认为,杨某违反国家药品管理法规,明知药品生产许可证到期,在未取得《药品经营许可证》、经 E 食药局查处责令停止生产的情况下,仍然继续生产、销售医用氧,情节特别严重,其行为已构成生产、销售假药罪。杨某归案后能如实供述自己的罪行,属坦白,依法可从轻处罚。考虑到杨某自愿认罪认罚,有悔罪表现,且系初犯,故对其酌情从轻处罚。依照《中华人民共和国刑法》第一百四十一条、第六十七条第三款、第五十二条、第五十三条、《药品管理法》第四十八条第三款第(二)项、《最高人民法院、最高人民检察院关于办理危害药品安全刑事案件适用法律若干问题的解释》第四条第一款第(六)项、第十二条、第十五条之规定,2019 年 6 月 24 日,一审法院作出(2019)××号刑事判决:杨某犯生产、销售假药罪,判处有期徒刑十年二个月,并处罚金 3000000 元。

宣判后,杨某不服一审判决,提出上诉。

二审法院认为,根据2015版《中国药典》第二部分的规定,解释"氧"为药品。根据《药品管理法》第七条第一款、第二款规定:开办药品生产企业,须经企业所在地省级药品监督管理部门批准并发给药品生产许可证。无药品生产许可证的,不得生产药品。药品生产许可证应当标明有效期和生产范围,到期重新审查发证。

上诉人杨某作为A气体公司经营人、负责人应当清楚、明白A气体公司是生产、销售药品医用氧的企业,A气体公司的生产、销售须经许可,许可是有期限的,到期是需要重新审查发证的。又根据《药品管理法》第四十八条第三款第(二)项规定:有下列情形之一的药品,按假药论处:(二)依照本法必须批准而未经批准生产、进口,或者依照本法必须检验而未经检验即销售的。

根据上述法律规定,结合本案证据、事实,针对上诉人杨某的上诉,做如下分析判断:杨某在A气体公司的药品生产许可证到期后新证未换发前发生的生产、销售行为均应按假药论处。

根据《刑法》第一百四十一条规定:生产、销售假药的,处三年以下有期徒刑或者拘役,并处罚金;对人体健康造成严重危害或者有其他严重情节的,处三年以上十年以下有期徒刑,并处罚金;致人死亡或者有其他特别严重情节的,处十年以上有期徒刑、无期徒刑或者死刑,并处罚金或者没收财产。本条所称假药,是指依照《药品管理法》的规定属于假药和按假药处理的药品、非药品。

杨某为了追求经济利益,无视国家法律规定,主观上明知药品生产许可证到期,在未取得药品审批许可证、经E食药局查处责令停止生产的情况下,客观上仍然继续生产、销售医用氧的行为,构成生产、销售假药罪。根据《最高人民法院、最高人民检察院关于办理危害药品安全刑事案件适用法律若干问题的解释》第四条第六项规定:生产、销售假药金额五十万元以上的,应当认定为《刑法》第一百四十一条规定的"其他特别严重情节"。杨某生产、销售假药金额达1435106.18元,已构成情节特别严重,当处十年以上有期徒刑、无期徒刑或者死刑,并处罚金或者没收财产。

一审法院在依法综合考虑了杨某到案后能如实供述犯罪事实、认罪态度好、有悔罪表现等情节,判处杨某有期徒刑十年二个月,并处罚金3000000元,已是依法从轻处罚。杨某主张量刑过重、主观上无犯罪故意的上诉理由不成立,不予采纳。

综上,一审法院根据杨某犯罪的事实、性质、情节和对于社会的危害程度,结合量刑规范化的有关规定,对其作出的判决并无不当。故杨某请求依法从轻处理的上诉意见不能成立,不予采纳,应予驳回。一审法院判决认定的事实清楚,证据确凿,适用法律正确,量刑适当,程序合法,应予维持。

2020年1月3日,二审法院作出刑事裁定,驳回上诉,维持原判。

裁判发生法律效力后,杨某之子于某不服,提出申诉,2020年10月26日被驳回申诉通知书、驳回其申诉。

于某仍不服,以"原判遗漏重要案件事实,对事实认定不完整、不全面;本案应属于单位犯罪,原判对此未予认定有误;本案审理过程中,所依据《药品管理法》已被修订,依照新修订的《药品管理法》相关规定,杨某的行为不构成犯罪"为由,提出申诉。

思考:1. 杨某的行为发生在2019年版《药品管理法》正式实施之前,是否可以适用
2019年版《药品管理法》进行判处?

2. 2019年版《药品管理法》有关假药的概念有哪些变化?

3.依据 2019 年版《药品管理法》，杨某的行为构成生产、销售假药罪吗？

案例 4

陆某销售假药、妨害信用卡管理案件

2002 年，陆某被查出患有慢粒性白血病，需要长期服用抗癌药品。我国国内对症治疗白血病的正规抗癌药品"×××"系列系瑞士进口，每盒需人民币 23500 元，陆某曾服用该药品。为了方便同病患者之间交流，相互传递寻医问药信息，并且通过增加购买同一药品的人数降低药品价格，陆某从 2004 年 4 月开始建立了白血病患者病友网络 QQ 群。

2004 年 9 月，陆某通过他人从日本购买由印度生产的同类药品，价格每盒约为人民币 4000 元，服用效果与瑞士进口的"×××"相同。之后，陆某使用药品说明书中提供的联系方式，直接联系到了印度抗癌药物的经销商印度 B 公司，并开始直接从印度 B 公司购买抗癌药物。陆某通过自己服用一段时间后，觉得印度同类药物疗效好、价格便宜，遂通过网络 QQ 群等方式向病友推荐。网络 QQ 群的病友也加入向印度 B 公司购买该药品的行列。陆某及病友首先通过西联汇款等国际汇款方式向印度 B 公司支付购药款。在此过程中，陆某还利用其懂英文的特长免费为白血病等癌症患者翻译与印度 B 公司的往来电子邮件等资料。随着病友间的传播，从印度 B 公司购买该抗癌药品的国内白血病患者逐渐增多，药品价格逐渐降低，直至每盒为人民币 200 余元。

由于前述支付购药款方式，既要先把人民币换成美元，又要使用英文，程序烦琐，操作难度大，求药的患者向印度 B 公司提出了在中国开设账号便于付款的要求。2013 年 3 月，经印度 B 公司与最早在该公司购药的陆某商谈，由陆某在中国国内设立银行账户，接收患者的购药款，并定期将购药款转账到印度 B 公司指定的户名为张某的中国国内银行账户，在陆某统计好各病友具体购药数量、告知印度 B 公司后，再由印度 B 公司直接将药品邮寄给患者。印度 B 公司承诺对提供账号的病友将免费供应药品。陆某在 QQ 病友群里发布了印度 B 公司的想法，白血病患者罗某即与陆某联系，愿意提供本人及其妻子杨某的银行账号，以换取免费药品。陆某通过网银 U 盾使用、管理罗某提供的账号，在病友向该账号支付购药款后，将购药款转至张某账户，通知印度 B 公司向病友寄送药品，免除了购药的病友换汇、翻译等以往的一些烦琐劳动。

在使用罗某、杨某账号支付购药款一段时间后，罗某听说银行卡的交易额太大，有可能导致自己被怀疑为洗钱，不愿再提供使用了。2013 年 8 月，陆某通过淘宝网从郭某处以每套 500 元的价格购买了 3 张用他人身份信息开设的银行卡，在准备使用中发现有 2 张因密码无法激活而不能用，仅使用了 1 张户名为夏某的银行卡。陆某同样通过网银 U 盾使用、管理该账号，将病友购药款转账到印度 B 公司指定的张某账户。

根据在卷证据，被查证属实的共有 21 名白血病等癌症患者通过陆某先后提供并管理的罗某、杨某、夏某 3 个银行账户向印度 B 公司购买了价值约 120000 元的 10 余种抗癌药品。陆某为病友们提供的帮助全是无偿的。对所购买的 10 余种抗癌药品，有"甲""乙""丙"3 种药品经 A 市食品药品监督管理局出具的相关鉴定，系未经我国批准进口的药品。

思考：1.按照 2019 年版《药品管理法》，陆某的行为构成销售假药罪吗？

　　　2.购买和使用国家食品药品监督管理局未批准上市的国外药品，有什么法律风险和安全隐患？

第三章

药品监督管理

第一节　药品监督管理部门

药品监督管理部门是指依照法律法规的授权和相关规定,承担药品研制、生产、流通和使用环节监督管理职责的组织机构。《药品管理法》第八条、第九条、第十条对药品监督管理部门作出了明确规定。

国务院药品监督管理部门主管全国药品监督管理工作。国务院有关部门在各自职责范围内负责与药品有关的监督管理工作。国务院药品监督管理部门配合国务院有关部门,执行国家药品行业发展规划和产业政策。

省级药品监督管理部门负责本行政区域内的药品监督管理工作。设区的市级、县级药品监督管理部门负责本行政区域内的药品监督管理工作。县级以上地方人民政府有关部门在各自职责范围内负责与药品有关的监督管理工作。

县级以上地方人民政府对本行政区域内的药品监督管理工作负责,统一领导、组织、协调本行政区域内的药品监督管理工作以及药品安全突发事件应对工作,建立健全药品监督管理工作机制和信息共享机制。县级以上人民政府应当将药品安全工作纳入本级国民经济和社会发展规划,将药品安全工作经费列入本级政府预算,加强药品监督管理能力建设,为药品安全工作提供保障。

根据2018年国务院机构改革方案,国家药品监督管理局(National Medical Products Administration,NMPA)主管全国药品监督管理工作,由国家市场监督管理总局管理。市场监管实行分级管理,药品监管机构只设到省一级,药品经营销售等行为的监管,由市、县市场监管部门统一承担。各级药品监督管理部门职能见表3-1。

表3-1　各级药品监督管理部门职能

监管部门	主要职能
国家药品监督管理局	负责药品、医疗器械和化妆品研制环节的许可、检查和处罚
省级药品监督管理部门	①负责药品、医疗器械、化妆品生产环节的许可、检查和处罚; ②负责药品批发许可、零售连锁总部许可、互联网销售第三方平台备案、检查和处罚
市、县两级市场监督管理部门	①负责药品零售、医疗器械经营的许可、检查和处罚; ②负责化妆品经营和药品、医疗器械使用环节质量的检查和处罚

〔记忆宝〕国家研制,省级生批,市县零售。

一、国家药品监督管理局主要职责

国家药品监督管理局负责药品、医疗器械、化妆品的监管,其中药品含中药、民族药,以下同。主要职责包括以下几方面。

(1)负责药品、医疗器械和化妆品的安全监督管理:拟订监督管理政策规划,组织起草法律法规草案,拟订部门规章,并监督实施。研究拟订鼓励药品、医疗器械和化妆品新技术、新产品的管理与服务政策。

(2)负责药品、医疗器械和化妆品标准管理:组织制定、公布《国家药典》等药品、医疗器械标准,组织拟订化妆品标准,组织制定分类管理制度,并监督实施。参与制定国家基本药物目录,配合实施国家基本药物制度。

(3)负责药品、医疗器械和化妆品注册管理:制定注册管理制度,严格上市审评审批,完善审评审批服务便利化措施,并组织实施。

(4)负责药品、医疗器械和化妆品质量管理:制定研制质量管理规范并监督实施。制定生产质量管理规范并依职责监督实施。制定经营、使用质量管理规范并指导实施。

(5)负责药品、医疗器械和化妆品上市后风险管理:组织开展药品不良反应、医疗器械不良事件和化妆品不良反应的监测、评价和处置工作。依法承担药品、医疗器械和化妆品安全应急管理工作。

(6)负责执业药师资格准入管理:制定执业药师资格准入制度,指导监督执业药师注册工作。

(7)负责组织指导药品、医疗器械和化妆品监督检查:制定检查制度,依法查处药品、医疗器械和化妆品注册环节的违法行为,依职责组织指导查处生产环节的违法行为。

(8)负责药品、医疗器械和化妆品监督管理领域对外交流与合作,参与相关国际监管规则和标准的制定。

(9)负责指导省级药品监督管理部门工作。

(10)完成党中央、国务院交办的其他任务。

[记忆宝]法律政策、标准分类、注册管理、质量管理、风险监测、执业药师、监督查处、国际合作、指导省局。

二、国家药品监督管理局内设机构及主要职责

国家药品监督管理局内设机构(图3-1)主要包括:综合和规划财务司、政策法规司、药品注册管理司(中药民族药监督管理司)、药品监督管理司、医疗器械注册管理司、医疗器械监督管理司、化妆品监督管理司、科技和国际合作司(港澳台办公室)、人事司、机关党委和离退休干部局。

1. 综合和规划财务司

负责机关日常运转,承担信息、安全、档案、保密、信访、政务公开、统计、信息化、新闻宣传等工作。对重要政务事项开展督查督办。组织开展应急管理和舆情监测工作。拟订并组织实施发展规划和专项建设规划,推动监督管理体系和信息化建设。承担机关和直属单位预决算、财务、国有资产管理及内部审计工作。组织起草综合性文稿和重要会议文件。

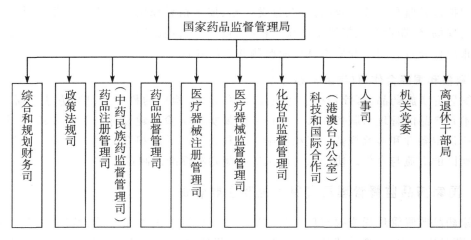

图 3-1　国家药品监督管理局主要内设机构

2. 政策法规司

研究药品、医疗器械和化妆品监督管理重大政策。组织起草法律法规及部门规章草案。承担规范性文件的合法性审查工作。承担执法监督、行政复议、行政应诉、重大案件法制审核工作。承担行政执法与刑事司法衔接管理工作。承担普法宣传和涉及世界贸易组织的相关工作。承担全面深化改革的有关协调工作。承担疫苗质量管理体系 QMS 办公室日常工作。

3. 药品注册管理司（中药民族药监督管理司）

组织拟订并监督实施国家药典等药品标准、技术指导原则，拟订并实施药品注册管理制度。监督实施药物非临床研究和临床试验质量管理规范、中药饮片炮制规范，实施中药品种保护制度。承担组织实施分类管理制度、检查研制现场、查处相关违法行为工作。参与制定国家基本药物目录，配合实施国家基本药物制度。

4. 药品监督管理司

组织拟订并依职责监督实施药品生产质量管理规范，组织拟订并指导实施经营、使用质量管理规范。承担组织指导生产现场检查、组织查处重大违法行为。组织质量抽查检验，定期发布质量公告。组织开展药品不良反应监测并依法处置。承担放射性药品、麻醉药品、毒性药品及精神药品、药品类易制毒化学品监督管理工作。指导督促生物制品批签发管理工作。

5. 医疗器械注册管理司

组织拟订并监督实施医疗器械标准、分类规则、命名规则和编码规则。拟订并实施医疗器械注册管理制度。承担相关医疗器械注册、临床试验审批工作。拟订并监督实施医疗器械临床试验质量管理规范、技术指导原则。承担组织检查研制现场、查处违法行为工作。

6. 医疗器械监督管理司

组织拟订并依职责监督实施医疗器械生产质量管理规范，组织拟订并指导实施医疗器械经营、使用质量管理规范。承担组织指导生产现场检查、组织查处重大违法行为工作。组织质量抽查检验，定期发布质量公告。组织开展不良事件监测并依法处置。

7. 化妆品监督管理司

组织实施化妆品注册备案工作。拟订并组织实施化妆品注册备案和新原料分类管理制度。组织拟订并监督实施化妆品标准、分类规则、技术指导原则。承担拟订化妆品检查制度、检查研制现场、依职责组织指导生产现场检查、查处重大违法行为工作。组织质量抽查检验、定期发布质量公告。组织开展不良反应监测并依法处置。

8．科技和国际合作司(港澳台办公室)

组织研究实施药品、医疗器械和化妆品审评、检查、检验的科学工具和方法。研究拟订鼓励新技术新产品的管理与服务政策。拟订并监督实施实验室建设标准和管理规范、检验检测机构资质认定条件和检验规范。组织实施重大科技项目。组织开展国际交流与合作,以及与港澳台地区的交流与合作。协调参与国际监管规则和标准的制定。

三、国家药品监督管理局直属单位及主要职责

国家药品监督管理局主要直属单位(图 3－2)包括:中国食品药品检定研究院、国家药典委员会、药品审评中心、食品药品审核查验中心、药品评价中心、医疗器械技术审评中心、行政事项受理服务和投诉举报中心、机关服务中心、信息中心、高级研修学院、执业药师资格认证中心、新闻宣传中心、中国健康传媒集团、中国食品药品国际交流中心、国家药品监督管理局南方医药经济研究所、国家药品监督管理局一四六仓库、中国药学会等。国家药品监督管理局主要直属机构见图 3－2。

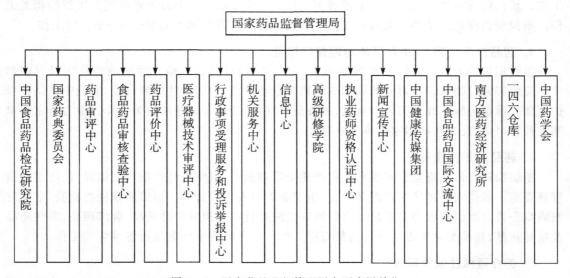

图 3－2　国家药品监督管理局主要直属单位

1．中国食品药品检定研究院(国家药品监督管理局医疗器械标准管理中心,中国药品检验总所)

(1)承担食品、药品、医疗器械、化妆品及有关药用辅料、包装材料与容器(以下统称为食品药品)的检验检测工作。组织开展药品、医疗器械、化妆品抽验和质量分析工作。负责相关复验、技术仲裁。组织开展进口药品注册检验以及上市后有关数据收集、分析等工作。

(2)承担药品、医疗器械、化妆品质量标准、技术规范、技术要求、检验检测方法的制修订以及技术复核工作。组织开展检验检测新技术新方法新标准研究。承担相关产品严重不良反应、严重不良事件原因的实验研究工作。

(3)负责医疗器械标准管理相关工作。

(4)承担生物制品批签发相关工作。

(5)承担化妆品安全技术评价工作。

(6)组织开展有关国家标准物质的规划、计划、研究、制备、标定、分发和管理工作。

(7)负责生产用菌毒种、细胞株的检定工作。承担医用标准菌毒种、细胞株的收集、鉴定、保存、分发和管理工作。

(8)承担实验动物饲育、保种、供应和实验动物及相关产品的质量检测工作。

(9)承担食品药品检验检测机构实验室间比对以及能力验证、考核与评价等技术工作。

(10)负责研究生教育培养工作。组织开展对食品药品相关单位质量检验检测工作的培训和技术指导。

(11)开展食品药品检验检测国际(地区)交流与合作。

(12)完成国家局交办的其他事项。

2. 国家药典委员会

(1)组织编制、修订和编译《中国药典》及配套标准。

(2)组织制定修订国家药品标准。参与拟订有关药品标准管理制度和工作机制。

(3)组织《中国药典》收载品种的医学和药学遴选工作。负责药品通用名称命名。

(4)组织评估《中国药典》和国家药品标准执行情况。

(5)开展药品标准发展战略、管理政策和技术法规研究。承担药品标准信息化建设工作。

(6)开展药品标准国际(地区)协调和技术交流,参与国际(地区)间药品标准适用性认证合作工作。

(7)组织开展《中国药典》和国家药品标准宣传培训与技术咨询,负责《中国药品标准》等刊物编辑出版工作。

(8)负责药典委员会各专业委员会的组织协调及服务保障工作。

(9)承办国家局交办的其他事项。

3. 国家药品监督管理局药品审评中心

(1)负责药物临床试验、药品上市许可申请的受理和技术审评。

(2)负责仿制药质量和疗效一致性评价的技术审评。

(3)承担再生医学与组织工程等新兴医疗产品涉及药品的技术审评。

(4)参与拟订药品注册管理相关法律法规和规范性文件,组织拟订药品审评规范和技术指导原则并组织实施。

(5)协调药品审评相关检查、检验等工作。

(6)开展药品审评相关理论、技术、发展趋势及法律问题研究。

(7)组织开展相关业务咨询服务及学术交流,开展药品审评相关的国际(地区)交流与合作。

(8)承担国家局国际人用药品注册技术协调会议(ICH)相关技术工作。

(9)承办国家局交办的其他事项。

4. 国家药品监督管理局食品药品审核查验中心

(1)组织制定修订药品、医疗器械、化妆品检查制度规范和技术文件。

(2)承担药物临床试验、非临床研究机构资格认定(认证)和研制现场检查。承担药品注册现场检查。承担药品生产环节的有因检查。承担药品境外检查。

(3)承担医疗器械临床试验监督抽查和生产环节的有因检查。承担医疗器械境外检查。

(4)承担化妆品研制、生产环节的有因检查。承担化妆品境外检查。

(5)承担国家级检查员考核、使用等管理工作。

(6)开展检查理论、技术和发展趋势研究、学术交流及技术咨询。

(7)承担药品、医疗器械、化妆品检查的国际(地区)交流与合作。

(8)承担市场监管总局委托的食品检查工作。

(9)承办国家局交办的其他事项。

5. 国家药品监督管理局药品评价中心(国家药品不良反应监测中心)

(1)组织制定修订药品不良反应、医疗器械不良事件、化妆品不良反应监测与上市后安全性评价以及药物滥用监测的技术标准和规范。

(2)组织开展药品不良反应、医疗器械不良事件、化妆品不良反应、药物滥用监测工作。

(3)开展药品、医疗器械、化妆品的上市后安全性评价工作。

(4)指导地方相关监测与上市后安全性评价工作。组织开展相关监测与上市后安全性评价的方法研究、技术咨询和国际(地区)交流合作。

(5)参与拟订、调整国家基本药物目录。

(6)参与拟订、调整非处方药目录。

(7)承办国家局交办的其他事项。

6. 国家药品监督管理局行政事项受理服务和投诉举报中心

(1)负责药品、医疗器械、化妆品行政事项的受理服务和审批结果相关文书的制作、送达工作。

(2)受理和转办药品、医疗器械、化妆品涉嫌违法违规行为的投诉举报。

(3)负责药品、医疗器械、化妆品行政事项受理和投诉举报相关信息的汇总、分析、报送工作。

(4)负责药品、医疗器械、化妆品重大投诉举报办理工作的组织协调、跟踪督办,监督办理结果反馈。

(5)参与拟订药品、医疗器械、化妆品行政事项和投诉举报相关法规、规范性文件和规章制度。

(6)负责投诉举报新型、共性问题的筛查和分析,提出相关安全监管建议。承担国家局执法办案、整治行动的投诉举报案源信息报送工作。

(7)承担国家局行政事项受理服务大厅的运行管理工作。参与国家局行政事项受理、审批网络系统的运行管理。承担国家局行政事项收费工作。

(8)参与药品、医疗器械审评审批制度改革以及国家局"互联网＋政务服务"平台建设、受理服务工作。

(9)指导协调省级药品监管行政事项受理服务及投诉举报工作。

(10)开展与药品、医疗器械、化妆品行政事项受理及投诉举报工作有关的国际(地区)交流与合作。

(11)承办国家局交办的其他事项。

7. 国家药品监督管理局信息中心（中国食品药品监管数据中心）

（1）承担国家药品监管信息化重点工程、重大项目的申报和实施相关工作。承担国家药品安全监管信息平台建设，组织推进国家药品监管业务应用信息系统建设。

（2）归口管理国家局机关和直属单位网络安全和信息化建设。指导地方药品监管系统信息化相关业务工作。

（3）参与起草国家药品（含医疗器械、化妆品）监管信息化建设发展规划。组织开展药品监管信息政策研究，研究建立国家药品监管信息化标准体系。

（4）负责中国食品药品监管数据中心的建设，承担监管信息数据的采集、整理、存储、分析、利用、监测、评价等管理工作。

（5）负责国家局机关电子政务建设，承担国家局机关电子政务信息系统运行维护和网络安全技术保障工作。

（6）承担药品监管统计业务工作，健全统计指标体系，开展数据采集、汇总、分析工作，编辑和提供统计资料。

（7）研究开发药品信息产品，通过网络、期刊及其他技术交流与合作方式，面向系统、社会和行业开展信息服务。

（8）开展药品监管信息相关领域的国际（地区）交流与合作。

（9）承办国家局及其网络安全和信息化领导小组交办的其他事项。

8. 国家药品监督管理局执业药师资格认证中心

（1）开展执业药师资格准入制度及执业药师队伍发展战略研究，参与拟订完善执业药师资格准入标准并组织实施。

（2）承担执业药师资格考试相关工作。组织开展执业药师资格考试命审题工作，编写考试大纲和考试指南。负责执业药师资格考试命审题专家库、考试题库的建设和管理。

（3）组织制订执业药师认证注册工作标准和规范并监督实施。承担执业药师认证注册管理工作。

（4）组织制订执业药师认证注册与继续教育衔接标准。拟订执业药师执业标准和业务规范，协助开展执业药师配备使用政策研究和相关执业监督工作。

（5）承担全国执业药师管理信息系统的建设、管理和维护工作，收集报告相关信息。

（6）指导地方执业药师资格认证相关工作。

（7）开展执业药师资格认证国际（地区）交流与合作。

（8）协助实施执业药师能力与学历提升工程。

（9）承办国家局交办的其他事项。

第二节　药品质量监督检验

《药品管理法》第十一条规定，药品监督管理部门设置或者指定的药品专业技术机构，承担依法实施药品监督管理所需的审评、检验、核查、监测与评价等工作。

药品质量监督检验是指国家药品检验机构按照国家药品标准对需要进行质量监督的药品进行抽样、检查和验证，并发出相关质量结果报告的药品技术监督过程。

一、药品质量监督检验的性质

药品质量监督检验具有第三方检验的公正性、更高的权威性和更强的仲裁性。药品质量监督检验性质的具体含义见表 3－2。

表 3－2　药品质量监督检验的性质

性质	含义
第三方检验的公正性	药品监督检验不涉及买卖双方的经济利益，不以营利为目的，具有公正立场
更高的权威性	药品监督检验是药品监督管理部门代表国家对研制、生产、经营、使用的药品质量进行的检验，具有比生产检验或验收检验更高的权威性
更强的仲裁性	药品监督检验是根据国家的法律规定进行的检验，在法律上具有更强的仲裁性

二、药品质量监督检验的类型

药品质量监督检验包括抽查检验、注册检验、指定检验和复验。

1. 抽查检验

药品监督管理部门根据监督管理的需要，可以对药品质量进行抽查检验。国家和省级药品监督管理部门应当定期公告药品质量抽查检验的结果。

《药品管理法》第一百条规定，药品监督管理部门根据监督管理的需要，可以对药品质量进行抽查检验。抽查检验应当按照规定抽样，并不得收取任何费用；抽样应当购买样品。所需费用按照国务院规定列支。对有证据证明可能危害人体健康的药品及其有关材料，药品监督管理部门可以查封、扣押，并在七日内作出行政处理决定；药品需要检验的，应当自检验报告书发出之日起十五日内作出行政处理决定。

《药品管理法》第一百零一条规定，国务院和省级的药品监督管理部门应当定期公告药品质量抽查检验结果；公告不当的，应当在原公告范围内予以更正。

2. 注册检验

注册检验，包括标准复核和样品检验。标准复核，是指对申请人申报药品标准中设定项目的科学性、检验方法的可行性、质控指标的合理性等进行的技术评估。样品检验，是指按照申请人申报或者国家药品监督管理局药品审评中心核定的药品质量标准进行的实验室检验。

新药上市申请、首次申请上市仿制药、首次申请上市境外生产药品，应当进行样品检验和标准复核。其他药品，必要时启动样品检验和标准复核。

3. 指定检验

指定检验，是指国家法律或国务院药品监督管理部门规定某些药品在销售前或者进口时，必须经过指定药品检验机构检验，检验合格的，才准予销售的强制性药品检验。

《药品管理法》第六十八条规定，国务院药品监督管理部门对下列药品在销售前或者进口时，应当指定药品检验机构进行检验；未经检验或者检验不合格的，不得销售或者进口：①首次在中国境内销售的药品；②国务院药品监督管理部门规定的生物制品；③国务院规定的其他药品。

4. 复验

《药品管理法》第一百零二条规定,当事人对药品检验结果有异议的,可以自收到药品检验结果之日起七日内向原药品检验机构或者上一级药品监督管理部门设置或者指定的药品检验机构申请复验,也可以直接向国务院药品监督管理部门设置或者指定的药品检验机构申请复验。受理复验的药品检验机构应当在国务院药品监督管理部门规定的时间内作出复验结论。

[记忆宝]抽评监(不收费)、注样标、指销前、复异议。

第三节　药品检查管理

2021年5月,国家药品监督管理局印发《药品检查管理办法(试行)》,旨在规范药品检查行为,适用于药品监督管理部门对中国境内上市药品的生产、经营、使用环节实施的检查、调查、取证、处置等行为。

一、药品检查的界定和原则

药品检查是药品监督管理部门对药品生产、经营、使用环节相关单位遵守法律法规、执行相关质量管理规范和药品标准等情况进行检查的行为。药品检查应当遵循依法、科学、公正的原则,加强源头治理,严格过程管理,围绕上市后药品的安全、有效和质量可控开展。

二、药品检查的部门及职责

各级药品监督管理部门药品检查的职责见表3-3。

表3-3　各级药品监督管理部门药品检查的职责

部门	职责
国家药品监督管理局	①主管全国药品检查管理工作; ②监督指导省级药品监督管理部门开展药品生产、经营现场检查
省级药品监督管理部门	①负责组织对本行政区域内药品上市许可持有人、药品生产企业、药品批发企业、药品零售连锁总部、药品网络交易第三方平台等相关检查; ②指导市县级药品监督管理部门开展药品零售企业、使用单位的检查,组织查处区域内的重大违法违规行为
市县级药品监督管理部门	①负责开展对本行政区域内药品零售企业、使用单位的检查; ②配合国家和省级药品监督管理部门组织的检查

[记忆宝]省级生批连网,市县零用。

三、药品检查的分类

根据检查的性质和目的,药品检查分为许可检查、常规检查、有因检查、其他检查。药品检查的分类见表3-4。

表 3 - 4　药品检查的分类

类型	检查内容
许可检查	药品监督管理部门在开展药品生产经营许可申请审查过程中,对申请人是否具备从事药品生产经营活动条件开展的检查
常规检查	根据药品监督管理部门制定的年度检查计划,对药品上市许可持有人、药品生产企业、药品经营企业、药品使用单位遵守有关法律、法规、规章,执行相关质量管理规范以及有关标准情况开展的监督检查
有因检查	对药品上市许可持有人、药品生产企业、药品经营企业、药品使用单位可能存在的具体问题或者投诉举报等开展的针对性检查
其他检查	除许可检查、常规检查、有因检查外的检查

［记忆宝］许可条件,常规合法,有因问题。

四、药品现场检查结论和综合评定结论

现场检查结论分为符合要求、待整改后评定、不符合要求。综合评定结论分为符合要求、不符合要求。

药品生产企业和药品经营企业现场检查结论的评定标准比较见表 3 - 5。

表 3 - 5　药品生产企业和药品经营企业现场检查结论的评定标准比较

结论	药品生产企业现场检查结论的评定标准	药品经营企业现场检查结论的评定标准
符合要求	未发现缺陷或者缺陷质量安全风险轻微、质量管理体系比较健全的,检查结论为符合要求	未发现缺陷或者缺陷质量安全风险轻微、质量管理体系比较健全的,检查结论为符合要求
基本符合要求	发现缺陷有一定质量安全风险,但质量管理体系基本健全,检查结论为待整改后评定,包含但不限于以下情形: ①与 GMP 要求有偏离,可能给产品质量带来一定风险; ②发现主要缺陷或者多项关联一般缺陷,经综合分析表明质量管理体系中某一系统不完善	发现一般缺陷、主要缺陷有一定质量安全风险,但质量管理体系基本健全,检查结论为待整改后评定,包含但不限于以下情形: ①与 GSP 有偏离,会引发低等级质量安全风险,但不影响药品质量的行为; ②计算机系统、质量管理体系文件不完善,结合实际经综合分析判定只对药品质量管理体系运行产生一般影响
不符合要求	发现缺陷为严重质量安全风险,质量体系不能有效运行,检查结论为不符合要求,包含但不限于以下情形: ①对使用者造成危害或者存在健康风险; ②与 GMP 要求有严重偏离,给产品质量带来严重风险; ③有编造生产、检验记录,药品生产过程控制、质量控制的记录和数据不真实; ④发现严重缺陷或者多项关联主要缺陷,经综合分析表明质量管理体系中某一系统不能有效运行	发现严重缺陷,或者发现的主要缺陷和一般缺陷涉及企业质量管理体系运行,可能引发较严重质量安全风险,检查结论为不符合要求,包含但不限于以下情况: ①储存、运输过程中存在对药品质量产生严重影响的行为; ②企业记录经营活动的数据不真实,经营活动过程不可核查; ③发现多项关联主要缺陷,分析表明质量管理体系不能有效运行

综合评定结论的评定标准：

（1）未发现缺陷或者缺陷质量安全风险轻微、质量管理体系比较健全的，或者发现缺陷有一定质量安全风险经整改可以有效控制风险且质量管理体系能够有效运行的，评定结论为符合要求。

（2）发现缺陷有严重质量安全风险，质量管理体系不能有效运行的，评定结论为不符合要求。

发现缺陷有一定质量安全风险经整改仍未有效控制风险，或者质量管理体系仍不能有效运行的，评定结论为不符合要求。

五、药品生产许可和药品经营许可相关检查

药品生产许可和药品经营许可相关检查比较见表 3 - 6。

表 3 - 6　药品生产许可和药品经营许可相关检查

项目	药品生产许可检查	药品经营许可检查
检查程序和时限	①药品监督管理部门或者药品检查机构实施现场检查前，应当制定现场检查工作方案，并组织实施现场检查； ②制定工作方案及实施现场检查工作时限为 30 个工作日	①省级药品监督管理部门或者药品检查机构实施药品批发企业、药品零售连锁总部现场检查前，应当制定现场检查工作方案，并组织实施现场检查； ②制定工作方案及实施现场检查工作时限为 15 个工作日 ①市县级药品监督管理部门实施药品零售企业现场检查前，应当制定现场检查工作方案，并组织实施现场检查； ②制定工作方案及实施现场检查工作时限为 10 个工作日； ③药品零售企业的许可检查综合评定应当在收到现场检查报告报告后 5 个工作日内完成
首次申请许可证/和申请许可事项变更且需进行现场检查（经营）	按照 GMP 有关内容开展现场检查	依据 GSP 及其现场检查指导原则、许可检查细则等相关标准要求开展现场检查
申请许可证重新发放	结合企业遵守药品管理法律法规、GMP 和质量体系运行情况，根据风险管理原则进行审查，必要时可以开展 GMP 符合性检查	结合企业遵守药品管理法律法规、GSP 和质量体系运行情况，根据风险管理原则进行审查，必要时可以开展 GSP 符合性检查
原址或者异地新建、改建、扩建车间或者生产线	应当开展 GMP 符合性检查	—
申请药品上市	按照《药品生产监督管理办法》的规定，根据需要开展上市前的 GMP 符合性检查	—

六、常规检查

药品监督管理部门依据风险原则制定药品检查计划,确定被检查单位名单、检查内容、检查重点、检查方式、检查要求等,实施风险分级管理,年度检查计划中应当确定对一定比例的被检查单位开展质量管理规范符合性检查。

1. 风险评估重点考虑因素

(1)药品特性以及药品本身存在的固有风险。

(2)药品上市许可持有人、药品生产企业、药品经营企业、药品使用单位药品抽检情况。

(3)药品上市许可持有人、药品生产企业、药品经营企业、药品使用单位违法违规情况。

(4)药品不良反应监测、探索性研究、投诉举报或者其他线索提示可能存在质量安全风险的。

2. 常规检查包含的内容

(1)遵守药品管理法律法规的合法性。

(2)执行相关药品质量管理规范和技术标准的规范性。

(3)药品生产、经营、使用资料和数据的真实性、完整性。

(4)药品上市许可持有人质量管理、风险防控能力。

(5)药品监督管理部门认为需要检查的其他内容。

药品监督管理部门或者药品检查机构进行常规检查时可以采取不预先告知的检查方式,可以对某一环节或者依据检查方案规定的内容进行检查,必要时开展全面检查。

3. 常规检查频次

检查频次按照药品生产经营相关规章要求执行。

对麻醉药品、精神药品、药品类易制毒化学品、放射性药品和医疗用毒性药品生产经营企业,还应当对企业保障药品管理安全、防止流入非法渠道等有关规定的执行情况进行检查:

(1)麻醉药品、第一类精神药品和药品类易制毒化学品生产企业每季度检查不少于一次。

(2)第二类精神药品生产企业、麻醉药品和第一类精神药品全国性批发企业、麻醉药品和第一类精神药品区域性批发企业以及药品类易制毒化学品原料药批发企业每半年检查不少于一次。

(3)放射性药品、医疗用毒性药品生产经营企业每年检查不少于一次。

七、有因检查

药品监督管理部门经风险评估,可以开展有因检查的情形包括:

(1)投诉举报或者其他来源的线索表明可能存在质量安全风险的。

(2)检验发现存在质量安全风险的。

(3)药品不良反应监测提示可能存在质量安全风险的。

(4)对申报资料真实性有疑问的。

(5)涉嫌严重违反相关质量管理规范要求的。

(6)企业有严重不守信记录的。

(7)企业频繁变更管理人员登记事项的。

(8)生物制品批签发中发现可能存在安全隐患的。

(9)检查发现存在特殊药品安全管理隐患的。

(10)特殊药品涉嫌流入非法渠道的。

(11)其他需要开展有因检查的情形。

开展有因检查应当制定检查方案,明确检查事项、时间、人员构成和方式等。检查组成员不得事先告知被检查单位检查行程和检查内容。检查组成员不得向被检查单位透露检查过程中的进展情况、发现的违法违规线索等相关信息。

八、不配合检查的处罚

《药品管理法》第九十九条规定,药品监督管理部门应当依照法律、法规的规定对药品研制、生产、经营和药品使用单位使用药品等活动进行监督检查,必要时可以对为药品研制、生产、经营、使用提供产品或者服务的单位和个人进行延伸检查,有关单位和个人应当予以配合,不得拒绝和隐瞒。药品监督管理部门应当对高风险的药品实施重点监督检查。

检查单位拒绝、逃避监督检查,伪造、销毁、隐匿有关证据材料的,视为其产品可能存在安全隐患,药品监督管理部门应当按照《药品管理法》第九十九条的规定进行处理,药品监督管理部门根据监督检查情况,应当采取告诫、约谈、限期整改以及暂停生产、销售、使用、进口等措施,并及时公布检查处理结果。

被检查单位有下列情形之一的,应当视为拒绝、逃避监督检查,伪造、销毁、隐匿记录、数据、信息等相关资料:

(1)拒绝、限制检查员进入被检查场所或者区域,限制检查时间,或者检查结束时限制检查员离开的。

(2)无正当理由不如实提供或者延迟提供与检查相关的文件、记录、票据、凭证、电子数据等材料的。

(3)拒绝或者限制拍摄、复印、抽样等取证工作的。

(4)以声称工作人员不在或者冒名顶替应付检查、故意停止生产经营活动等方式欺骗、误导、逃避检查的。

(5)其他不配合检查的情形。

第四节 药品行政监管

一、行政许可

2003年8月27日,第十届全国人民代表大会常务委员会第四次会议通过《行政许可法》,自2004年7月1日起施行。2019年4月23日第十三届全国人民代表大会常务委员会第十次会议进行了修正。

行政许可,是指行政机关根据公民、法人或者其他组织的申请,经依法审查,准予其从事特定活动的行为。

药品行政许可事项主要包括:药品上市许可,表现形式为颁发药品注册证书;药品生产许可,表现形式为颁发药品生产许可证和医疗机构制剂许可证;药品经营许可,表现形式为颁发药品经营许可证;执业药师执业许可,表现形式为颁发执业药师注册证等。

（一）行政许可的申请

公民、法人或者其他组织从事特定活动，依法需要取得行政许可的，应当向行政机关提出申请。申请人可以委托代理人提出行政许可申请。

行政许可申请可以通过信函、电报、电传、传真、电子数据交换和电子邮件等方式提出。

申请人申请行政许可，应当如实向行政机关提交有关材料和反映真实情况，并对其申请材料实质内容的真实性负责。

（二）行政许可的审查与决定

1. 行政许可的审查

行政机关应当对申请人提交的申请材料进行审查。

申请人提交的申请材料齐全、符合法定形式，行政机关能够当场作出决定的，应当当场作出书面的行政许可决定。

根据法定条件和程序，需要对申请材料的实质内容进行核实的，行政机关应当指派两名以上工作人员进行核查。

依法应当先经下级行政机关审查后报上级行政机关决定的行政许可，下级行政机关应当在法定期限内将初步审查意见和全部申请材料直接报送上级行政机关。上级行政机关不得要求申请人重复提供申请材料。

2. 行政许可的决定

行政机关对行政许可申请进行审查后，除当场作出行政许可决定的外，应当在法定期限内按照规定程序作出行政许可决定。

申请人的申请符合法定条件、标准的，行政机关应当依法作出准予行政许可的书面决定。

行政机关依法作出不予行政许可的书面决定的，应当说明理由，并告知申请人享有依法申请行政复议或者提起行政诉讼的权利。

行政机关作出的准予行政许可决定，应当予以公开，公众有权查阅。

（三）行政许可期限

除可以当场作出行政许可决定的外，行政机关应当自受理行政许可申请之日起二十日内作出行政许可决定。二十日内不能作出决定的，经本行政机关负责人批准，可以延长十日，并应当将延长期限的理由告知申请人。但是，法律、法规另有规定的，依照其规定。

依法应当先经下级行政机关审查后报上级行政机关决定的行政许可，下级行政机关应当自其受理行政许可申请之日起二十日内审查完毕。但是，法律、法规另有规定的，依照其规定。

行政机关作出准予行政许可的决定，应当自作出决定之日起十日内向申请人颁发、送达行政许可证件，或者加贴标签、加盖检验、检测、检疫印章。

行政机关作出行政许可决定，依法需要听证、招标、拍卖、检验、检测、检疫、鉴定和专家评审的，所需时间不计算在规定的期限内。行政机关应当将所需时间书面告知申请人。

（四）行政许可的撤销与注销

1. 行政许可的撤销

有下列情形之一的，作出行政许可决定的行政机关或者其上级行政机关，根据利害关系人的请求或者依据职权，可以撤销行政许可：

（1）行政机关工作人员滥用职权、玩忽职守作出准予行政许可决定的。

(2)超越法定职权作出准予行政许可决定的。

(3)违反法定程序作出准予行政许可决定的。

(4)对不具备申请资格或者不符合法定条件的申请人准予行政许可的。

(5)依法可以撤销行政许可的其他情形。

被许可人以欺骗、贿赂等不正当手段取得行政许可的,应当予以撤销。

撤销行政许可,可能对公共利益造成重大损害的,不予撤销。

撤销行政许可,被许可人的合法权益受到损害的,行政机关应当依法给予赔偿。

2. 行政许可的注销

有下列情形之一的,行政机关应当依法办理有关行政许可的注销手续:

(1)行政许可有效期届满未延续的。

(2)赋予公民特定资格的行政许可,该公民死亡或者丧失行为能力的。

(3)法人或者其他组织依法终止的。

(4)行政许可依法被撤销、撤回,或者行政许可证件依法被吊销的。

(5)因不可抗力导致行政许可事项无法实施的。

(6)法律、法规规定的应当注销行政许可的其他情形。

二、行政处罚

1996 年 3 月 17 日,第八届全国人民代表大会第四次会议通过《中华人民共和国行政处罚法》。2009 年 8 月 27 日,第十一届全国人民代表大会常务委员会第十次会议第一次修正。2017 年 9 月 1 日,第十二届全国人民代表大会常务委员会第二十九次会议第二次修订。2021 年 1 月 22 日,第十三届全国人民代表大会常务委员会第二十五次会议第三次修订,自 2021 年 7 月 15 日起施行。

行政处罚是指行政机关依法对违反行政管理秩序的公民、法人或者其他组织,以减损权益或者增加义务的方式予以惩戒的行为。

(一)行政处罚的种类

行政处罚的种类包括:

(1)警告、通报批评。

(2)罚款、没收违法所得、没收非法财物。

(3)暂扣许可证件、降低资质等级、吊销许可证件。

(4)限制开展生产经营活动、责令停产停业、责令关闭、限制从业。

(5)行政拘留。

(6)法律、行政法规规定的其他行政处罚。

(二)行政处罚的适用

1. 行政处罚的实施

行政机关实施行政处罚时,应当责令当事人改正或者限期改正违法行为。

当事人有违法所得,除依法应当退赔的外,应当予以没收。违法所得是指实施违法行为所取得的款项。

对当事人的同一个违法行为,不得给予两次以上罚款的行政处罚。同一个违法行为违反多个法律规范应当给予罚款处罚的,按照罚款数额高的规定处罚。

2. 不予行政处罚

(1)未成年人:不满十四周岁的未成年人有违法行为的,不予行政处罚,责令监护人加以管教。

(2)没有主观过错:当事人有证据足以证明没有主观过错的,不予行政处罚。对当事人的违法行为依法不予行政处罚的,行政机关应当对当事人进行教育。

(3)没有造成危害后果:违法行为轻微并及时改正,没有造成危害后果的,不予行政处罚。初次违法且危害后果轻微并及时改正的,可以不予行政处罚。

(4)超过时效:违法行为在二年内未被发现的,不再给予行政处罚;涉及公民生命健康安全、金融安全且有危害后果的,上述期限延长至五年。法律另有规定的除外。

期限从违法行为发生之日起计算;违法行为有连续或者继续状态的,从行为终了之日起计算。

3. 从轻或者减轻行政处罚

已满十四周岁不满十八周岁的未成年人有违法行为的,应当从轻或者减轻行政处罚。

当事人有下列情形之一,应当从轻或者减轻行政处罚:

(1)主动消除或者减轻违法行为危害后果的。

(2)受他人胁迫或者诱骗实施违法行为的。

(3)主动供述行政机关尚未掌握的违法行为的。

(4)配合行政机关查处违法行为有立功表现的。

(5)法律、法规、规章规定其他应当从轻或者减轻行政处罚的。

4. 折抵刑期和罚金

违法行为构成犯罪,人民法院判处拘役或者有期徒刑时,行政机关已经给予当事人行政拘留的,应当依法折抵相应刑期。

违法行为构成犯罪,人民法院判处罚金时,行政机关已经给予当事人罚款的,应当折抵相应罚金;行政机关尚未给予当事人罚款的,不再给予罚款。

5. 新法适用

实施行政处罚,适用违法行为发生时的法律、法规、规章的规定。

但是,作出行政处罚决定时,法律、法规、规章已被修改或者废止,且新的规定处罚较轻或者不认为是违法的,适用新的规定。

6. 处罚无效

行政处罚没有依据或者实施主体不具有行政主体资格的,行政处罚无效。

违反法定程序构成重大且明显违法的,行政处罚无效。

(三)行政处罚的决定

1. 简易程序

违法事实确凿并有法定依据,对公民处以二百元以下、对法人或者其他组织处以三千元以下罚款或者警告的行政处罚的,可以当场作出行政处罚决定。

2.普通程序

除可以当场作出的行政处罚外,行政机关发现公民、法人或者其他组织有依法应当给予行政处罚的行为的,必须全面、客观、公正地调查,收集有关证据;必要时,依照法律、法规的规定,可以进行检查。符合立案标准的,行政机关应当及时立案。

3.听证程序

行政机关拟作出下列行政处罚决定,应当告知当事人有要求听证的权利,当事人要求听证的,行政机关应当组织听证:①较大数额罚款;②没收较大数额违法所得、没收较大价值非法财物;③降低资质等级、吊销许可证件;④责令停产停业、责令关闭、限制从业;⑤其他较重的行政处罚;⑥法律、法规、规章规定的其他情形。

当事人不承担行政机关组织听证的费用。

三、行政复议

1999 年 4 月 29 日,第九届全国人民代表大会常务委员会第九次会议通过《中华人民共和国行政复议法》,自 1999 年 10 月 1 日起施行。2009 年 8 月 27 日,第十一届全国人民代表大会常务委员会第十次会议第一次修正。2017 年 9 月 1 日,第十二届全国人民代表大会常务委员会第二十九次会议第二次修正。

行政复议,是指公民、法人或者其他组织认为具体行政行为侵犯其合法权益,向行政机关提出行政复议申请,行政复议机关依照法定程序对被申请复议的具体行政行为的合法性和适当性进行审查并作出决定的一种法律制度。

(一)行政复议的范围

1. 申请行政复议的情形

有下列情形之一的,公民、法人或者其他组织可以申请行政复议:

(1)对行政机关作出的警告、罚款、没收违法所得、没收非法财物、责令停产停业、暂扣或者吊销许可证、暂扣或者吊销执照、行政拘留等行政处罚决定不服的。

(2)对行政机关作出的限制人身自由或者查封、扣押、冻结财产等行政强制措施决定不服的。

(3)对行政机关作出的有关许可证、执照、资质证、资格证等证书变更、中止、撤销的决定不服的。

(4)对行政机关作出的关于确认土地、矿藏、水流、森林、山岭、草原、荒地、滩涂、海域等自然资源的所有权或者使用权的决定不服的。

(5)认为行政机关侵犯合法的经营自主权的。

(6)认为行政机关变更或者废止农业承包合同,侵犯其合法权益的。

(7)认为行政机关违法集资、征收财物、摊派费用或者违法要求履行其他义务的。

(8)认为符合法定条件,申请行政机关颁发许可证、执照、资质证、资格证等证书,或者申请行政机关审批、登记有关事项,行政机关没有依法办理的。

(9)申请行政机关履行保护人身权利、财产权利、受教育权利的法定职责,行政机关没有依法履行的。

(10)申请行政机关依法发放抚恤金、社会保险金或者最低生活保障费,行政机关没有依法发放的。

(11)认为行政机关的其他具体行政行为侵犯其合法权益的。

2. 申诉和诉讼

不服行政机关作出的行政处分或者其他人事处理决定的,依照有关法律、行政法规的规定提出申诉。

不服行政机关对民事纠纷作出的调解或者其他处理,依法申请仲裁或者向人民法院提起诉讼。

(二)行政复议程序

1. 行政复议的申请

公民、法人或者其他组织认为具体行政行为侵犯其合法权益的,可以自知道该具体行政行为之日起六十日内提出行政复议申请。因不可抗力或者其他正当理由耽误法定申请期限的,申请期限自障碍消除之日起继续计算。

2. 行政复议的受理

行政复议机关收到行政复议申请后,应当在五日内进行审查,对不符合规定的行政复议申请,决定不予受理,并书面告知申请人;对符合规定,但是不属于本机关受理的行政复议申请,应当告知申请人向有关行政复议机关提出。除上述规定外,行政复议申请自行政复议机关负责法制工作的机构收到之日起即为受理。

公民、法人或者其他组织依法提出行政复议申请,行政复议机关无正当理由不予受理的,上级行政机关应当责令其受理;必要时,上级行政机关也可以直接受理。

3. 行政复议期限

行政复议机关应当自受理申请之日起六十日内作出行政复议决定。情况复杂,不能在规定期限内作出行政复议决定的,经行政复议机关的负责人批准,可以适当延长,并告知申请人和被申请人;但是延长期限最多不超过三十日。

行政复议机关作出行政复议决定,应当制作行政复议决定书,并加盖印章。行政复议决定书一经送达,即发生法律效力。

四、行政诉讼

1989 年 4 月 4 日,第七届全国人民代表大会第二次会议通过《中华人民共和国行政诉讼法》,自 1990 年 10 月 1 日起施行。2014 年 11 月 1 日,第十二届全国人民代表大会常务委员会第十一次会议第一次修正。2017 年 6 月 27 日,第十二届全国人民代表大会常务委员会第二十八次会议第二次修正。

公民、法人或者其他组织认为行政机关和行政机关工作人员的行政行为侵犯其合法权益时,依法定程序向人民法院提起诉讼,人民法院对该行政行为合法性进行审查并作出裁决的活动。

(一)行政诉讼的受案范围

1. 人民法院受理的诉讼

人民法院受理公民、法人或者其他组织提起的下列诉讼:

(1)对行政拘留、暂扣或者吊销许可证和执照、责令停产停业、没收违法所得、没收非法财物、罚款、警告等行政处罚不服的。

（2）对限制人身自由或者对财产的查封、扣押、冻结等行政强制措施和行政强制执行不服的。

（3）申请行政许可，行政机关拒绝或者在法定期限内不予答复，或者对行政机关作出的有关行政许可的其他决定不服的。

（4）对行政机关作出的关于确认土地、矿藏、水流、森林、山岭、草原、荒地、滩涂、海域等自然资源的所有权或者使用权的决定不服的。

（5）对征收、征用决定及其补偿决定不服的。

（6）申请行政机关履行保护人身权、财产权等合法权益的法定职责，行政机关拒绝履行或者不予答复的。

（7）认为行政机关侵犯其经营自主权或者农村土地承包经营权、农村土地经营权的。

（8）认为行政机关滥用行政权力排除或者限制竞争的。

（9）认为行政机关违法集资、摊派费用或者违法要求履行其他义务的。

（10）认为行政机关没有依法支付抚恤金、最低生活保障待遇或者社会保险待遇的。

（11）认为行政机关不依法履行、未按照约定履行或者违法变更、解除政府特许经营协议、土地房屋征收补偿协议等协议的。

（12）认为行政机关侵犯其他人身权、财产权等合法权益的。

2. 人民法院不受理的诉讼

人民法院不受理公民、法人或者其他组织对下列事项提起的诉讼：

（1）国防、外交等国家行为。

（2）行政法规、规章或者行政机关制定、发布的具有普遍约束力的决定、命令。

（3）行政机关对行政机关工作人员的奖惩、任免等决定。

（4）法律规定由行政机关最终裁决的行政行为。

（二）行政诉讼的起诉

对属于人民法院受案范围的行政案件，公民、法人或者其他组织可以先向行政机关申请复议，对复议决定不服的，再向人民法院提起诉讼；也可以直接向人民法院提起诉讼。

公民、法人或者其他组织不服复议决定的，可以在收到复议决定书之日起十五日内向人民法院提起诉讼。复议机关逾期不作决定的，申请人可以在复议期满之日起十五日内向人民法院提起诉讼。

公民、法人或者其他组织直接向人民法院提起诉讼的，应当自知道或者应当知道作出行政行为之日起六个月内提出。

第五节　药品监管违法行为的法律责任

一、不履行药品监督管理职责的法律责任

药品监督管理等部门有下列行为之一的，对直接负责的主管人员和其他直接责任人员给予记过或者记大过处分；情节较重的，给予降级或者撤职处分；情节严重的，给予开除处分：

（1）瞒报、谎报、缓报、漏报药品安全事件。

（2）对发现的药品安全违法行为未及时查处。

（3）未及时发现药品安全系统性风险，或者未及时消除监督管理区域内药品安全隐患，造

成严重影响。

(4)其他不履行药品监督管理职责,造成严重不良影响或者重大损失。

二、失职、渎职行为的法律责任

药品监督管理人员滥用职权、徇私舞弊、玩忽职守的,依法给予处分。

查处假药、劣药违法行为有失职、渎职行为的,对药品监督管理部门直接负责的主管人员和其他直接责任人员依法从重给予处分。

三、违法许可的法律责任

药品监督管理部门有下列行为之一的,应当撤销相关许可,对直接负责的主管人员和其他直接责任人员依法给予处分:

(1)不符合条件而批准进行药物临床试验。

(2)对不符合条件的药品颁发药品注册证书。

(3)对不符合条件的单位颁发药品生产许可证、药品经营许可证或者医疗机构制剂许可证。

四、参与药品生产经营活动的法律责任

药品监督管理部门或者其设置、指定的药品专业技术机构参与药品生产经营活动的,由其上级主管机关责令改正,没收违法收入;情节严重的,对直接负责的主管人员和其他直接责任人员依法给予处分。

药品监督管理部门或者其设置、指定的药品专业技术机构的工作人员参与药品生产经营活动的,依法给予处分。

五、收取检验费用的法律责任

药品监督管理部门或者其设置、指定的药品检验机构在药品监督检验中违法收取检验费用的,由政府有关部门责令退还,对直接负责的主管人员和其他直接责任人员依法给予处分;情节严重的,撤销其检验资格。

六、出具虚假检验报告的法律责任

药品检验机构出具虚假检验报告的,责令改正,给予警告,对单位并处二十万元以上一百万元以下的罚款;对直接负责的主管人员和其他直接责任人员依法给予降级、撤职、开除处分,没收违法所得,并处五万元以下的罚款;情节严重的,撤销其检验资格。药品检验机构出具的检验结果不实,造成损失的,应当承担相应的赔偿责任。

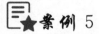 ★案例 5

郑某甲受贿、玩忽职守案件

一、受贿事实

1997 年 6 月至 2006 年 12 月,郑某甲利用担任国家医药管理局、国家药监局、国家食

品药品监督管理局局长的职务便利,接受请托,为 A 集团、B 公司等八家企业谋取利益,直接或者通过其妻刘某、其子郑某乙非法收受上述企业给予的人民币 500.3146 万元、港币 100 万元、美元 3 万元及奥迪牌小轿车一辆,共计折合人民币 649.8158 万元。具体事实如下。

(一)郑某甲利用职务便利,为 A 集团下属公司申报办理一次性使用无菌注射器和一次性使用输液器医疗器械注册证等事项提供帮助。为此,1997 年 6 月至 2006 年 5 月,刘某收受 A 集团负责人李某以顾问费、入股分红的名义给予的人民币 33.16 万元;郑某乙收受李某给予的奥迪牌小轿车一辆,收受用于交付郑某乙购买的上海一套房屋的首付款人民币 17 万元及以股份权益名义给予的人民币 25 万元和郑某乙购买的××大厦××号××室的首付款人民币 199.25 万元,上述款物共计折合人民币 292.91 万元。刘某、郑某乙均告知郑某甲。

(二)郑某甲利用职务便利,为 B 公司申请“人工合成盐酸麻黄碱”研制项目获得批准提供帮助。为此,2001 年 4 月,郑某乙在香港收受该公司负责人葛某给予的港币 100 万元,折合人民币 106.17 万元。郑某乙告知郑某甲。

(三)郑某甲利用职务便利,为 C 研究所代理进口“××止咳露”计划获得审批,为 D 研究所申报的“注射用×××”注册提供帮助。为此,2003 年 6 月至 2006 年 1 月,刘某收受上述研究所负责人于某以支付房屋首付款、银行按揭贷款、装修费、购买家具款等方式给予的人民币共计 104.4046 万元。刘某告知郑某甲。

(四)郑某甲利用职务便利,为 E 公司及其下属公司进口药品原料、成为药品零售跨省连锁试点企业、办理药品经营许可证获得批准提供帮助。为此,2000 年 6 月至 2006 年 12 月,该公司负责人以给郑某乙发工资及为郑某甲家报销装修款的方式给予郑某乙、刘某人民币共计 98 万元。郑某乙、刘某分别告知郑某甲。

(五)郑某甲利用职务便利,在 F 制药厂不服国家药监局许可 G 研究所转让“××烧伤膏”生产权而提起的行政诉讼过程中,接受该研究所负责人暨专利所有人徐某的请托,为该项生产权的转让通过诉讼最终得到确认提供帮助。为此,郑某甲于 2004 年 3 月收受徐某给予的美元 2 万元,折合人民币 16.5542 万元。

(六)郑某甲利用职务便利,为 H 公司下属公司申报注册“××干扰素凝胶”“××苦参素”“××疫苗”获得批准提供帮助。为此,郑某甲于 2003 年 7 月至 2005 年 3 月,先后多次收受该公司负责人王某给予的人民币共计 12 万元。

(七)郑某甲利用职务便利,为 I 制药公司申报注册“注射用××多”“注射用××胺”等药品获得批准提供帮助。为此,郑某甲于 2001 年至 2005 年,先后多次收受该公司负责人范某给予的人民币共计 11.5 万元。

(八)郑某甲利用职务便利,为 J 制药公司申报其生产的“××胶囊”从地方标准升为国家标准获得批准提供帮助,为此,郑某甲于 2002 年下半年,收受该公司负责人赵某给予的美元 1 万元,折合人民币 8.277 万元。

二、玩忽职守事实

2000 年 10 月,国家药监局发布了 23 号局令,决定在全国范围内统一药品的包装、标签、说明书,2001 年 12 月 1 日,修订后的《药品管理法》实施,为规范市场、统一标准、保证用药安全,取消了药品的地方标准。国家药监局药品注册司遂向郑某甲请示,拟将统一药品的包装、标签、说明书与专项工作结合起来进行。郑某甲作为长期从事国家药品监管工作的主要领导，明知专项工作涉及对全国范围内药品标准的审查，与人民群众生命健康关系密切，关乎民生和社会稳定及政府管理能力，应当将专项工作列为国家药监局的一项重要工作，应当预见一旦专项工作处置失当将会造成严重后果，但其却将这一重要工作视为该局注册司的一项常规工作来对待，严重违反国家药监局《国家药品监督管理局工作规则（试行）》中关于"国家药监局工作中的重大问题，须经局党组会议，局务会议研究讨论决定""工作中的重要情况或重大问题，及时向党中央、国务院请示、报告，对重要工作和重大问题，必须在深入调查研究、认真听取和充分尊重有关部门和地方意见的基础上，提出切实可行的意见和建议，经国务院批准后部署实施，并加强监督检查"的规定，没有向国务院请示，没有召开局党组会议、局务会议研究，没有调研，没有听取有关部门和地方的意见，草率签发了187号文件，启动了专项工作，并将这一全局性的重要工作交由注册司一个部门来承担，仅指定一名副司长担任专项工作领导小组组长负责此项工作，具体成员大多临时抽调，更换频繁。

由于郑某甲忽视专项工作的重要性，没有核算工作量，部署不周，致使投入的人员严重不足，无法在既定时间内完成工作。郑某甲本应意识到问题的严重性，及时向国务院汇报情况，与局领导班子研究应对措施，但其却不正确履行职责，擅自同意并签发了注册司上报的582号文件。该文件将187号文件中规定的"专项小组对上报材料进行汇总与复核"改为"企业申报时可以提供的有关材料可为复印件，由省级药监部门重点审核其原生产批件和原始档案，专项小组仅对上报的资料进行形式审核，并对原始档案进行抽查核对"，削弱了国家药监局的监管力度，由此降低了对药品的审核标准，致使大量不符合国家标准的药品通过原始资料造假等方式获得了批准文号。

专项工作中发现了一批原违规审批的药品文号，依法应予以撤销，注册司在专项工作后期针对这批药品向郑某甲书面请示，提出拟以相关企业是否已经通过或正在申请通过药品生产质量管理规范认证为标准，决定是否同意换发文号。郑某甲明知该意见违反有关行政法规，却签批同意，致使大量依法应予以撤销的药品获得了批准文号，得以继续生产、销售和使用。

郑某甲的上述行为严重削弱了国家对药品的监管，使国家药监局对药品市场的管理、监督流于形式，致使大量不应换发文号或应予以撤销批准文号的药品获得了文号，为药品生产中的造假提供了可乘之机。经国家食品药品监督管理局2006年对小部分药品生产企业进行抽查，即发现有大量已被批准换发的药品文号系以造假获得，文号被注销，6种药品被确认为假药。国家食品药品监督管理局为消除隐患，于2006年9月起对已经换发的药品批准文号进行全面清理，为此耗费了大量的人力、财力。郑某甲上述玩忽职守行为，导致国家药品管理失序，增大了人民群众的用药风险，损害了国家机关依法行政的形象，致使国家和人民的利益遭受重大损失，造成了恶劣的社会影响。

××中级人民法院根据郑某甲犯罪的事实、犯罪的性质与情节和对社会的危害程度，依照《刑法》的规定，判决如下：

（1）郑某甲犯受贿罪，判处死刑，剥夺政治权利终身，并处没收个人全部财产；犯玩忽职守罪，判处有期徒刑七年，决定执行死刑，剥夺政治权利终身，并处没收个人全部财产。

（2）在案扣押的款项依法上缴国库。

思考：1. 国家药品监督管理局有哪些主要职责？
　　　2. 郑某甲利用了国家药品监督管理局的哪些职权来受贿和玩忽职守？
　　　3. 郑某甲为什么会被判处死刑？

★案例 6

A 大药房起诉国家食品药品监督管理总局案件

2016 年，A 大药房向 B 市第一中级人民法院递交起诉状，状告国家食品药品监督管理总局。

A 大药房诉称，2008 年以来，国家食品药品监督管理总局发布《关于实施药品电子监管工作有关问题的通知》等十四项文件，推行电子监管业务。2015 年，国家食品药品监督管理总局修订《药品经营质量管理规范》，将电子监管内容纳入部门规章。2015 年 12 月 30 日，国家食品药品监督管理总局发布《关于未通过新修订〈药品经营质量管理规范〉认证企业停止经营的公告》（2015 年第 284 号），要求所有药品经营企业必须达到新修订的《药品经营质量管理规范》的要求，达到药品电子监管的要求。

国家食品药品监督管理总局要求的药品电子监管，就是由药品生产企业向 C 信息技术公司所属公司交费，接受其运营的中国药品电子监管网赋码，在药品包装上显示，并由药品经营企业在药品入库时将电子码信息上传至中国药品电子监管网。

A 大药房认为，国家食品药品监督管理总局推广 C 信息技术公司运营的中国药品电子监管网经营业务，对拒绝将经营药品电子码上传中国药品电子监管网的经营企业责令停业，属于严重的违法行为，而且，国家食品药品监督管理总局将运营中国药品电子监管网经营业务交由 C 信息技术公司违反《招标投标法》《行政许可法》的规定，同时加重消费者、药品生产企业、药品经营企业负担。

A 大药房对此不服，并提出如下诉讼请求：

(1) 请求确认药监总局强制推行电子监管码的行政行为违法。

(2) 判令药监总局立即停止违法行为。

(3) 对《药品经营质量管理规范》中的关于药品电子监管的条款进行合法性审查。

思考：1. 你认为法院会如何审判？
　　　2. 请谈谈药品电子监管的利与弊。

★案例 7

A 医药公司销售劣药案件

B 市食品药品监督管理局于 2016 年 4 月 14 日对 A 医药公司销售的××颗粒进行抽样，药品抽样记录及凭证载明样品生产单位为 C 药业公司，抽样数量为 180 袋，制剂规格为每袋装 4g，包装规格为 12 袋/盒，产品批号为 15050715，外包装情况记载为无破损、无水迹、无霉变、无虫蛀、无污染，药品保存状态为温度 16℃、相对湿度 55%。A 医药公司向监管部门提供了上述批次药品的成品检验报告单。该抽样记录经抽样单位 B 市食品药品监督管理局工作人员李某、霍某以及被抽样单位经手人员签字确认,并加盖抽样单位和被抽样单位质量总部印章。

样品经 B 市食品药品监督管理局检验中心检验,该中心于 2016 年出具的检验报告载明案涉药品××颗粒生产单位为 C 药业公司,被抽样单位为 A 医药公司,样品批号为 15050715,水分检验项目的标准规定为应不得超过 6.0%,检验结果为 7.1%,检验结论为按照国家食品药品监督管理局国家药品标准 YBZ12322006 检验,结果不符合规定。

A 医药公司销售环节出现将批号为 15050615 和批号为 15050715 的××颗粒混批销售,票、账、物不一致,进销存记录混乱的情况,2016 年 8 月 10 日,D 省食品药品监督管理局撤销了其药品经营质量管理规范认证证书。

B 市食品药品监督管理局依据该检验报告,对销售该批次药品的 A 医药公司以销售劣药××颗粒为由,于 2017 年 5 月 15 日对其作出行政处罚决定,该行政处罚决定认定 A 医药公司销售的批号 15050715××颗粒水分不符合规定,为劣药,并且存在混批销售行为,案涉批次药品的销售金额为 135520 元,遂依据《药品管理法》第七十四条的规定对该公司处以没收销售劣药违法所得 135520 元,并处违法销售药品货值金额 135520 元二倍的罚款计 271040 元,罚没款合计 406560 元的行政处罚。

A 医药公司对行政处罚决定不服,以涉案检验报告关于检查项水分含量的判断标准错误,得出错误结论;涉案检验报告所检验药品不是在被处罚人处所提取,对药品储存环境未进行检测,不能排除储存环境对检测药品的不良影响,推定被处罚人所销售的涉案药品质量状况不客观等为由,于 2017 年 7 月 4 日向 B 市人民政府申请行政复议。

A 医药公司认为应适用检验时生效的《中国药典》2015 年版,于 2015 年 12 月 1 日起施行,首次将××颗粒收录入《中国药典》,该药典第四部通则 0104 颗粒剂规定,"除另有规定外,水分不得超过 8%"。案涉药品生产时,《中国药典》2015 年版尚未实施,××颗粒尚未被收录入《中国药典》。检验报告依据的 YBZ12322006 标准于 2006 年 7 月 18 日起试行,其中[检查]项规定,"应符合颗粒剂项下的各项规定(《中国药典》2005 年版一部附录 IC)",即应符合《中国药典》的颗粒剂相关规定。YBZ12322006 标准实施时有效的《中国药典》为《中国药典》2005 年版。《中国药典》2005 年版对颗粒剂水分规定为不得超过 6.0%。此外,该批次药品生产时有效的《中国药典》为 2010 年版,其中对颗粒剂项下的规定中,对水分规定亦为不超过 6.0%,与 2005 年版《中国药典》规定一致。

思考:1. 涉案××颗粒是否应当适用于 2015 年版《中国药典》?

2. B 市食品药品监督管理局处违法销售药品货值金额 135520 元二倍的罚款的处罚是否过重?

3. A 医药公司是否可以因为不知情而免除其他行政处罚?

第四章

药师管理

第一节 执业药师管理

为了加强对药学技术人员的职业准入控制,确保药品质量,保障人民用药的安全有效,1999年4月1日,人事部和国家药品监督管理局修订颁布了《执业药师资格制度暂行规定》和《执业药师资格考试实施办法》。2000年4月,国家药品监督管理局发布《执业药师注册管理暂行办法》。2015年7月,国家药品监督管理局发布《执业药师继续教育管理试行办法》。2016年11月,国家药品监督管理局发布《执业药师业务规范(试行)》。

2019年3月,国家药品监督管理局、人力资源和社会保障部修订发布《执业药师职业资格制度规定》和《执业药师职业资格考试实施办法》,旨在加强对药学技术人员的职业准入管理,发挥执业药师指导合理用药与加强药品质量管理的作用,保障和促进公众用药安全有效。

2021年6月,国家药品监督管理局修订发布《执业药师注册管理办法》,旨在规范执业药师注册工作,加强执业药师管理,适用于执业药师注册及其相关监督管理工作。

一、执业药师的界定和配备

执业药师,是指经全国统一考试合格,取得执业药师职业资格证书并经注册,在药品生产、经营、使用和其他需要提供药学服务的单位中执业的药学技术人员。

[记忆宝]资格证,注册证,产营用服。

从事药品生产、经营、使用和其他需要提供药学服务的单位,应当按规定配备相应的执业药师。鼓励药品上市许可持有人、药品生产企业、药品网络销售第三方平台等使用取得执业药师资格的人员。

二、执业药师考试管理

1.国考一年一次

执业药师职业资格实行全国统一大纲、统一命题、统一组织的考试制度。执业药师职业资格考试日期原则上为每年10月。

执业药师职业资格考试合格者,由各省、自治区、直辖市人力资源和社会保障部门颁发执业药师职业资格证书,在全国范围内有效。

2.执业药师报考条件

凡中华人民共和国公民和获准在我国境内就业的外籍人员,具备以下条件之一者,均可申请参加执业药师职业资格考试:

(1)取得药学类、中药学类专业大专学历,在药学或中药学岗位工作满四年。

(2)取得药学类、中药学类专业大学本科学历或学士学位,在药学或中药学岗位工作满二年。

(3)取得药学类、中药学类专业第二学士学位、研究生班毕业或硕士学位,在药学或中药学岗位工作满一年。

(4)取得药学类、中药学类专业博士学位。

(5)取得药学类、中药学类相关专业相应学历或学位的人员,在药学或中药学岗位工作的年限相应增加一年。

执业药师考试报考专业学历和工作年限见表4-1。

表4-1 执业药师考试报考学历和工作年限

	专业学历	工作年限
大专	药学类、中药学类专业大专学历	在药学或中药学岗位工作满四年
本科	药学类、中药学类专业大学本科学历或学士学位	在药学或中药学岗位工作满二年
硕士	取得药学类、中药学类专业第二学士学位、研究生班毕业或硕士学位	在药学或中药学岗位工作满一年
博士	取得药学类、中药学类专业博士学位	无工作年限要求
取得药学类、中药学类相关专业相应学历或学位的人员		药学或中药学岗位工作的年限相应增加1年

[记忆宝]大本硕博4210,相关专业加1年。

3.执业药师考试科目

执业药师职业资格考试分为药学、中药学两个专业类别。药学类考试科目为:药学专业知识(一)、药学专业知识(二)、药事管理与法规、药学综合知识与技能四个科目。中药学类考试科目为:中药学专业知识(一)、中药学专业知识(二)、药事管理与法规、中药学综合知识与技能四个科目。

每个科目均含120道试题,每题1分,满分120分,合格分数线72分。四个考试科目在2天内考完,每科考试时长150分钟。

执业药师、执业中药师考试科目见表4-2。

表4-2 执业药师、执业中药师考试科目

类别	科目一	科目二	科目三	科目四
药学类	药事管理与法规	药学专业知识(一)	药学专业知识(二)	药学综合知识与技能
中药学类		中药学专业知识(一)	中药学专业知识(二)	中药学综合知识与技能

4.执业药师考试周期

考试成绩管理以4年为一个周期,参加全部科目考试的人员须在连续4年内通过全部科目的考试,才能获得执业药师职业资格。

[记忆宝]4科4年。

三、执业药师注册管理

（一）执业药师注册管理机构

执业药师实行注册制度。国家药品监督管理局负责执业药师注册的政策制定和组织实施，指导全国执业药师注册管理工作。国家药品监督管理局执业药师资格认证中心承担全国执业药师注册管理工作。各省级药品监督管理部门负责本行政区域内的执业药师注册管理工作。

国家药品监督管理局建立完善全国执业药师注册管理信息系统，国家药品监督管理局执业药师资格认证中心承担全国执业药师注册管理信息系统的建设、管理和维护工作，收集报告相关信息。

取得执业药师职业资格证书者，应当通过全国执业药师注册管理信息系统向所在地注册管理机构申请注册。经批准注册者，由执业药师注册管理机构核发国家药品监督管理局统一样式的执业药师注册证，方可从事相应的执业活动。未经注册者，不得以执业药师身份执业。

（二）执业药师注册条件与不予注册的情形

（1）执业药师注册申请人必须具备的条件：①取得执业药师职业资格证书；②遵纪守法，遵守执业药师职业道德；③身体健康，能坚持在执业药师岗位工作；④经执业单位同意；⑤按规定参加继续教育学习。

［记忆宝］证法健同学。

（2）药品监督管理部门不予注册的情形：①不具有完全民事行为能力的；②甲类、乙类传染病传染期、精神疾病发病期等健康状况不适宜或者不能胜任相应业务工作的；③受到刑事处罚，自刑罚执行完毕之日到申请注册之日不满三年的；④未按规定完成继续教育学习的；⑤近三年有新增不良信息记录的；⑥国家规定不宜从事执业药师业务的其他情形。

［记忆宝］病3年，无能力，不学习。

执业药师注册条件与不予注册的情形比较见表4-3。

表4-3　执业药师注册条件与不予注册的情形比较

项目	申请注册必须具备的条件	不予执业药师注册的情形
资格证书	取得执业药师职业资格证书	—
遵纪守法	遵纪守法，遵守执业药师职业道德	—
民事能力	—	不具有完全民事行为能力的
身体健康	身体健康，能坚持在执业药师岗位工作	甲类、乙类传染病传染期、精神疾病发病期等健康状况不适宜或者不能胜任相应业务工作的
单位同意	经执业单位同意	—
继续教育	按规定参加继续教育学习	未按规定完成继续教育学习的
刑事处罚	—	受到刑事处罚，自刑罚执行完毕之日到申请注册之日不满3年的
不良记录	—	近3年有新增不良信息记录的

(三)执业药师注册内容

执业药师注册内容包括：执业地区、执业类别、执业范围、执业单位。执业地区为省、自治区、直辖市；执业类别为药学类、中药学类、药学与中药学类；执业范围为药品生产、药品经营、药品使用；执业单位为药品生产、经营、使用及其他需要提供药学服务的单位。

药品监督管理部门根据申请人执业药师职业资格证书中注明的专业确定执业类别进行注册。获得药学和中药学两类专业《执业药师职业资格证书》的人员，可申请药学与中药学类执业类别注册。执业药师只能在一个执业单位按照注册的执业类别、执业范围执业。

(四)执业药师注册程序与提交材料

申请人通过全国执业药师注册管理信息系统向执业所在地省级药品监督管理部门申请注册。申请人申请首次注册需要提交的材料包括：①执业药师首次注册申请表；②执业药师职业资格证书；③身份证明；④执业单位开业证明；⑤继续教育学分证明。

申请人委托他人办理注册申请的，代理人应当提交授权委托书以及代理人的身份证明文件。

申请人应当按要求在线提交注册申请或者现场递交纸质材料。药品监督管理部门应当公示明确上述材料形式要求。凡是通过法定证照、书面告知承诺、政府部门内部核查或者部门间核查、网络核验等能够办理的，药品监督管理部门不得要求申请人额外提供证明材料。

药品监督管理部门对申请人提交的材料进行形式审查，申请材料不齐全或者不符合规定形式的，应当当场或者在五个工作日内一次性告知申请人需要补正的全部内容；逾期不告知的，自收到注册申请材料之日起即为受理。

申请材料齐全、符合规定形式，或者申请人按要求提交全部补正申请材料的，药品监督管理部门应当受理注册申请。药品监督管理部门应当自受理注册申请之日起二十个工作日内作出注册许可决定。药品监督管理部门作出的准予注册许可决定，应当在全国执业药师注册管理信息系统等予以公开。

药品监督管理部门作出注册许可决定之日起十个工作日内向申请人核发国家药品监督管理局统一样式并加盖药品监督管理部门印章的执业药师注册证。

(五)执业药师注册变更和延续

申请人要求变更执业地区、执业类别、执业范围、执业单位的，应当向拟申请执业所在地的省级药品监督管理部门申请办理变更注册手续。药品监督管理部门应当自受理变更注册申请之日起七个工作日内作出准予变更注册的决定。

执业药师注册有效期为五年。需要延续注册的，申请人应当在注册有效期满之日的三十日前，向执业所在地省级药品监督管理部门提出延续注册申请。药品监督管理部门准予延续注册的，注册有效期从期满之日次日起重新计算五年。药品监督管理部门准予变更注册的，注册有效期不变；但在有效期满之日前的三十日内申请变更注册，符合要求的，注册有效期自旧证期满之日次日起重新计算五年。

［记忆宝］变更地类范单，延续 5 年前 30。

需要变更注册或者延续注册的，申请人提交相应执业药师注册申请表，并提供执业单位开业证明和继续教育学分证明。

(六)执业药师注销注册

1.药品监督管理部门注销

有下列情形之一的,《执业药师注册证》由药品监督管理部门注销,并予以公告:①注册有效期满未延续的;②执业药师注册证被依法撤销或者吊销的;③法律法规规定的应当注销注册的其他情形。

2.主动注销

有下列情形之一的,执业药师本人或者其执业单位,应当自知晓或者应当知晓之日起三十个工作日内向药品监督管理部门申请办理注销注册,并填写执业药师注销注册申请表。药品监督管理部门经核实后依法注销注册:①本人主动申请注销注册的;②执业药师身体健康状况不适宜继续执业的;③执业药师无正当理由不在执业单位执业,超过一个月的;④执业药师死亡或者被宣告失踪的;⑤执业药师丧失完全民事行为能力的;⑥执业药师受刑事处罚的。

[记忆宝]期满未续,撤销吊销,死亡刑罚,健康无力,脱岗1月。

(七)执业药师继续教育

执业药师应当按照国家专业技术人员继续教育的有关规定接受继续教育,更新专业知识,提高业务水平。执业药师每年应参加不少于90学时的继续教育培训,每3个学时为1学分,每年累计不少于30学分。其中,专业科目学时一般不少于总学时的三分之二。承担继续教育管理职责的机构应当将执业药师的继续教育学分记入全国执业药师注册管理信息系统。

鼓励执业药师参加实训培养。

四、执业药师岗位职责、权利和义务

1.执业药师的岗位职责

执业药师的岗位职责见表4-4。

表4-4 执业药师的岗位职责

职责	内容
守法报告	执业药师必须严格遵守《药品管理法》及国家有关药品研究、生产、经营、使用的各项法规及政策;执业药师对违法行为或决定,有责任提出劝告、制止、拒绝执行,并向当地负责药品监督管理的部门报告
质量监管	执业药师在执业范围内负责对药品质量监督和管理,参与制定和实施药品全面质量管理制度,参与单位对内部违反规定行为的处理工作
药学服务	执业药师负责药品管理、处方的审核及监督调配,提供用药咨询与信息,指导合理用药,开展治疗药物的监测及药品疗效的评价等临床药学工作

执业药师依法负责药品管理、处方审核和调配、合理用药指导等工作。

药品零售企业应当在醒目位置公示执业药师注册证,并对在岗执业的执业药师挂牌明示。执业药师不在岗时,应当以醒目方式公示,并停止销售处方药和甲类非处方药。

2.执业药师的权利

执业药师的权利见表4-5。

表 4 - 5　执业药师的权利

权利	内容
药师业务	以执业药师的名义从事相关业务,保障公众用药安全和合法权益,保护和促进公众健康
质量服务	在执业范围内,开展药品质量管理,制定和实施药品质量管理制度,提供药学服务
教育培训	参加执业培训,接受继续教育
不受侵犯	在执业活动中,人格尊严、人身安全不受侵犯
意见建议	对执业单位的工作提出意见和建议
表彰奖励	按照有关规定获得表彰和奖励

3.执业药师的义务

执业药师的义务见表 4 - 6。

表 4 - 6　执业药师义务

义务	内容
遵守法律	严格遵守《药品管理法》及国家有关药品生产、经营、使用等各项法律、法规、部门规章及政策
恪守道德	遵守执业标准和业务规范,恪守职业道德
廉洁自律	廉洁自律,维护执业药师职业荣誉和尊严
维护权益	维护国家、公众的利益和执业单位的合法权益
公共服务	按要求参加突发重大公共事件的药事管理与药学服务

五、执业药师信用管理

建立执业药师个人诚信记录,对其执业活动实行信用管理。执业药师的违法违规行为、接受表彰奖励及处分等,作为个人诚信信息由负责药品监督管理的部门及时记入全国执业药师注册管理信息系统。

有下列情形之一的,应当作为个人不良信息由药品监督管理部门及时记入全国执业药师注册管理信息系统:

(1)以欺骗、贿赂等不正当手段取得执业药师注册证的。

(2)持证人注册单位与实际工作单位不一致或者无工作单位的,符合执业药师注册证挂靠情形的。

(3)执业药师注册证被依法撤销或者吊销的。

(4)执业药师受刑事处罚的。

(5)其他违反执业药师资格管理相关规定的。

[记忆宝] 骗证挂证,撤吊刑罚。

六、执业药师表彰和奖励

执业药师有下列情形之一的,县级以上人力资源和社会保障部门与负责药品监督管理的部门按规定对其给予表彰和奖励:

(1)在执业活动中,职业道德高尚,事迹突出的。

(2)对药学工作做出显著贡献的。

（3）向患者提供药学服务表现突出的。

（4）长期在边远贫困地区基层单位工作且表现突出的。

七、执业药师违法行为的法律责任

负责药品监督管理的部门按照有关法律、法规和规章的规定，对执业药师配备情况及其执业活动实施监督检查。监督检查时查验执业药师注册证、处方审核记录、执业药师挂牌明示、执业药师在岗服务等事项。执业单位和执业药师应当对负责药品监督管理部门的监督检查予以协助、配合，不得拒绝、阻挠。

执业药师违法行为的法律责任见表 4 - 7。

表 4 - 7　执业药师违法行为的法律责任

违法行为	法律责任
骗证行为	执业药师以欺骗、贿赂等不正当手段取得执业药师注册证的，由发证部门撤销执业药师注册证，三年内不予注册；构成犯罪的，移送相关部门依法追究刑事责任
挂证行为	严禁执业药师注册证挂靠，持证人注册单位与实际工作单位不符的，由发证部门撤销执业药师注册证，三年内不予注册；构成犯罪的，移送相关部门依法追究刑事责任
违规执业行为	执业药师应当按照注册的执业地区、执业类别、执业范围、执业单位，从事相应的执业活动，不得擅自变更；执业药师未按规定进行执业活动的，药品监督管理部门应当责令限期改正
犯罪行为	执业药师在执业期间违反《药品管理法》及其他法律法规构成犯罪的，由司法机关依法追究责任

［记忆宝］骗证挂证撤证 3 年不注册。

八、执业药师道德准则

执业药师职业道德准则，适用于中国境内的执业药师，包括依法履行执业药师职责的其他药学技术人员。执业药师在执业过程中应当接受各级药品监督管理部门、执业药师协会和社会公众的监督。执业药师职业道德准则见表 4 - 8。

表 4 - 8　执业药师职业道德准则

职业道德	内容
救死扶伤，不辱使命	执业药师应当将患者及公众的身体健康和生命安全放在首位，以专业知识、技能和良知，尽心、尽职、尽责为患者及公众提供药品和药学服务
尊重患者，平等相待	执业药师应当尊重患者或消费者的价值观、知情权、自主权、隐私权，对待患者或消费者应不分年龄、性别、民族、信仰、职业、地位、贫富，一视同仁
依法执业，质量第一	执业药师应当遵守药品管理法律、法规，恪守职业道德，依法独立执业，确保药品质量和药学服务质量，科学指导用药，保证公众用药安全、有效、经济、适当
进德修业，珍视声誉	执业药师应当不断学习新知识、新技术，加强道德修养，提高专业水平和执业能力；知荣明耻，正直清廉，自觉抵制不道德行为和违法行为，努力维护职业声誉
尊重同仁，密切协作	执业药师应当与同仁和医护人员相互理解，相互信任，以诚相待，密切配合，建立和谐的工作关系，共同为药学事业的发展和人类的健康贡献力量

[记忆宝]使命、平等、质量、进修、协作。

第二节　医疗机构药学技术人员管理

一、医疗机构药学技术人员的配备

《药品管理法》第六十九条规定,医疗机构应当配备依法经过资格认定的药师或者其他药学技术人员,负责本单位的药品管理、处方审核和调配、合理用药指导等工作。非药学技术人员不得直接从事药剂技术工作。

医疗机构药学专业技术人员不得少于本机构卫生专业技术人员的 8%。建立静脉用药调配中心(室)的,医疗机构应当根据实际需要另行增加药学专业技术人员数量。

二、医疗机构药学专业技术人员的要求

医疗机构药学专业技术人员按照有关规定取得相应的药学专业技术职务任职资格。依法经过资格认定的药学专业技术人员,方可从事药学专业技术工作。非药学专业技术人员不得从事药学专业技术工作。

医疗机构配制制剂应在药剂部门设制剂室、药检室和质量管理组织。机构与岗位人员的职责应明确,并配备具有相应素质及相应数量的专业技术人员。制剂室和药检室的负责人应具有大专以上药学或相关专业学历,具有相应管理的实践经验,有对工作中出现的问题作出正确判断和处理的能力。制剂室和药检室的负责人不得互相兼任。从事制剂配制操作及药检的人员,应经专业技术培训,具有基础理论知识和实际操作技能。凡有特殊要求的制剂配制操作和药检人员还应经相应的专业技术培训。

医疗机构直接接触药品的药学人员,应当每年进行健康检查。患有传染病或者其他可能污染药品的疾病的,不得从事直接接触药品的工作。

三、医疗机构药学专业技术人员的职称管理

1986 年 3 月,中央职称改革工作领导小组颁布《卫生技术人员职务试行条例》。2001 年 6 月,卫生部发布《预防医学、全科医学、药学、护理、其他卫生技术等专业技术资格考试暂行规定》及《临床医学、预防医学、全科医学、药学、护理、其他卫生技术等专业技术资格考试实施办法》。2021 年 6 月,人力资源和社会保障部、国家卫生健康委员会、国家中医药管理局发布《关于深化卫生专业技术人员职称制度改革的指导意见》,制定了《卫生专业技术人员职称评价基本标准》。

1. 职称的申报条件

卫生专业技术人员应当遵守《中华人民共和国宪法》和相关法律,贯彻新时代卫生与健康工作方针,自觉践行“敬佑生命、救死扶伤、甘于奉献、大爱无疆”的职业精神,具备良好的政治素质、协作精神、敬业精神和医德医风。还应当身心健康,心理素质良好,能全面履行岗位职责。卫生专业技术人员申报各层级职称,除必须达到基本条件外,还应分别具备的条件见表4－9。

表 4 - 9　卫生专业技术人员申报各层级职称的条件

职称	方式	条件
初级职称：药（技）士	资格考试	具备相应专业中专、大专学历
初级职称：药（技）师	资格考试	①具备相应专业硕士学位； ②或具备相应专业大学本科学历或学士学位，从事本专业工作满 1 年； ③或具备相应专业大专学历，从事本专业工作满 3 年； ④或具备相应专业中专学历，取得药（技）士职称后，从事本专业工作满 5 年
中级职称：主管药（技）师	全国统一考试	①具备博士学位； ②或具备硕士学位，取得药（技）师职称后，从事本专业工作满 2 年； ③或具备大学本科学历或学士学位，取得药（技）师职称后，从事本专业工作满 4 年； ④或具备大专学历，取得药（技）师职称后，从事本专业工作满 6 年； ⑤或具备中专学历，取得药（技）师职称后，从事本专业工作满 7 年
副高级职称：副主任药师	评审	申报条件： ①具备大学本科及以上学历或学士及以上学位，受聘担任主管药师职务满 5 年； ②或具备大专学历，受聘担任主管药师职务满 7 年； 评审条件： ①熟练掌握本专业基础理论和专业知识，熟悉本专业国内外现状及发展趋势，不断吸收新理论、新知识、新技术并推广应用，熟悉本专业相关的法律、法规、标准与技术规范； ②具有较丰富的本专业工作经验，能独立解决复杂或重大技术问题，具有指导本专业下级技师的能力
正高级职称：主任药师	评审	申报条件： ①具备大学本科及以上学历或学士及以上学位，受聘担任副主任药师职务满 5 年； ②担任副主任药师职务期间，平均每年参加药学专业工作时间不少于 35 周； 评审条件： ①在具备所规定的副主任药师水平的基础上，精通本专业某一领域的基本理论知识与技能，并有所专长； ②深入了解本专业国内外现状及发展趋势，不断吸取新理论、新知识、新技术并用于实践； ③具有丰富的本专业工作经验，能独立解决复杂或重大技术问题，具有指导本专业下级药师的能力； ④中药专业还应具备中药验收、保管、调剂、临方炮制、煎煮等中药药学服务能力，能够提供中药药物咨询服务，具有中药处方点评工作能力，提供合理使用中药建议

取得药学专业技术资格的人员，应按照国家有关规定，参加医学继续教育。

2．职称的吊销

有下列情形之一的,由卫生行政管理部门吊销其相应的专业技术资格,由发证机关收回其专业技术资格证书,二年内不得参加卫生系列专业技术资格考试:

(1)伪造学历和专业技术工作资历证明。

(2)考试期间有违纪行为。

(3)国务院卫生、人事行政主管部门规定的其他情形。

3．职称考试的管理

药士、药师、主管药师,中药士、中药师、主管中药师职称考试考 4 个科目,具体为基础知识、相关专业知识、专业知识和专业实践能力。

4 个考试科目均含 100 道试题,每题 1 分,满分 100 分,合格分数线 60 分。4 个考试科目在一天内考完,每科考试时长 90 分钟,采用人机对话的考核方式。

考试成绩有效期为二年,考生在连续二个考试年度通过全部考试科目的,可获得专业技术资格证书。

四、医疗机构药师职责

药师是医疗机构药学部门的中流砥柱,药师的主要职责见表 4－10。

表 4－10　医疗机构药师的职责

职责	内容
供应配制	负责药品采购供应、处方或者用药医嘱审核、药品调剂、静脉用药集中调配和医院制剂配制,指导病房(区)护士请领、使用与管理药品
参与药疗	参与临床药物治疗,进行个体化药物治疗方案的设计与实施,开展药学查房,为患者提供药学专业技术服务;参加查房、会诊、病例讨论和疑难、危重患者的医疗救治,协同医师做好药物使用遴选,对临床药物治疗提出意见或调整建议,与医师共同对药物治疗负责
处方监测	开展抗菌药物临床应用监测,实施处方点评与超常预警,促进药物合理使用
质量监测	开展药品质量监测,药品严重不良反应和药品损害的收集、整理、报告等工作
信息咨询	掌握与临床用药相关的药物信息,提供用药信息与药学咨询服务,向公众宣传合理用药知识
临床研究	结合临床药物治疗实践,进行药学临床应用研究;开展药物利用评价和药物临床应用研究;参与新药临床试验和新药上市后安全性与有效性监测

五、临床药师管理

2007 年 12 月,卫生部发布《卫生部医政司关于开展临床药师制试点工作的通知》,在临床药师制试点工作方案中,对临床药师任职专业技术基本要求和工作职责做出规定。2011 年 3 月,卫生部发布实施的《医疗机构药事管理规定》对临床药师的配备提出要求。

(一)临床药师配备

医疗机构应当建立由医师、临床药师和护士组成的临床治疗团队,开展临床合理用药工作。

医疗机构应当配备临床药师。医疗机构应当根据本机构性质、任务、规模配备适当数量临床药师,三级医院临床药师不少于 5 名,二级医院临床药师不少于 3 名。

临床药师是指以系统药学专业知识为基础,并具有一定医学和相关专业基础知识与技能,直接参与临床用药,促进药物合理应用和保护患者用药安全的药学专业技术人员。临床药师应当具有高等学校临床药学专业或者药学专业本科以上学历,并应当经过规范化培训。

临床药师应当全职参与临床药物治疗工作,对患者进行用药教育,指导患者安全用药。

(二)临床药师基本要求

1. 专业理论知识

(1)基础理论知识:掌握临床药学专业基础理论知识。包括:解剖学、病理生理学、药理学与临床药理学、药剂学与生物药剂学、药动学、药物化学、生物化学、临床药物治疗学、医药伦理学等。

(2)相关理论知识:了解与临床药学相关的理论知识。包括:医学基础理论与临床医学基本理论和其他相关知识,如诊断学基础、临床检验学、微生物学、传染病学、免疫学、遗传病学、医学心理学、医学统计学和循证医(药)学等知识。熟悉与本专业有关的法律与法规。

(3)学识水平:了解本专业国内外现状及发展趋势,了解或掌握国内外有关本专业新理论、新知识、新技术、新方法,并能在实践中应用;能较熟练阅读本专业外语文献;掌握计算机应用的基本知识和操作技能。

2. 专业学历与实践能力

(1)高等医药院校大学本科临床药学专业或全日制药学专业毕业本科以上学历,通过规范化培训并经考核合格,取得临床药师专业技术职称。

(2)临床药师平均每年参加临床实践工作的时间不得少于 40 周,平均每周在临床参与临床用药相关工作的实践时间不得少于 80%。

(3)从事本专业工作能力:①符合专科化、专职化要求,对某临床专科或药理学分类的某一类药物,能运用药学知识与技能对疾病的药物治疗提出意见与建议;具有发现、解决、预防潜在的或实际存在的用药问题的能力。②掌握常见疾病的药物治疗方案设计与评价方法,了解常见疾病的诊断与治疗,熟悉临床用药的基本原则与特点,对所从事临床专科的药物治疗有一定研究,并有较强的实际工作能力。③具备对本临床专科的病历以及与疾病相关的医学检验学、影像学及心电图报告的阅读和应用能力,能正确采集与药物临床应用相关的信息。④具备较强的掌握本临床专科用药和相关药物应用知识的能力,并能熟练应用于临床药物治疗工作中。⑤具备获取药物新信息与药物治疗新知识的能力。⑥具备一定的文字表达能力与正确书写药方等相关医疗文书的能力。⑦具备与其他医务人员及患者沟通与交流的能力。⑧具备提供及时、准确、完整的药物信息咨询、宣传合理用药知识及开展临床用药教育的能力。

3. 临床药师工作职责

临床药师是临床医疗治疗团队成员之一,应与临床医师一样,坚持通过临床实践,发挥药学专业技术人员在药物治疗过程中的作用,在临床用药实践中发现、解决、预防潜在的或实际存在的用药问题,促进药物合理使用。其主要工作职责包括以下几方面。

(1)深入临床了解药物应用情况,直接参与临床药物治疗工作,审核用药医嘱或处方,与临床医师共同进行药物治疗方案的设计、实施与监护。

（2）参与日常性医疗查房和会诊，参加危重患者的救治和病案讨论，协助临床医师做好药物鉴别遴选工作。在用药实践中发现、解决、预防潜在的或实际存在的用药问题。对用药难度大的患者，应实施药学监护、查房和书写药方。

（3）根据临床药物治疗的需要进行治疗药物的监测，并依据其临床诊断和药动学、药效学的特点设计个体化给药方案。

（4）指导护士做好药品请领、保管和正确使用工作。

（5）掌握与临床用药有关的药物信息，为医务人员和患者提供及时、准确、完整的用药信息及咨询服务；开展合理用药教育，宣传用药知识，指导患者安全用药。

（6）协助临床医师共同做好各类药物临床观察，特别是新药上市后的安全性和有效性监测，并进行相关资料的收集、整理、分析、评估和反馈工作。

（7）结合临床药物治疗实践，进行用药调查，开展合理用药、药物评价和药物利用的研究。

4. 药学专业技术人员的培养与奖励

医疗机构负责对本单位药学专业技术人员进行日常管理和考核。医疗机构应当加强对药学专业技术人员的培养、考核和管理，制订培训计划，组织药学专业技术人员参加毕业后规范化培训和继续医学教育，将完成培训及取得继续医学教育学分情况，作为药学专业技术人员考核、晋升专业技术职务任职资格和专业岗位聘任的条件之一。

县级以上卫生行政部门给予药学专业技术人员表彰或者奖励的情形：①在执业活动中，医德高尚，在医院药学领域作出突出贡献的；②对药学学科的发展和药学专业技术有重大突破的；③长期在边远贫困地区、少数民族地区条件艰苦的基层单位努力工作，事迹突出的；④卫生行政部门规定予以表彰或者奖励的其他情形的。

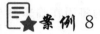
案例 8

段某与 A 教育公司服务合同纠纷案件

2019 年 8 月 15 日，段某报名参加了 2019 年度执业药师资格考试，根据其报名表所载，段某的学历为中等专科毕业，报考级别为考全科（中专），报考专业为中药学四科（中专），专业年限为 12 年，工作年限为 12 年。此次考试，段某通过了中药学专业知识（一）、中药学综合知识与技能科目的考试。因部分考试科目没有通过，段某需继续报名参加 2020 年的执业药师资格考试。

2019 年 8 月 21 日，段某向 A 教育公司缴纳代报名费 3000 元，委托 A 教育公司代其报名 2020 年执业药师资格考试，需要报考的科目为中药学专业知识（二）及药事管理与法规。但 A 教育公司实际仅为段某报考了中药学专业知识（二）科目，未报名药事管理与法规科目，导致段某该科目缺考。A 教育公司于 2020 年 8 月 17 日向段某退还了代报名费用 3000 元。

根据中国人事考试网于 2019 年 8 月 2 日发布的《执业药师职业资格考试报考条件》载明："一、执业药师职业资格考试报考条件根据《执业药师资格制度规定》第九条，凡中华人民共和国公民和获准在我国境内就业的外籍人员，具备以下条件之一者，均可申请参加执业药师职业资格考试：（一）取得药学类、中药学类专业大专学历，在药学或中药学岗位工作满 5 年；……符合原人事部、原国家药品监督管理局《关于修订印发〈执业药师资格制度暂行规定〉和〈执业药师资格考试实施办法〉的通知》（以下简称原 34 号文）要求的中专学历报考人员，相关专业与药学、中药学专业都执行过渡期政策：取得药学、中药学或相关专业中专学历，在药学或中药学岗位工作满 7 年，在 2020 年 12 月 31 日前可报名参加考试。考试成绩有效期按原 34 号文规定的 2 年为一个周期滚动管理，各科目成绩有效期最迟截至 2020 年 12 月 31 日。"

案件审理中，段某明确其与 A 教育公司之间为服务合同关系，其称因 A 教育公司漏报了考试科目，导致其失去考试资格，如不提升至大专学历将无法再参加执业药师资格考试，因此，要求 A 教育公司赔偿其恢复考试资格所需费用 15454 元，其中包含在 2019 年为了准备执业药师资格考试购买网络课程花费共计 8654 元、为提升大专学历所需的培训费用为 6800 元；另要求 A 教育公司向其赔礼道歉并赔偿精神损失 60000 元。A 教育公司对此不予认可，致案件调解不能。

思考：1. 段某和 A 教育公司之间的服务合同关系是否有效？

2. A 教育公司是否应该向段某赔偿费用？

3.《执业药师职业资格考试报考条件》将执业药师报考学历条件从中专提高到大专，请谈谈你的看法。

案例 9

乐某要求 A 县市场监督管理局撤销行政登记案件

乐某作为乙方与甲方 A 县 B 药房签订执业药师资格证使用协议，约定：甲方使用乙方执业药师证（挂职）作为甲方所属药店质量负责人之用；乙方配合甲方所需工作的开展，如职能部门检查、药店 GSP 认证；合作费用第一年为 13000 元；甲方使用乙方执业药师资格证办理药房相关证件需要乙方提供相关证件（如毕业证原件、身份证原件等）时，乙方必须及时配合等等。

2016 年 5 月 13 日，李某以乐某委托代理人身份向 A 县市监局提交个人独资企业登记申请，申请登记设立 B 药房，并提交个人独资企业登记（备案）申请书、名称预先核准通知书、房屋租赁合同、药品经营许可证、李某身份证明、委托书等材料。其中药品经营许可证上载明乐某为企业负责人。该局审查后认为，申请材料齐全，符合法定形式，准予设立登记，遂于同日通知准予 B 药房设立/开业登记，后颁发了 B 药房营业执照，其上载明企业名称为 B 药房、类型为个人独资企业、投资人为乐某。B 药房登记设立后，乐某到银行开设了该药房的对公账户。

2019 年 1 月 18 日，李某作为乐某委托代理人以投资人决定解散 B 药房为由，向 A 县市监局申请注销 B 药房的工商登记，并提交个人独资企业登记（备案）申请书、营业执照、清算报告、委托书、李某与乐某身份证复印件、清税证明等材料。A 县市监局审查认为，申请材料齐全、符合法定形式，准予注销登记，于同日通知准予注销 B 药房的工商登记。上述设立登记和注销登记的材料中"乐某"签名均为李某代签。

2020 年 5 月 8 日，乐某以 B 药房工商设立登记及注销登记材料中其本人的签名均为他人冒签,A县市监局对此未尽审慎审查义务,故起诉至法院请求撤销A县市监局于2016年5月13日对B药房予以工商登记注册的行政行为。

　　思考:1.乐某为什么起诉撤销A县市监局对B药房的工商登记?

　　　　　2.你认为法院会支持乐某的诉讼请求吗?

　　　　　3.执业药师挂证风险有哪些?

★案例 10

A市卫生健康委员会对B诊所行政处罚案件

　　2017年5月26日,A市卫生和计划生育委员会卫生监督执法人员接到举报电话称B诊所发生病人就诊后抢救无效死亡事件。当日,执法人员对B诊所进行检查。通过现场查阅患者林某的处方,处方上医师签名为王某,药剂员签名栏处加盖有欧某的私人印章;医生王某、护士邓某在岗,未见欧某在现场。A市卫生和计划生育委员会于2017年5月27日立案调查,通过对欧某进行询问,欧某承认把药学技术资格证书放在王某的诊所里,每个月王某向其支付200元。B诊所主要负责人为王某。

　　2017年9月1日,通过A市食品药品监督管理局协助,A市卫生和计划生育委员会卫生监督执法人员到C连锁药店有限公司调查欧某的情况,该公司人事部工作人员提供公司与欧某签订的劳动合同,合同约定:一、合同期限。甲、乙双方同意按以下第1种方式确定本合同期限:1.有固定期限:从2016年5月1日起至2019年4月30日止⋯⋯四、劳动报酬。1.甲乙双方根据依法制定的工资分配制度,约定乙方正常工作时间工资为1400元/月+绩效奖金;乙方试用期工资为3000元/月等内容。

　　A市卫生和计划生育委员会于2017年10月20日作出〔2017〕××号《行政处罚决定书》,认定B诊所在2016年3月1日未配备依法经资格认定的药学技术人员的情况下为病人开展静脉用药治疗,经卫生监督执法人员责令改正而未及时改正,仍于2017年5月26日晚在未配备依法经资格认定的药学技术人员的情况下开展静脉用药业务,违反了《××自治区医疗机构管理办法》第二十九条第二款的规定,依据《××区医疗机构管理办法》第四十七条的规定,决定给予B诊所罚款人民币叁万元整(30000元)的行政处罚,并责令立即改正违法行为。处罚决定书于同年10月25日送达。

　　思考:1.开展静脉用药业务,你认为药学技术人员是否需要在职在岗?

　　　　　2.林某的死亡与药学技术人员不在场是否有直接因果关系?

第五章

药物注册管理

第一节　药品注册管理概述

《药品管理法》第一章"总则"第五条提出,国家鼓励研究和创制新药,保护公民、法人和其他组织研究、开发新药的合法权益。

《药品管理法》第二章"药品研制和注册",对药品研制和注册基本要求做出规定。

国家支持以临床价值为导向、对人的疾病具有明确或者特殊疗效的药物创新,鼓励具有新的治疗机理、治疗严重危及生命的疾病或者罕见病、对人体具有多靶向系统性调节干预功能等的新药研制,推动药品技术进步。

国家鼓励运用现代科学技术和传统中药研究方法开展中药科学技术研究和药物开发,建立和完善符合中药特点的技术评价体系,促进中药传承创新。

国家采取有效措施,鼓励儿童用药品的研制和创新,支持开发符合儿童生理特征的儿童用药品新品种、剂型和规格,对儿童用药品予以优先审评审批。

从事药品研制活动,应当遵守《药物非临床研究质量管理规范》(GLP)、《药物临床试验质量管理规范》(GCP),保证药品研制全过程持续符合法定要求。

一、《药品管理法》有关药品注册管理的规定

1. 药品上市许可制度

在中国境内上市的药品,应当经国务院药品监督管理部门批准,取得药品注册证书;但是,未实施审批管理的中药材和中药饮片除外。实施审批管理的中药材、中药饮片品种目录由国务院药品监督管理部门会同国务院中医药主管部门制定。

申请药品注册,应当提供真实、充分、可靠的数据、资料和样品,证明药品的安全性、有效性和质量可控性。

2. 药品注册审评制度

对申请注册的药品,国务院药品监督管理部门应当组织药学、医学和其他技术人员进行审评,对药品的安全性、有效性和质量可控性以及申请人的质量管理、风险防控和责任赔偿等能力进行审查;符合条件的,颁发药品注册证书。

国务院药品监督管理部门在审批药品时,对化学原料药一并审评审批,对相关辅料、直接接触药品的包装材料和容器一并审评,对药品的质量标准、生产工艺、标签和说明书一并核准。

3. 附条件批准制度

对治疗严重危及生命且尚无有效治疗手段的疾病以及公共卫生方面急需的药品,药物临

床试验已有数据显示疗效并能预测其临床价值的,可以附条件批准,并在药品注册证书中载明相关事项。

4. 沟通交流和专家咨询制度

国务院药品监督管理部门应当完善药品审评审批工作制度,加强能力建设,建立健全沟通交流、专家咨询等机制,优化审评审批流程,提高审评审批效率。

批准上市药品的审评结论和依据应当依法公开,接受社会监督。对审评审批中知悉的商业秘密应当保密。

二、《药品注册管理办法》立法过程

卫生部于 1979 年 2 月颁布《新药管理办法》、1985 年 7 月颁布《新药审批办法》、1985 年 9 月颁布《新生物制品审批办法》,1987 年 3 月补充规定《关于新药保护及技术转让的规定》《〈新药审批办法〉中有关中药问题的补充规定和说明》,1988 年 1 月颁布《关于新药审批管理的若干补充规定》,1989 年 9 月颁布《关于新药报批若干问题的通知》,1992 年 4 月颁布《关于药品审批管理若干问题的通知》,1992 年 9 月颁布《〈新药审批办法〉有关中药部分的修订和补充说明》。

1999 年 4 月,国家药品监督管理局发布《新药审批办法》《仿制药品审批办法》《新生物制品审批办法》《新药保护和技术转让的规定》,自 1999 年 5 月 1 日起施行。

这些药品注册相关的法律文件对鼓励研究创制新药、规范新药的研制,加强新药、仿制药品的审批管理,保障人民用药安全有效,促进制药工业的健康发展起到了积极的作用。

2002 年 10 月,国家药品监督管理局发布了《药品注册管理办法》(试行),自 2002 年 12 月 1 日起施行,此后,2005 年 5 月 1 日、2007 年 10 月 1 日《药品注册管理办法》经过两次修订,并于 2020 年 1 月,由国家市场监督管理总局公布了修订的《药品注册管理办法》,自 2020 年 7 月 1 日起施行。修订后的《药品注册管理办法》旨在规范药品注册行为,保证药品的安全、有效和质量可控,适用于在中国境内以药品上市为目的,从事药品研制、注册及监督管理的活动。

三、药品注册的概念与分类

1. 药品注册的概念

药品注册是指药品注册申请人(以下简称申请人)依照法定程序和相关要求提出药物临床试验、药品上市许可、再注册等申请以及补充申请,药品监督管理部门基于法律法规和现有科学认知进行安全性、有效性和质量可控性等审查,决定是否同意其申请的活动。

申请人取得药品注册证书后,为药品上市许可持有人。

2. 药品注册的分类

药品注册按照中药、化学药和生物制品等进行分类注册管理。中药、化学药和生物制品注册分类比较见表 5-1。

表 5-1　中药、化学药和生物制品注册分类

药品分类	注册分类
中药	中药创新药、中药改良型新药、古代经典名方中药复方制剂、同名同方药
化学药	化学药创新药、化学药改良型新药、仿制药
生物制品	生物制品创新药、生物制品改良型新药、已上市生物制品(含生物类似药)

［记忆宝］创新改新仿制。

中药、化学药和生物制品等药品的细化分类和相应的申报资料要求,由国家药品监督管理局根据注册药品的产品特性、创新程度和审评管理需要组织制定,并向社会公布。

境外生产药品的注册申请,按照药品的细化分类和相应的申报资料要求执行。

四、药品注册管理部门及其职责

1. 国家药品监督管理局及其直属专业技术机构的职责

国家药品监督管理局主管全国药品注册管理工作,负责建立药品注册管理工作体系和制度,制定药品注册管理规范,依法组织药品注册审评审批以及相关的监督管理工作。

国家药品监督管理局药品审评中心(以下简称药品审评中心)负责药物临床试验申请、药品上市许可申请、补充申请和境外生产药品再注册申请等的审评。中国食品药品检定研究院(以下简称中检院)、国家药典委员会(以下简称药典委)、国家药品监督管理局食品药品审核查验中心(以下简称药品核查中心)、国家药品监督管理局药品评价中心(以下简称药品评价中心)、国家药品监督管理局行政事项受理服务和投诉举报中心、国家药品监督管理局信息中心(以下简称信息中心)等药品专业技术机构,承担依法实施药品注册管理所需的药品注册检验、通用名称核准、核查、监测与评价、制证送达以及相应的信息化建设与管理等相关工作。

国家药品监督管理局直属药品专业技术机构在药品注册管理中承担的相关工作见表 5-2。

表 5-2 药品专业技术机构药品注册管理职责

机构	职责
药品审评中心	负责药物临床试验申请、药品上市许可申请、补充申请和境外生产药品再注册申请等的审评
中检院	承担依法实施药品注册管理所需的药品注册检验相关工作
药典委	承担依法实施药品注册管理所需的通用名称核准相关工作
药品核查中心	承担依法实施药品注册管理所需的核查相关工作
药品评价中心	承担依法实施药品注册管理所需的监测与评价相关工作
行政事项受理服务和投诉举报中心	承担依法实施药品注册管理所需的制证送达工作
信息中心	承担依法实施药品注册管理所需的信息化建设与管理工作

2. 省级药品监督管理部门及其职责

省级药品监督管理部门负责本行政区域内以下药品注册相关管理工作:

(1)境内生产药品再注册申请的受理、审查和审批。

(2)药品上市后变更的备案、报告事项管理。

(3)组织对药物非临床安全性评价研究机构、药物临床试验机构的日常监管及违法行为的查处。

(4)参与国家药品监督管理局组织的药品注册核查、检验等工作。

(5)国家药品监督管理局委托实施的药品注册相关事项。

省级药品监督管理部门设置或者指定的药品专业技术机构,承担依法实施药品监督管理所需的审评、检验、核查、监测与评价等工作。

五、药品注册管理原则和管理体系

药品注册管理遵循公开、公平、公正原则,以临床价值为导向,鼓励研究和创制新药,积极推动仿制药发展。

国家药品监督管理局持续推进审评审批制度改革,优化审评审批程序,提高审评审批效率,建立以审评为主导,检验、核查、监测与评价等为支撑的药品注册管理体系。

六、药品注册基本制度和要求

1. 药品注册基本要求

从事药物研制和药品注册活动,应当遵守有关法律、法规、规章、标准和规范;参照相关技术指导原则,采用其他评价方法和技术的,应当证明其科学性、适用性;应当保证全过程信息真实、准确、完整和可追溯。

药品应当符合国家药品标准和经国家药品监督管理局核准的药品质量标准。

经国家药品监督管理局核准的药品质量标准,为药品注册标准。药品注册标准应当符合《中国药典》通用技术要求,不得低于《中国药典》的规定。申报注册品种的检测项目或者指标不适用《中国药典》的,申请人应当提供充分的支持性数据。

2. 药品注册申请人资格

申请人应当为能够承担相应法律责任的企业或者药品研制机构等。境外申请人应当指定中国境内的企业法人办理相关药品注册事项。

3. 药品上市注册制度

申请人在申请药品上市注册前,应当完成药学、药理毒理学和药物临床试验等相关研究工作。

药物非临床安全性评价研究应当在经过药物非临床研究质量管理规范认证的机构开展,并遵守药物非临床研究质量管理规范。

药物临床试验应当经批准,其中生物等效性试验应当备案;药物临床试验应当在符合相关规定的药物临床试验机构开展,并遵守药物临床试验质量管理规范。

申请药品注册,应当提供真实、充分、可靠的数据、资料和样品,证明药品的安全性、有效性和质量可控性。

使用境外研究资料和数据支持药品注册的,其来源、研究机构或者实验室条件、质量体系要求及其他管理条件等应当符合国际人用药品注册技术要求协调会通行原则,并符合我国药品注册管理的相关要求。

4. 药品变更注册制度

变更原药品注册批准证明文件及其附件所载明的事项或者内容的,申请人应当按照规定,参照相关技术指导原则,对药品变更进行充分研究和验证,充分评估变更可能对药品安全性、有效性和质量可控性的影响,按照变更程序提出补充申请、备案或者报告。

5. 药品再注册制度

药品注册证书有效期为五年,药品注册证书有效期内药品上市许可持有人应当持续保证上市药品的安全性、有效性和质量可控性，并在有效期届满前六个月申请药品再注册。

6. 加快注册制度

国家药品监督管理局建立药品加快上市注册制度，支持以临床价值为导向的药物创新。对符合条件的药品注册申请，申请人可以申请适用突破性治疗药物、附条件批准、优先审评审批及特别审批程序。

在药品研制和注册过程中，药品监督管理部门及其专业技术机构给予必要的技术指导、沟通交流、优先配置资源、缩短审评时限等政策和技术支持。

7. 关联审评审批制度

国家药品监督管理局建立化学原料药、辅料及直接接触药品的包装材料和容器关联审评审批制度。在审批药品制剂时，对化学原料药一并审评审批，对相关辅料、直接接触药品的包装材料和容器一并审评。

药品审评中心建立化学原料药、辅料及直接接触药品的包装材料和容器信息登记平台，对相关登记信息进行公示，供相关申请人或者药品上市许可持有人选择，并在相关药品制剂注册申请审评时关联审评。

8. 分类注册和转换制度

处方药和非处方药实行分类注册和转换管理。

药品审评中心根据非处方药的特点，制定非处方药上市注册相关技术指导原则和程序，并向社会公布。

药品评价中心制定处方药和非处方药上市后转换相关技术要求和程序，并向社会公布。

9. 沟通交流制度

申请人在药物临床试验申请前、药物临床试验过程中以及药品上市许可申请前等关键阶段，可以就重大问题与药品审评中心等专业技术机构进行沟通交流。

药品注册过程中，药品审评中心等专业技术机构可以根据工作需要组织与申请人进行沟通交流。

10. 专家咨询制度

药品审评中心等专业技术机构根据工作需要建立专家咨询制度，成立专家咨询委员会，在审评、核查、检验、通用名称核准等过程中就重大问题听取专家意见，充分发挥专家的技术支撑作用。

11. 化学药品目录集

国家药品监督管理局建立收载新批准上市以及通过仿制药质量和疗效一致性评价的化学药品目录集，载明药品名称、活性成分、剂型、规格、是否为参比制剂、药品上市许可持有人等相关信息，及时更新并向社会公开。

12. 中药注册

国家药品监督管理局支持中药传承和创新，建立和完善符合中药特点的注册管理制度和技术评价体系，鼓励运用现代科学技术和传统研究方法研制中药，加强中药质量控制，提高中药临床试验水平。

中药注册申请，申请人应当进行临床价值和资源评估，突出以临床价值为导向，促进资源可持续利用。

第二节　药品上市注册

一、药物临床试验

1. 药物临床试验的概念与分期

药物临床试验是指以药品上市注册为目的,为确定药物安全性与有效性在人体开展的药物研究。药物临床试验是以人体(患者或健康受试者)为对象的试验,意在发现或验证某种试验药物的临床医学、药理学以及其他药效学作用、不良反应,或者试验药物的吸收、分布、代谢和排泄,以确定药物的疗效与安全性的系统性试验。

药物临床试验分为Ⅰ期临床试验、Ⅱ期临床试验、Ⅲ期临床试验、Ⅳ期临床试验以及生物等效性试验。根据药物特点和研究目的,研究内容包括临床药理学研究、探索性临床试验、确证性临床试验和上市后研究。

2. 药物临床试验机构

药物临床试验应当在具备相应条件,并按规定备案的药物临床试验机构开展。其中,疫苗临床试验应当由符合国家药品监督管理局和国家卫生健康委员会规定条件的三级医疗机构或者省级以上疾病预防控制机构实施或者组织实施。

3. 药物临床试验申请与审评

申请人完成支持药物临床试验的药学、药理毒理学等研究后,提出药物临床试验申请的,应当按照申报资料要求提交相关研究资料。经形式审查,申报资料符合要求的,予以受理。

药品审评中心应当组织药学、医学和其他技术人员对已受理的药物临床试验申请进行审评。对药物临床试验申请应当自受理之日起六十日内决定是否同意开展,并通过药品审评中心网站通知申请人审批结果;逾期未通知的,视为同意,申请人可以按照提交的方案开展药物临床试验。

申请人获准开展药物临床试验的为药物临床试验申办者。

申请人拟开展生物等效性试验的,应当按照要求在药品审评中心网站完成生物等效性试验备案后,按照备案的方案开展相关研究工作。

4. 药物临床试验伦理审查

开展药物临床试验,应当经伦理委员会审查同意。

药物临床试验用药品的管理应当符合药物临床试验质量管理规范的有关要求。

获准开展药物临床试验的,申办者在开展后续分期药物临床试验前,应当制定相应的药物临床试验方案,经伦理委员会审查同意后开展,并在药品审评中心网站提交相应的药物临床试验方案和支持性资料。

5. 知情同意和同情用药

实施药物临床试验,应当向受试者或者其监护人如实说明和解释临床试验的目的和风险等详细情况,取得受试者或者其监护人自愿签署的知情同意书,并采取有效措施保护受试者的合法权益。

对正在开展临床试验的用于治疗严重危及生命且尚无有效治疗手段的疾病的药物,经医学观察可能获益,并且符合伦理原则的,经审查、知情同意后可以在开展临床试验的机构内用于其他病情相同的患者。

6. 新的药物临床试验申请

获准开展药物临床试验的药物拟增加适应证(或者功能主治)以及增加与其他药物联合用药的,申请人应当提出新的药物临床试验申请,经批准后方可开展新的药物临床试验。

获准上市的药品增加适应证(或者功能主治)需要开展药物临床试验的,应当提出新的药物临床试验申请。

7. 安全性更新报告

申办者应当定期在药品审评中心网站提交研发期间安全性更新报告。研发期间安全性更新报告应当每年提交一次,于药物临床试验获准后每满一年后的两个月内提交。药品审评中心可以根据审查情况,要求申办者调整报告周期。

对于药物临床试验期间出现的可疑且非预期严重不良反应和其他潜在的严重安全性风险信息,申办者应当按照相关要求及时向药品审评中心报告。

根据安全性风险严重程度,可以要求申办者采取调整药物临床试验方案、知情同意书、研究者手册等加强风险控制的措施,必要时可以要求申办者暂停或者终止药物临床试验。

8. 安全评估与补充申请

药物临床试验期间,发生药物临床试验方案变更、非临床或者药学的变化或者有新发现的,申办者应当按照规定,参照相关技术指导原则,充分评估对受试者安全的影响。

申办者评估认为不影响受试者安全的,可以直接实施并在研发期间安全性更新报告中报告。可能增加受试者安全性风险的,应当提出补充申请。

对补充申请应当自受理之日起六十日内决定是否同意,并通过药品审评中心网站通知申请人审批结果;逾期未通知的,视为同意。

申办者发生变更的,由变更后的申办者承担药物临床试验的相关责任和义务。

9. 调整方案、暂停或者终止试验

药物临床试验期间,发现存在安全性问题或者其他风险的,申办者应当及时调整临床试验方案、暂停或者终止临床试验,并向药品审评中心报告。

有下列情形之一的,可以要求申办者调整药物临床试验方案、暂停或者终止药物临床试验:

(1)伦理委员会未履行职责的。

(2)不能有效保证受试者安全的。

(3)申办者未按照要求提交研发期间安全性更新报告的。

(4)申办者未及时处置并报告可疑且非预期严重不良反应的。

(5)有证据证明研究药物无效的。

(6)临床试验用药品出现质量问题的。

(7)药物临床试验过程中弄虚作假的。

(8)其他违反药物临床试验质量管理规范的情形。

药物临床试验中出现大范围、非预期的严重不良反应,或者有证据证明临床试验用药品存

在严重质量问题时,申办者和药物临床试验机构应当立即停止药物临床试验。

药品监督管理部门依职责可以责令调整临床试验方案、暂停或者终止药物临床试验。

10. 补充申请与重新申请

药物临床试验被责令暂停后,申办者拟继续开展药物临床试验的,应当在完成整改后提出恢复药物临床试验的补充申请,经审查同意后方可继续开展药物临床试验。药物临床试验暂停时间满三年且未申请并获准恢复药物临床试验的,该药物临床试验许可自行失效。

药物临床试验终止后,拟继续开展药物临床试验的,应当重新提出药物临床试验申请。

药物临床试验应当在批准后三年内实施。药物临床试验申请自获准之日起,三年内未有受试者签署知情同意书的,该药物临床试验许可自行失效。仍需实施药物临床试验的,应当重新申请。

11. 试验登记与公示

申办者应当在开展药物临床试验前在药物临床试验登记与信息公示平台登记药物临床试验方案等信息。

药物临床试验期间,申办者应当持续更新登记信息,并在药物临床试验结束后登记药物临床试验结果等信息。

登记信息在平台进行公示,申办者对药物临床试验登记信息的真实性负责。

二、药物临床试验质量管理

开展药物临床试验,应当在具备相应条件的临床试验机构进行。药物临床试验机构实行备案管理。药物临床试验的相关活动都应当遵守《药物临床试验质量管理规范》。《药物临床试验质量管理规范》的英文全称为 Good Clinical Practice,简称 GCP。

1999 年 9 月,国家药品监督管理局发布《药物临床试验质量管理规范》,自 1999 年 9 月 1 日起施行。2003 年 8 月,国家食品药品监督管理局第一次修订《药物临床试验质量管理规范》,自 2003 年 9 月 1 日起开始施行。2020 年 4 月,国家药监局、国家卫生健康委第二次修订了《药物临床试验质量管理规范》,自 2020 年 7 月 1 日起施行。

《药物临床试验质量管理规范》旨在保证药物临床试验过程规范,数据和结果的科学、真实、可靠,保护受试者的权益和安全,适用于为申请药品注册而进行的药物临床试验,是药物临床试验全过程的质量标准,包括方案设计、组织实施、监查、稽查、记录、分析、总结和报告。

(一)药物临床试验的基本要求

1. 具有科学依据

药物临床试验应当有充分的科学依据。临床试验应当权衡受试者和社会的预期风险和获益,只有当预期的获益大于风险时,方可实施或者继续临床试验。

2. 符合伦理要求

药物临床试验应当符合《世界医学大会赫尔辛基宣言》原则及相关伦理要求,受试者的权益和安全是考虑的首要因素,优先于对科学和社会的获益。伦理审查与知情同意是保障受试者权益的重要措施。

试验方案应当清晰、详细、可操作。试验方案在获得伦理委员会同意后方可执行。伦理委员会应当建立伦理审查工作制度,保证伦理审查过程独立、客观、公正,监督规范开展药物临床试验,保障受试者合法权益,维护社会公共利益。

3. 获得知情同意

实施药物临床试验,应当向受试者或者其监护人如实说明和解释临床试验的目的和风险等详细情况,取得受试者或者其监护人自愿签署的知情同意书,并采取有效措施保护受试者合法权益。

4. 研究者要求

研究者在临床试验过程中应当遵守试验方案,凡涉及医学判断或临床决策,应当由临床医生做出。参加临床试验实施的研究人员,应当具有能够承担临床试验工作相应的教育、培训和经验要求。

5. 资料管理

所有临床试验的纸质或电子资料应当被妥善地记录、处理和保存,能够准确地报告、解释和确认。应当保护受试者的隐私和其相关信息的保密性。

6. 试验药物要求

试验药物的制备应当符合临床试验用药品生产质量管理相关要求。试验药物的使用应当符合试验方案。

7. 质量管理体系

临床试验的质量管理体系应当覆盖临床试验的全过程,重点是受试者保护、试验结果可靠,以及遵守相关法律法规。

8. 利益冲突回避

临床试验的实施应当遵守利益冲突回避原则。

(二)伦理委员会

1. 伦理委员会的职责

伦理委员会的职责是保护受试者的权益和安全,应当特别关注弱势受试者。

(1)伦理委员会应当审查的文件包括:试验方案和试验方案修订版;知情同意书及其更新件;招募受试者的方式和信息;提供给受试者的其他书面资料;研究者手册;现有的安全性资料;包含受试者补偿信息的文件;研究者资格的证明文件;伦理委员会履行其职责所需要的其他文件。

(2)伦理委员会应当对临床试验的科学性和伦理性进行审查。

(3)伦理委员会应当对研究者的资格进行审查。

(4)为了更好地判断在临床试验中能否确保受试者的权益和安全以及基本医疗,伦理委员会可以要求提供知情同意书内容以外的资料和信息。

(5)实施非治疗性临床试验(即对受试者没有预期的直接临床获益的试验)时,若受试者的知情同意是由其监护人替代实施,伦理委员会应当特别关注试验方案中是否充分考虑了相应的伦理学问题以及法律法规。

(6)若试验方案中明确说明紧急情况下受试者或者其监护人无法在试验前签署知情同意书,伦理委员会应当审查试验方案中是否充分考虑了相应的伦理学问题以及法律法规。

(7)伦理委员会应当审查是否存在受试者被强迫、利诱等不正当的影响而参加临床试验。

伦理委员会应当审查知情同意书中不能采用使受试者或者其监护人放弃其合法权益的内容，也不能含有为研究者和临床试验机构、申办者及其代理机构免除其应当负责任的内容。

(8)伦理委员会应当确保知情同意书、提供给受试者的其他书面资料说明了给受试者补偿的信息，包括补偿方式、数额和计划。

(9)伦理委员会应当在合理的时限内完成临床试验相关资料的审查或者备案流程，并给出明确的书面审查意见。审查意见应当包括审查的临床试验名称、文件(含版本号)和日期。

(10)伦理委员会的审查意见有：同意；必要的修改后同意；不同意；终止或者暂停已同意的研究。审查意见应当说明要求修改的内容，或者否定的理由。

(11)伦理委员会应当关注并明确要求研究者及时报告：临床试验实施中为消除对受试者紧急危害的试验方案的偏离或者修改；增加受试者风险或者显著影响临床试验实施的改变；所有可疑且非预期严重不良反应；可能对受试者的安全或者临床试验的实施产生不利影响的新信息。

(12)伦理委员会有权暂停、终止未按照相关要求实施，或者受试者出现非预期严重损害的临床试验。

(13)伦理委员会应当对正在实施的临床试验定期跟踪审查，审查的频率应当根据受试者的风险程度而定，但至少一年审查一次。

(14)伦理委员会应当受理并妥善处理受试者的相关诉求。

2. 伦理委员会的组成和运行

(1)伦理委员会的委员组成、备案管理应当符合卫生健康主管部门的要求。

(2)伦理委员会的委员均应当接受伦理审查的培训，能够审查临床试验相关的伦理学和科学等方面的问题。

(3)伦理委员会应当按照其制度和标准操作规程履行工作职责，审查应当有书面记录，并注明会议时间及讨论内容。

(4)伦理委员会会议审查意见的投票委员应当参与会议的审查和讨论，包括了各类别委员，具有不同性别组成，并满足其规定的人数。会议审查意见应当形成书面文件。

(5)投票或者提出审查意见的委员应当独立于被审查临床试验项目。

(6)伦理委员会应当有其委员的详细信息，并保证其委员具备伦理审查的资格。

(7)伦理委员会应当要求研究者提供伦理审查所需的各类资料，并回答伦理委员会提出的问题。

(8)伦理委员会可以根据需要邀请委员以外的相关专家参与审查，但不能参与投票。

3. 伦理委员会应当建立并执行的书面文件

(1)伦理委员会的组成、组建和备案的规定。

(2)伦理委员会会议日程安排、会议通知和会议审查的程序。

(3)伦理委员会初始审查和跟踪审查的程序。

(4)对伦理委员会同意的试验方案的较小修正，采用快速审查并同意的程序。

(5)向研究者及时通知审查意见的程序。

(6)对伦理审查意见有不同意见的复审程序。

4. 保留伦理审查记录

伦理委员会应当保留伦理审查的全部记录，包括伦理审查的书面记录、委员信息、递交的文件、会议记录和相关往来记录等。所有记录应当至少保存至临床试验结束后五年。研究者、申办者或者药品监督管理部门可以要求伦理委员会提供其标准操作规程和伦理审查委员名单。

(三)研究者

1. 研究者和临床试验机构的资格和要求

(1)具有在临床试验机构的执业资格;具备临床试验所需的专业知识、培训经历和能力;能够根据申办者、伦理委员会和药品监督管理部门的要求提供最新的工作履历和相关资格文件。

(2)熟悉申办者提供的试验方案、研究者手册、试验药物相关资料信息。

(3)熟悉并遵守《药物临床试验质量管理规范》和临床试验相关的法律法规。

(4)保存一份由研究者签署的职责分工授权表。

(5)研究者和临床试验机构应当接受申办者组织的监查和稽查,以及药品监督管理部门的检查。

(6)研究者和临床试验机构授权个人或者单位承担临床试验相关的职责和功能,应当确保其具备相应资质,应当建立完整的程序以确保其执行临床试验相关职责和功能,产生可靠的数据。研究者和临床试验机构授权临床试验机构以外的单位承担试验相关的职责和功能,应当获得申办者同意。

2. 研究者和临床试验机构的条件

研究者和临床试验机构应当具有完成临床试验所需的必要条件:

(1)研究者在临床试验约定的期限内有按照试验方案入组足够数量受试者的能力。

(2)研究者在临床试验约定的期限内有足够的时间实施和完成临床试验。

(3)研究者在临床试验期间有权支配参与临床试验的人员,具有使用临床试验所需医疗设施的权限,正确、安全地实施临床试验。

(4)研究者在临床试验期间确保所有参加临床试验的人员充分了解试验方案及试验用药品,明确各自在试验中的分工和职责,确保临床试验数据的真实、完整和准确。

(5)研究者监管所有研究人员执行试验方案,并采取措施实施临床试验的质量管理。

(6)临床试验机构应当设立相应的内部管理部门,承担临床试验的管理工作。

3. 医疗处理

研究者应当给予受试者适合的医疗处理:

(1)研究者为临床医生或者授权临床医生需要承担所有与临床试验有关的医学决策责任。

(2)在临床试验和随访期间,对于受试者出现与试验相关的不良事件,包括有临床意义的实验室异常时,研究者和临床试验机构应当保证受试者得到妥善的医疗处理,并将相关情况如实告知受试者。研究者意识到受试者存在合并疾病需要治疗时,应当告知受试者,并关注可能干扰临床试验结果或者受试者安全的合并用药。

(3)在受试者同意的情况下,研究者可以将受试者参加试验的情况告知相关的临床医生。

(4)受试者可以无理由退出临床试验。研究者在尊重受试者个人权利的同时,应当尽量了解其退出理由。

4. 与伦理委员会的沟通

(1)临床试验实施前,研究者应当获得伦理委员会的书面同意;未获得伦理委员会书面同意前,不能筛选受试者。

(2)临床试验实施前和临床试验过程中,研究者应当向伦理委员会提供伦理审查需要的所有文件。

5. 遵守试验方案

(1)研究者应当按照伦理委员会同意的试验方案实施临床试验。

(2)未经申办者和伦理委员会的同意,研究者不得修改或者偏离试验方案,但不包括为了及时消除对受试者的紧急危害或者更换监查员、电话号码等仅涉及临床试验管理方面的改动。

(3)研究者或者其指定的研究人员应当对偏离试验方案予以记录和解释。

(4)为了消除对受试者的紧急危害,在未获得伦理委员会同意的情况下,研究者修改或者偏离试验方案,应当及时向伦理委员会、申办者报告,并说明理由,必要时报告药品监督管理部门。

(5)研究者应当采取措施,避免使用试验方案禁用的合并用药。

6. 试验用药品的管理责任

研究者和临床试验机构对申办者提供的试验用药品有管理责任。

(1)研究者和临床试验机构应当指派有资格的药师或者其他人员管理试验用药品。

(2)试验用药品在临床试验机构的接收、贮存、分发、回收、退还及未使用的处置等管理应当遵守相应的规定并保存记录。

试验用药品管理的记录应当包括日期、数量、批号/序列号、有效期、分配编码、签名等。研究者应当保存每位受试者使用试验用药品数量和剂量的记录。试验用药品的使用数量和剩余数量应当与申办者提供的数量一致。

(3)试验用药品的贮存应当符合相应的贮存条件。

(4)研究者应当确保试验用药品按照试验方案使用,应当向受试者说明试验用药品的正确使用方法。

(5)研究者应当对生物等效性试验的临床试验用药品进行随机抽取留样。临床试验机构至少保存留样至药品上市后二年。临床试验机构可将留存样品委托具备条件的独立的第三方保存,但不得返还申办者或者与其利益相关的第三方。

7. 遵守临床试验的随机化程序

盲法试验应当按照试验方案的要求实施揭盲。若意外破盲或者因严重不良事件等情况紧急揭盲时,研究者应当向申办者书面说明原因。

8. 实施知情同意的要求

研究者实施知情同意,应当遵守赫尔辛基宣言的伦理原则,并符合以下要求:

(1)研究者应当使用经伦理委员会同意的最新版的知情同意书和其他提供给受试者的信息。如有必要,临床试验过程中的受试者应当再次签署知情同意书。

(2)研究者获得可能影响受试者继续参加试验的新信息时,应当及时告知受试者或者其监护人,并做相应记录。

(3)研究人员不得采用强迫、利诱等不正当的方式影响受试者参加或者继续临床试验。

(4)研究者或者指定研究人员应当充分告知受试者有关临床试验的所有相关事宜,包括书面信息和伦理委员会的同意意见。

（5）知情同意书等提供给受试者的口头和书面资料均应当采用通俗易懂的语言和表达方式，使受试者或者其监护人、见证人易于理解。

（6）签署知情同意书之前，研究者或者指定研究人员应当给予受试者或者其监护人充分的时间和机会了解临床试验的详细情况，并详尽回答受试者或者其监护人提出的与临床试验相关的问题。

（7）受试者或者其监护人，以及执行知情同意的研究者应当在知情同意书上分别签名并注明日期，如非受试者本人签署，应当注明关系。

（8）若受试者或者其监护人缺乏阅读能力，应当有一位公正的见证人见证整个知情同意过程。研究者应当向受试者或者其监护人、见证人详细说明知情同意书和其他文字资料的内容。如受试者或者其监护人口头同意参加试验，在有能力情况下应当尽量签署知情同意书，见证人还应当在知情同意书上签字并注明日期，以证明受试者或者其监护人就知情同意书和其他文字资料得到了研究者准确地解释，并理解了相关内容，同意参加临床试验。

（9）受试者或者其监护人应当得到已签署姓名和日期的知情同意书原件或者副本和其他提供给受试者的书面资料，包括更新版知情同意书原件或者副本，和其他提供给受试者的书面资料的修订文本。

（10）受试者为无民事行为能力的，应当取得其监护人的书面知情同意；受试者为限制民事行为能力的，应当取得本人及其监护人的书面知情同意。当监护人代表受试者知情同意时，应当在受试者可理解的范围内告知受试者临床试验的相关信息，并尽量让受试者亲自签署知情同意书和注明日期。

（11）紧急情况下，参加临床试验前不能获得受试者的知情同意时，其监护人可以代表受试者知情同意。若其监护人也不在场时，受试者的入选方式应当在试验方案以及其他文件中清楚表述，并获得伦理委员会的书面同意；同时应当尽快得到受试者或者其监护人可以继续参加临床试验的知情同意。

（12）当受试者参加非治疗性临床试验，应当由受试者本人在知情同意书上签字同意和注明日期。只有符合下列条件，非治疗临床试验可由监护人代表受试者知情同意：临床试验只能在无知情同意能力的受试者中实施；受试者的预期风险低；受试者健康的负面影响已减至最低，且法律法规不禁止该类临床试验的实施；该类受试者的入选已经得到伦理委员会审查同意。该类临床试验原则上只能在患有试验药物适用的疾病或者状况的患者中实施。在临床试验中应当严密观察受试者，若受试者出现过度痛苦或者不适的表现，应当让其退出试验，还应当给以必要的处置以保证受试者的安全。

（13）病史记录中应当记录受试者知情同意的具体时间和人员。

（14）儿童作为受试者，应当征得其监护人的知情同意并签署知情同意书。当儿童有能力做出同意参加临床试验的决定时，还应当征得其本人同意；如果儿童受试者本人不同意参加临床试验或者中途决定退出临床试验时，即使监护人已经同意参加或者愿意继续参加，也应当以儿童受试者本人的决定为准，除非在严重或者危及生命疾病的治疗性临床试验中，研究者、其监护人认为儿童受试者若不参加研究其生命会受到危害，这时其监护人的同意即可使患者继续参与研究。在临床试验过程中，儿童受试者达到了签署知情同意的条件，则需要由其本人签署知情同意之后方可继续实施。

9. 知情同意书和其他资料

知情同意书和提供给受试者的其他资料应当包括：

（1）临床试验概况。

（2）试验目的。

（3）试验治疗和随机分配至各组的可能性。

（4）受试者需要遵守的试验步骤，包括创伤性医疗操作。

（5）受试者的义务。

（6）临床试验所涉及试验性的内容。

（7）试验可能致受试者的风险或者不便，尤其是存在影响胚胎、胎儿或者哺乳婴儿的风险时。

（8）试验预期的获益，以及不能获益的可能性。

（9）其他可选的药物和治疗方法，及其重要的潜在获益和风险。

（10）受试者发生与试验相关的损害时，可获得补偿以及治疗。

（11）受试者参加临床试验可能获得的补偿。

（12）受试者参加临床试验预期的花费。

（13）受试者参加试验是自愿的，可以拒绝参加或者有权在试验任何阶段随时退出试验而不会遭到歧视或者报复，其医疗待遇与权益不会受到影响。

（14）在不违反保密原则和相关法规的情况下，监查员、稽查员、伦理委员会和药品监督管理部门检查人员可以查阅受试者的原始医学记录，以核实临床试验的过程和数据。

（15）受试者相关身份鉴别记录的保密事宜，不公开使用。如果发布临床试验结果，受试者的身份信息仍保密。

（16）有新的可能影响受试者继续参加试验的信息时，将及时告知受试者或者其监护人。

（17）当存在有关试验信息和受试者权益的问题，以及发生试验相关损害时，受试者可联系的研究者和伦理委员会及其联系方式。

（18）受试者可能被终止试验的情况以及理由。

（19）受试者参加试验的预期持续时间。

（20）参加该试验的预计受试者人数。

10. 试验记录和报告的要求

（1）研究者应当监督试验现场的数据采集、各研究人员履行其工作职责的情况。

（2）研究者应当确保所有临床试验数据是从临床试验的源文件和试验记录中获得的，是准确、完整、可读和及时的。源数据应当具有可归因性、易读性、同时性、原始性、准确性、完整性、一致性和持久性。源数据的修改应当留痕，不能掩盖初始数据，并记录修改的理由。以患者为受试者的临床试验，相关的医疗记录应当载入门诊或者住院病历系统。临床试验机构的信息化系统具备建立临床试验电子病历条件时，研究者应当首选使用，相应的计算机化系统应当具有完善的权限管理和稽查轨迹，可以追溯至记录的创建者或者修改者，保障所采集的源数据可以溯源。

（3）研究者应当按照申办者提供的指导说明填写和修改病例报告表，确保各类病例报告表及其他报告中的数据准确、完整、清晰和及时。病例报告表中数据应当与源文件一致，若存在不一致应当做出合理的解释。病例报告表中数据的修改，应当使初始记录清晰可辨，保留修改轨迹，必要时解释理由，修改者签名并注明日期。申办者应当有书面程序确保其对病例报告表的改动是必要的、被记录的，并得到研究者的同意。研究者应当保留修改和更正的相关记录。

(4)研究者和临床试验机构应当按"临床试验必备文件"和药品监督管理部门的相关要求,妥善保存试验文档。

(5)在临床试验的信息和受试者信息处理过程中应当注意避免信息的非法或者未授权的查阅、公开、散播、修改、损毁、丢失。临床试验数据的记录、处理和保存应当确保记录和受试者信息的保密性。

(6)申办者应当与研究者和临床试验机构就必备文件保存时间、费用和到期后的处理在合同中予以明确。

(7)根据监查员、稽查员、伦理委员会或者药品监督管理部门的要求,研究者和临床试验机构应当配合并提供所需的与试验有关的记录。

11. 安全性报告的要求

除试验方案或者其他文件(如研究者手册)中规定不需立即报告的严重不良事件外,研究者应当立即向申办者书面报告所有严重不良事件,随后应当及时提供详尽、书面的随访报告。严重不良事件报告和随访报告应当注明受试者在临床试验中的鉴认代码,而不是受试者的真实姓名、公民身份号码和住址等身份信息。试验方案中规定的、对安全性评价重要的不良事件和实验室异常值,应当按照试验方案的要求和时限向申办者报告。

涉及死亡事件的报告,研究者应当向申办者和伦理委员会提供其他所需要的资料,如尸检报告和最终医学报告。

研究者收到申办者提供的临床试验的相关安全性信息后应当及时签收阅读,并考虑受试者的治疗,是否进行相应调整,必要时尽早与受试者沟通,并应当向伦理委员会报告由申办方提供的可疑且非预期严重不良反应。

12. 提前终止或者暂停临床试验

提前终止或者暂停临床试验时,研究者应当及时通知受试者,并给予受试者适当的治疗和随访。此外:

(1)研究者未与申办者商议而终止或者暂停临床试验,研究者应当立即向临床试验机构、申办者和伦理委员会报告,并提供详细的书面说明。

(2)申办者终止或者暂停临床试验,研究者应当立即向临床试验机构、伦理委员会报告,并提供详细书面说明。

(3)伦理委员会终止或者暂停已经同意的临床试验,研究者应当立即向临床试验机构、申办者报告,并提供详细书面说明。

13. 报告要求

(1)研究者应当向伦理委员会提交临床试验的年度报告,或者应当按照伦理委员会的要求提供进展报告。

(2)出现可能显著影响临床试验的实施或者增加受试者风险的情况,研究者应当尽快向申办者、伦理委员会和临床试验机构书面报告。

(3)临床试验完成后,研究者应当向临床试验机构报告;研究者应当向伦理委员会提供临床试验结果的摘要,向申办者提供药品监督管理部门所需要的临床试验相关报告。

(四)申办者

1. 临床试验的基本考虑

申办者应当把保护受试者的权益和安全以及临床试验结果的真实、可靠作为临床试验的基本考虑。

2. 建立临床试验的质量管理体系

申办者的临床试验的质量管理体系应当涵盖临床试验的全过程,包括临床试验的设计、实施、记录、评估、结果报告和文件归档。质量管理包括有效的试验方案设计、收集数据的方法及流程、对于临床试验中做出决策所必须的信息采集。

临床试验质量保证和质量控制的方法应当与临床试验内在的风险和所采集信息的重要性相符。申办者应当保证临床试验各个环节的可操作性,试验流程和数据采集避免过于复杂。试验方案、病例报告表及其他相关文件应当清晰、简洁和前后一致。

申办者应当履行管理职责。根据临床试验需要可建立临床试验的研究和管理团队,以指导、监督临床试验实施。研究和管理团队内部的工作应当及时沟通。在药品监督管理部门检查时,研究和管理团队均应当派员参加。

3. 基于风险进行质量管理

(1)试验方案制定时应当明确保护受试者权益和安全以及保证临床试验结果可靠的关键环节和数据。

(2)应当识别影响到临床试验关键环节和数据的风险。该风险应当从两个层面考虑:系统层面,如设施设备、标准操作规程、计算机化系统、人员、供应商;临床试验层面,如试验药物、试验设计、数据收集和记录、知情同意过程。

(3)风险评估应当考虑在现有风险控制下发生差错的可能性;该差错对保护受试者权益和安全,以及数据可靠性的影响;该差错被监测到的程度。

(4)应当识别可减少或者可被接受的风险。减少风险的控制措施应当体现在试验方案的设计和实施、监查计划、各方职责明确的合同、标准操作规程的依从性,以及各类培训。预先设定质量风险的容忍度时,应当考虑变量的医学和统计学特点及统计设计,以鉴别影响受试者安全和数据可靠的系统性问题。出现超出质量风险的容忍度的情况时,应当评估是否需要采取进一步的措施。

(5)临床试验期间,质量管理应当有记录,并及时与相关各方沟通,促使风险评估和质量持续改进。

(6)申办者应当结合临床试验期间的新知识和经验,定期评估风险控制措施,以确保现行的质量管理的有效性和适用性。

(7)申办者应当在临床试验报告中说明所采用的质量管理方法,并概述严重偏离质量风险的容忍度的事件和补救措施。

4. 质量保证和质量控制的要求

(1)申办者负责制定、实施和及时更新有关临床试验质量保证和质量控制系统的标准操作规程,确保临床试验的实施、数据的产生、记录和报告均遵守试验方案、《药物临床试验质量管理规范》和相关法律法规的要求。

(2)临床试验和实验室检测的全过程均需严格按照质量管理标准操作规程进行。数据处理的每个阶段均有质量控制,以保证所有数据是可靠的,数据处理过程是正确的。

(3)申办者应当与研究者和临床试验机构等所有参加临床试验的相关单位签订合同,明确各方职责。

(4)申办者与各相关单位签订的合同中应当注明申办者的监查和稽查、药品监督管理部门的检查可直接去到试验现场,查阅源数据、源文件和报告。

5. 委托合同研究组织的要求

(1)申办者可以将其临床试验的部分或者全部工作和任务委托给合同研究组织,但申办者仍然是临床试验数据质量和可靠性的最终责任人,应当监督合同研究组织承担的各项工作。合同研究组织应当实施质量保证和质量控制。

(2)申办者委托给合同研究组织的工作应当签订合同。合同中应当明确以下内容:委托的具体工作以及相应的标准操作规程;申办者有权确认被委托工作执行标准操作规程的情况;对被委托方的书面要求;被委托方需要提交给申办者的报告要求;与受试者的损害赔偿措施相关的事项;其他与委托工作有关的事项。合同研究组织如存在任务转包,应当获得申办者的书面批准。

(3)未明确委托给合同研究组织的工作和任务,其职责仍由申办者负责。

(4)《药物临床试验质量管理规范》中对申办者的要求,适用于承担申办者相关工作和任务的合同研究组织。

6. 指定、选用专家的要求

申办者应当指定有能力的医学专家及时对临床试验的相关医学问题进行咨询。

申办者应当选用有资质的生物统计学家、临床药理学家和临床医生等参与试验,包括设计试验方案和病例报告表、制定统计分析计划、分析数据、撰写中期和最终的试验总结报告。

7. 试验管理、数据处理与记录保存

(1)申办者应当选用有资质的人员监督临床试验的实施、数据处理、数据核对、统计分析和试验总结报告的撰写。

(2)申办者可以建立独立的数据监查委员会,以定期评价临床试验的进展情况,包括安全性数据和重要的有效性终点数据。独立的数据监查委员会可以建议申办者是否可以继续实施、修改或者停止正在实施的临床试验。独立的数据监查委员会应当有书面的工作流程,应当保存所有相关会议记录。

(3)申办者使用的电子数据管理系统,应当通过可靠的系统验证,符合预先设置的技术性能,以保证试验数据的完整、准确、可靠,并保证在整个试验过程中系统始终处于验证有效的状态。

(4)电子数据管理系统应当具有完整的使用标准操作规程,覆盖电子数据管理的设置、安装和使用;标准操作规程应当说明该系统的验证、功能测试、数据采集和处理、系统维护、系统安全性测试、变更控制、数据备份、恢复、系统的应急预案和软件报废;标准操作规程应当明确使用计算机化系统时,申办者、研究者和临床试验机构的职责。所有使用计算机化系统的人员应当经过培训。

(5)计算机化系统数据修改的方式应当预先规定,其修改过程应当完整记录,原数据(如保留电子数据稽查轨迹、数据轨迹和编辑轨迹)应当保留;电子数据的整合、内容和结构应当有明

确规定,以确保电子数据的完整性;当计算机化系统出现变更时,如软件升级或者数据转移等,确保电子数据的完整性更为重要。若数据处理过程中发生数据转换,确保转换后的数据与原数据一致,和该数据转化过程的可见性。

(6)保证电子数据管理系统的安全性,未经授权的人员不能访问;保存被授权修改数据人员的名单;电子数据应当及时备份;盲法设计的临床试验,应当始终保持盲法状态,包括数据录入和处理。

(7)申办者应当使用受试者鉴认代码,鉴别每一位受试者所有临床试验数据。盲法试验揭盲以后,申办者应当及时把受试者的试验用药品情况书面告知研究者。

(8)申办者应当保存与申办者相关的临床试验数据,有些参加临床试验的相关单位获得的其他数据,也应当作为申办者的特定数据保留在临床试验必备文件内。

(9)申办者暂停或者提前终止实施中的临床试验,应当通知所有相关的研究者和临床试验机构和药品监督管理部门。

(10)试验数据所有权的转移,需符合相关法律法规的要求。

(11)申办者应当书面告知研究者和临床试验机构对试验记录保存的要求;当试验相关记录不再需要时,申办者也应当书面告知研究者和临床试验机构。

8. 选择研究者

(1)申办者负责选择研究者和临床试验机构。研究者均应当经过临床试验的培训、有临床试验的经验,有足够的医疗资源完成临床试验。多个临床试验机构参加的临床试验,如需选择组长单位由申办者负责。

(2)涉及医学判断的样本检测实验室,应当符合相关规定并具备相应资质。临床试验中采集标本的管理、检测、运输和储存应当保证质量。禁止实施与伦理委员会同意的试验方案无关的生物样本检测(如基因等)。临床试验结束后,剩余标本的继续保存或者将来可能被使用等情况,应当由受试者签署知情同意书,并说明保存的时间和数据的保密性问题,以及在何种情况下数据和样本可以和其他研究者共享等。

(3)申办者应当向研究者和临床试验机构提供试验方案和最新的研究者手册,并应当提供足够的时间让研究者和临床试验机构审议试验方案和相关资料。

9. 明确临床试验各方职责

临床试验各方参与临床试验前,申办者应当明确其职责,并在签订的合同中注明。

10. 保证补偿或者赔偿

申办者应当采取适当方式保证可以给予受试者和研究者补偿或者赔偿。

(1)申办者应当向研究者和临床试验机构提供与临床试验相关的法律上、经济上的保险或者保证,并与临床试验的风险性质和风险程度相适应。但不包括研究者和临床试验机构自身的过失所致的损害。

(2)申办者应当承担受试者与临床试验相关的损害或者死亡的诊疗费用,以及相应的补偿。申办者和研究者应当及时兑付给予受试者的补偿或者赔偿。

(3)申办者提供给受试者补偿的方式方法,应当符合相关的法律法规。

(4)申办者应当免费向受试者提供试验用药品,支付与临床试验相关的医学检测费用。

11. 签订合同

申办者与研究者和临床试验机构签订的合同,应当明确试验各方的责任、权利和利益,以及各方应当避免的、可能的利益冲突。合同的试验经费应当合理,符合市场规律。申办者、研究者和临床试验机构应当在合同上签字确认。

合同内容中应当包括:临床试验的实施过程中遵守《药物临床试验质量管理规范》及相关的临床试验的法律法规;执行经过申办者和研究者协商确定的、伦理委员会同意的试验方案;遵守数据记录和报告程序;同意监查、稽查和检查;临床试验相关必备文件的保存及其期限;发表文章、知识产权等的约定。

12. 提交临床试验资料

临床试验开始前,申办者应当向药品监督管理部门提交相关的临床试验资料,并获得临床试验的许可或者完成备案。递交的文件资料应当注明版本号及版本日期。

13. 获取伦理审查资料

申办者应当从研究者和临床试验机构获取伦理委员会的名称和地址、参与项目审查的伦理委员会委员名单、符合《药物临床试验质量管理规范》及相关法律法规的审查声明,以及伦理委员会审查同意的文件和其他相关资料。

14. 拟定临床试验方案

申办者在拟定临床试验方案时,应当有足够的安全性和有效性数据支持其给药途径、给药剂量和持续用药时间。当获得重要的新信息时,申办者应当及时更新研究者手册。

15. 试验用药品的要求

(1)试验用药品的制备、包装、标签和编码的要求

试验药物制备应当符合临床试验用药品生产质量管理相关要求;试验用药品的包装标签上应当标明仅用于临床试验、临床试验信息和临床试验用药品信息;在盲法试验中能够保持盲态。

申办者应当明确规定试验用药品的贮存温度、运输条件(是否需要避光)、贮存时限、药物溶液的配制方法和过程,及药物输注的装置要求等。试验用药品的使用方法应当告知试验的所有相关人员,包括监查员、研究者、药剂师、药物保管人员等。

试验用药品的包装,应当能确保药物在运输和贮存期间不被污染或者变质。

在盲法试验中,试验用药品的编码系统应当包括紧急揭盲程序,以便在紧急医学状态时能够迅速识别何种试验用药品,而不破坏临床试验的盲态。

(2)试验用药品的供给和管理的要求

申办者负责向研究者和临床试验机构提供试验用药品。

申办者在临床试验获得伦理委员会同意和药品监督管理部门许可或者备案之前,不得向研究者和临床试验机构提供试验用药品。

申办者应当向研究者和临床试验机构提供试验用药品的书面说明,说明应当明确试验用药品的使用、贮存和相关记录。申办者制定试验用药品的供给和管理规程,包括试验用药品的接收、贮存、分发、使用及回收等。从受试者处回收以及研究人员未使用试验用药品应当返还申办者,或者经申办者授权后由临床试验机构进行销毁。

申办者应当确保试验用药品及时送达研究者和临床试验机构,保证受试者及时使用;保存试验用药品的运输、接收、分发、回收和销毁记录;建立试验用药品回收管理制度,保证缺陷产品的召回、试验结束后的回收、过期后回收;建立未使用试验用药品的销毁制度。所有试验用

药品的管理过程应当有书面记录,全过程计数准确。

申办者应当采取措施确保试验期间试验用药品的稳定性。试验用药品的留存样品保存期限,在试验用药品贮存时限内,应当保存至临床试验数据分析结束或者相关法规要求的时限,两者不一致时取其中较长的时限。

16. 明确试验记录的查阅权限

(1)申办者应当在试验方案或者合同中明确研究者和临床试验机构允许监查员、稽查员、伦理委员会的审查者及药品监督管理部门的检查人员,能够直接查阅临床试验相关的源数据和源文件。

(2)申办者应当确认每位受试者均以书面形式同意监查员、稽查员、伦理委员会的审查者及药品监督管理部门的检查人员直接查阅其与临床试验有关的原始医学记录。

17. 负责试验用药品的安全性评估

申办者负责药物试验期间试验用药品的安全性评估。申办者应当将临床试验中发现的可能影响受试者安全、可能影响临床试验实施、可能改变伦理委员会同意意见的问题,及时通知研究者和临床试验机构、药品监督管理部门。

18. 按照要求和时限报告药物不良反应

(1)申办者收到任何来源的安全性相关信息后,均应当立即分析评估,包括严重性、与试验药物的相关性以及是否为预期事件等。申办者应当将可疑且非预期严重不良反应快速报告给所有参加临床试验的研究者及临床试验机构、伦理委员会;申办者应当向药品监督管理部门和卫生健康主管部门报告可疑且非预期严重不良反应。

(2)申办者提供的药物研发期间安全性更新报告应当包括临床试验风险与获益的评估,有关信息通报给所有参加临床试验的研究者及临床试验机构、伦理委员会。

19. 临床试验监查的要求

(1)监查的目的是为了保证临床试验中受试者的权益,保证试验记录与报告的数据准确、完整,保证试验遵守已同意的方案、《药物临床试验质量管理规范》和相关法规。

(2)申办者委派的监查员应当受过相应的培训,具备医学、药学等临床试验监查所需的知识,能够有效履行监查职责。

(3)申办者应当建立系统的、有优先顺序的、基于风险评估的方法,对临床试验实施监查。监查的范围和性质可具有灵活性,允许采用不同的监查方法以提高监查的效率和有效性。申办者应当将选择监查策略的理由写在监查计划中。

(4)申办者制定监查计划。监查计划应当特别强调保护受试者的权益,保证数据的真实性,保证应对临床试验中的各类风险。监查计划应当描述监查的策略、对试验各方的监查职责、监查的方法,以及应用不同监查方法的原因。监查计划应当强调对关键数据和流程的监查。监查计划应当遵守相关法律法规。

(5)申办者应当制定监查标准操作规程,监查员在监查工作中应当执行标准操作规程。

(6)申办者应当实施临床试验监查,监查的范围和性质取决于临床试验的目的、设计、复杂性、盲法、样本大小和临床试验终点等。

(7)现场监查和中心化监查应当基于临床试验的风险结合进行。现场监查是在临床试验现场进行监查,通常应当在临床试验开始前、实施中和结束后进行。中心化监查是及时的对正在实施的临床试验进行远程评估,以及汇总不同的临床试验机构采集的数据进行远程评估。中心化监查的过程有助于提高临床试验的监查效果,是对现场监查的补充。中心化监查中应用统计分析可确定数据的趋势,包括不同的临床试验机构内部和临床试验机构间的数据范围及一致性,并能分析数据的特点和质量,有助于选择监查现场和监查程序。

(8)特殊情况下,申办者可以将监查与其他的试验工作结合进行,如研究人员培训和会议。监查时,可采用统计学抽样调查的方法核对数据。

20. 监查员的职责

(1)监查员应当熟悉试验用药品的相关知识,熟悉试验方案、知情同意书及其他提供给受试者的书面资料的内容,熟悉临床试验标准操作规程和《药物临床试验质量管理规范》等相关法规。

(2)监查员应当按照申办者的要求认真履行监查职责,确保临床试验按照试验方案正确地实施和记录。

(3)监查员是申办者和研究者之间的主要联系人。在临床试验前确认研究者具备足够的资质和资源来完成试验,临床试验机构具备完成试验的适当条件,包括人员配备与培训情况,实验室设备齐全、运转良好,具备各种与试验有关的检查条件。

(4)监查员应当核实临床试验过程中试验用药品在有效期内、保存条件可接受、供应充足;试验用药品是按照试验方案规定的剂量只提供给合适的受试者;受试者收到正确使用、处理、贮存和归还试验用药品的说明;临床试验机构接收、使用和返还试验用药品有适当的管控和记录;临床试验机构对未使用的试验用药品的处置符合相关法律法规和申办者的要求。

(5)监查员核实研究者在临床试验实施中对试验方案的执行情况;确认在试验前所有受试者或者其监护人均签署了知情同意书;确保研究者收到最新版的研究者手册、所有试验相关文件、试验必须用品,并按照相关法律法规的要求实施;保证研究人员对临床试验有充分的了解。

(6)监查员核实研究人员履行试验方案和合同中规定的职责,以及这些职责是否委派给未经授权的人员;确认入选的受试者合格并汇报入组率及临床试验的进展情况;确认数据的记录与报告正确完整,试验记录和文件实时更新、保存完好;核实研究者提供的所有医学报告、记录和文件都是可溯源的、清晰的、同步记录的、原始的、准确的和完整的、注明日期和试验编号的。

(7)监查员核对病例报告表录入的准确性和完整性,并与源文件比对。监查员应当注意核对试验方案规定的数据在病例报告表中有准确记录,并与源文件一致;确认受试者的剂量改变、治疗变更、不良事件、合并用药、并发症、失访、检查遗漏等在病例报告表中均有记录;确认研究者未能做到的随访、未实施的试验、未做的检查,以及是否对错误、遗漏做出纠正等在病例报告表中均有记录;核实入选受试者的退出与失访已在病例报告表中均有记录并说明。

(8)监查员对病例报告表的填写错误、遗漏或者字迹不清楚应当通知研究者;监查员应当确保所作的更正、添加或者删除是由研究者或者被授权人操作,并且有修改人签名、注明日期,必要时说明修改理由。

(9)监查员确认不良事件按照相关法律法规、试验方案、伦理委员会、申办者的要求,在规定的期限内进行了报告。

(10)监查员确认研究者是否按照《药物临床试验质量管理规范》保存了必备文件。

(11)监查员对偏离试验方案、标准操作规程、相关法律法规要求的情况,应当及时与研究者沟通,并采取适当措施防止再次发生。

21. **监查报告**

监查员在每次监查后,应当及时书面报告申办者;报告应当包括监查日期、地点、监查员姓名、监查员接触的研究者和其他人员的姓名等;报告应当包括监查工作的摘要、发现临床试验中问题和事实陈述、与试验方案的偏离和缺陷,以及监查结论;报告应当说明对监查中发现的问题已采取的或者拟采用的纠正措施,为确保试验遵守试验方案实施的建议;报告应该提供足够的细节,以便审核是否符合监查计划。中心化监查报告可以与现场监查报告分别提交。申办者应当对监查报告中的问题审核和跟进,并形成文件保存。

22. **临床试验稽查的要求**

(1)申办者为评估临床试验的实施和对法律法规的依从性,可以在常规监查之外开展稽查。

(2)申办者选定独立于临床试验的人员担任稽查员,不能是监查人员兼任。稽查员应当经过相应的培训和具有稽查经验,能够有效履行稽查职责。

(3)申办者应当制定临床试验和试验质量管理体系的稽查规程,确保临床试验中稽查规程的实施。该规程应当拟定稽查目的、稽查方法、稽查次数和稽查报告的格式内容。稽查员在稽查过程中观察和发现的问题均应当有书面记录。

(4)申办者制定稽查计划和规程,应当依据向药品监督管理部门提交的资料内容、临床试验中受试者的例数、临床试验的类型和复杂程度、影响受试者的风险水平和其他已知的相关问题。

(5)药品监督管理部门根据工作需要,可以要求申办者提供稽查报告。

(6)必要时申办者应当提供稽查证明。

23. **保证临床试验的依从性**

(1)发现研究者、临床试验机构、申办者的人员在临床试验中不遵守试验方案、标准操作规程、《药物临床试验质量管理规范》、相关法律法规时,申办者应当立即采取措施予以纠正,保证临床试验的良好依从性。

(2)发现重要的依从性问题时,可能对受试者安全和权益,或者对临床试验数据可靠性产生重大影响的,申办者应当及时进行根本原因分析,采取适当的纠正和预防措施。若违反试验方案或者《药物临床试验质量管理规范》的问题严重时,申办者可追究相关人员的责任,并报告药品监督管理部门。

(3)发现研究者、临床试验机构有严重的或者劝阻不改的不依从问题时,申办者应当终止该研究者、临床试验机构继续参加临床试验,并及时书面报告药品监督管理部门。同时,申办者和研究者应当采取相应的紧急安全性措施,以保护受试者的安全和权益。

24. **提前终止或者暂停临床试验**

申办者提前终止或者暂停临床试验,应当立即告知研究者和临床试验机构、药品监督管理部门,并说明理由。

25. **提交临床试验总结**

临床试验完成或者提前终止,申办者应当按照相关法律法规要求向药品监督管理部门提交临床试验报告。临床试验总结报告应当全面、完整、准确反映临床试验结果,临床试验总结报告安全性、有效性数据应当与临床试验源数据一致。

26. **开展多中心试验的要求**

(1)申办者应当确保参加临床试验的各中心均能遵守试验方案。

(2)申办者应当向各中心提供相同的试验方案。各中心按照方案遵守相同的临床和实验室数据的统一评价标准和病例报告表的填写指导说明。

(3)各中心应当使用相同的病例报告表,以记录在临床试验中获得的试验数据。申办者若需要研究者增加收集试验数据,在试验方案中应当表明此内容,申办者向研究者提供附加的病例报告表。

(4)在临床试验开始前,应当有书面文件明确参加临床试验的各中心研究者的职责。

(5)申办者应当确保各中心研究者之间的沟通。

(五)试验方案

试验方案通常包括基本信息、研究背景资料、试验目的、试验设计、实施方式(方法、内容、步骤)等内容。

1. **试验方案中基本信息**

(1)试验方案标题、编号、版本号和日期。

(2)申办者的名称和地址。

(3)申办者授权签署、修改试验方案的人员姓名、职务和单位。

(4)申办者的医学专家姓名、职务、所在单位地址和电话。

(5)研究者姓名、职称、职务,临床试验机构的地址和电话。

(6)参与临床试验的单位及相关部门名称、地址。

2. **试验方案中研究背景资料**

(1)试验用药品名称与介绍。

(2)试验药物在非临床研究和临床研究中与临床试验相关、具有潜在临床意义的发现。

(3)对受试人群的已知和潜在的风险和获益。

(4)试验用药品的给药途径、给药剂量、给药方法及治疗时程的描述,并说明理由。

(5)强调临床试验需要按照试验方案、《药物临床试验质量管理规范》及相关法律法规实施。

(6)临床试验的目标人群。

(7)临床试验相关的研究背景资料、参考文献和数据来源。

3. **试验方案中应当详细描述临床试验的目的**

4. **临床试验设计内容**

临床试验的科学性和试验数据的可靠性,主要取决于试验设计,试验设计通常包括:

(1)明确临床试验的主要终点和次要终点。

(2)对照组选择的理由和试验设计的描述(如双盲、安慰剂对照、平行组设计),并对研究设计、流程和不同阶段以流程图形式表示。

(3)减少或者控制偏倚所采取的措施,包括随机化和盲法的方法和过程。采用单盲或者开放性试验需要说明理由和控制偏倚的措施。

(4)治疗方法、试验用药品的剂量、给药方案;试验用药品的剂型、包装、标签。

(5)受试者参与临床试验的预期时长和具体安排,包括随访等。

(6)受试者、部分临床试验及全部临床试验的"暂停试验标准"、"终止试验标准"。

(7)试验用药品管理流程。

(8)盲底保存和揭盲的程序。

(9)明确何种试验数据可作为源数据直接记录在病例报告表中。

5. 试验方案中包括临床和实验室检查的项目内容。

6. 受试者的选择和退出

(1)受试者的入选标准。

(2)受试者的排除标准。

(3)受试者退出临床试验的标准和程序。

7. 受试者的治疗内容

(1)受试者在临床试验各组应用的所有试验用药品名称、给药剂量、给药方案、给药途径和治疗时间以及随访期限。

(2)临床试验前和临床试验中允许的合并用药(包括急救治疗用药)或者治疗,和禁止使用的药物或者治疗。

(3)评价受试者依从性的方法。

8. 访视和随访计划

制定明确的访视和随访计划,包括临床试验期间、临床试验终点、不良事件评估及试验结束后的随访和医疗处理。

9. 有效性评价内容

(1)详细描述临床试验的有效性指标。

(2)详细描述有效性指标的评价、记录、分析方法和时间点。

10. 安全性评价内容

(1)详细描述临床试验的安全性指标。

(2)详细描述安全性指标的评价、记录、分析方法和时间点。

(3)不良事件和伴随疾病的记录和报告程序。

(4)不良事件的随访方式与期限。

11. 统计内容

(1)确定受试者样本量,并根据前期试验或者文献数据说明理由。

(2)显著性水平,如有调整说明考虑。

(3)说明主要评价指标的统计假设,包括原假设和备择假设,简要描述拟采用的具体统计方法和统计分析软件。若需要进行期中分析,应当说明理由、分析时点及操作规程。

(4)缺失数据、未用数据和不合逻辑数据的处理方法。

(5)明确偏离原定统计分析计划的修改程序。

(6)明确定义用于统计分析的受试者数据集,包括所有参加随机化的受试者、所有服用过试验用药品的受试者、所有符合入选的受试者和可用于临床试验结果评价的受试者。

12. 试验方案内容

试验方案中应当包括实施临床试验质量控制和质量保证。

试验方案中通常包括该试验相关的伦理学问题的考虑。

试验方案中通常说明试验数据的采集与管理流程、数据管理与采集所使用的系统、数据管理各步骤及任务，以及数据管理的质量保障措施。

如果合同或者协议没有规定，试验方案中通常包括临床试验相关的直接查阅源文件、数据处理和记录保存、财务和保险。

（六）研究者手册

1. 研究者手册的目的和要素

申办者提供的《研究者手册》是关于试验药物的药学、非临床和临床资料的汇编，其内容包括试验药物的化学、药学、毒理学、药理学和临床的资料和数据。研究者手册目的是帮助研究者和参与试验的其他人员更好地理解和遵守试验方案，帮助研究者理解试验方案中诸多关键的基本要素，包括临床试验的给药剂量、给药次数、给药间隔时间、给药方式等，主要和次要疗效指标和安全性的观察和监测。

2. 简化研究者手册

已上市药品实施临床试验，研究者已充分了解其药理学等相关知识时，可以简化研究者手册。可应用药品说明书等形式替代研究者手册的部分内容，只需要向研究者提供临床试验相关的、重要的、以及试验药物最近的、综合性的、详细的信息。

3. 研究者手册的更新

申办者应当制定研究者手册修订的书面程序。在临床试验期间至少一年审阅研究者手册一次。申办者根据临床试验的研发步骤和临床试验过程中获得的相关药物安全性和有效性的新信息，在研究者手册更新之前，应当先告知研究者，必要时与伦理委员会、药品监督管理部门沟通。申办者负责更新研究者手册并及时送达研究者，研究者负责将更新的手册递交伦理委员会。

4. 研究者手册的扉页

研究者手册的扉页写明申办者的名称、试验药物的编号或者名称、版本号、发布日期、替换版本号、替换日期。

5. 研究者手册内容

（1）目录条目：保密性说明、签字页、目录、摘要、前言、试验药物的物理学、化学、药学特性和结构式、非临床研究（非临床药理学、动物体内药代动力学、毒理学）、人体内作用（人体内的药代动力学、安全性和有效性、上市使用情况）、数据概要和研究者指南、注意事项、参考资料（已发表文献、报告，在每一章节末列出）。

（2）摘要：重点说明试验药物研发过程中具重要意义的物理学、化学、药学、药理学、毒理学、药代动力学和临床等信息内容。

（3）前言：简要说明试验药物的化学名称或者已批准的通用名称、批准的商品名；试验药物的所有活性成分、药理学分类、及其在同类药品中的预期地位（如优势）；试验药物实施临床试验的立题依据；拟定的试验药物用于疾病的预防、诊断和治疗。前言中应当说明评价试验药物的常规方法。

(4)在研究者手册中应当清楚说明试验用药品的化学式、结构式,简要描述其理化和药学特性。说明试验药物的贮存方法和使用方法。试验药物的制剂信息可能影响临床试验时,应当说明辅料成分及配方理由,以便确保临床试验采取必要的安全性措施。

(5)若试验药物与其他已知药物的结构相似,应当予以说明。

(6)非临床研究介绍:简要描述试验药物非临床研究的药理学、毒理学、药代动力学研究发现的相关结果。说明这些非临床研究的方法学、研究结果,讨论这些发现对人体临床治疗意义的提示、对人体可能的不利作用和对人体非预期效应的相关性。

(7)研究者手册应当提供非临床研究中的信息:试验动物的种属、每组动物的数目和性别、给药剂量单位、给药剂量间隔、给药途径、给药持续时间、系统分布资料、暴露后随访期限。研究结果应当包括试验药物药理效应、毒性效应的特性和频度;药理效应、毒性效应的严重性或者强度;起效时间;药效的可逆性;药物作用持续时间和剂量反应。应当讨论非临床研究中最重要的发现,如量效反应、与人体可能的相关性及可能实施人体研究的多方面问题。若同一种属动物的有效剂量、非毒性剂量的结果可以进行比较研究,则该结果可用于治疗指数的讨论,并说明研究结果与拟定的人用剂量的相关性。比较研究尽可能基于血液或者器官组织水平。

(8)非临床的药理学研究介绍:应当包括试验药物的药理学方面的摘要,如可能,还应当包括试验药物在动物体内的重要代谢研究。摘要中应当包括评价试验药物潜在治疗活性(如有效性模型,受体结合和特异性)的研究,以及评价试验药物安全性的研究(如不同于评价治疗作用的评价药理学作用的专门研究)。

(9)动物的药代动力学介绍:应当包括试验药物在所研究种属动物中的药代动力学、生物转化以及分布的摘要。对发现的讨论应当说明试验药物的吸收、局部以及系统的生物利用度及其代谢,以及它们与动物种属药理学和毒理学发现的关系。

(10)毒理学介绍:在不同动物种属中相关研究所发现的毒理学作用摘要应当包括单剂量给药、重复给药、致癌性、特殊毒理研究(如刺激性和致敏性)、生殖毒性、遗传毒性(致突变性)等方面。

(11)人体内作用:应当充分讨论试验药物在人体的已知作用,包括药代动力学、药效学、剂量反应、安全性、有效性和其他药理学领域的信息。应当尽可能提供已完成的所有试验药物临床试验的摘要。还应当提供临床试验以外的试验药物的使用情况,如上市期间的经验。

(12)试验药物在人体的药代动力学信息摘要,包括药代动力学(吸收和代谢,血浆蛋白结合,分布和消除);试验药物的一个参考剂型的生物利用度(绝对、相对生物利用度);人群亚组(如性别、年龄和脏器功能受损);相互作用(如药物—药物相互作用和食物的作用);其他药代动力学数据(如在临床试验期间完成的群体研究结果)。

(13)试验药物安全性和有效性:应当提供从前期人体试验中得到的关于试验药物(包括代谢物)的安全性、药效学、有效性和剂量反应信息的摘要并讨论。如果已经完成多项临床试验,应当将多个研究和亚组人群的安全性和有效性数据汇总。可考虑将所有临床试验的药物不良反应(包括所有被研究的适应症)以表格等形式清晰概述。应当讨论适应症或者亚组之间药物不良反应类型及发生率的重要差异。

(14)上市使用情况:应当说明试验药物已经上市或者已获批准的主要国家和地区。从上市使用中得到的重要信息(如处方、剂量、给药途径和药物不良反应)应当予以概述。应当说明试验用药品没有获得批准上市或者退出上市的主要国家和地区。

(15)数据概要和研究者指南：应当对非临床和临床数据进行全面分析讨论，就各种来源的有关试验药物不同方面的信息进行概述，帮助研究者预见到药物不良反应或者临床试验中的其他问题。

(16)研究者手册应当让研究者清楚的理解临床试验可能的风险和不良反应，以及可能需要的特殊检查、观察项目和防范措施；这种理解是基于从研究者手册获得的关于试验药物的物理、化学、药学、药理、毒理和临床资料。根据前期人体应用的经验和试验药物的药理学，也应当向研究者提供可能的过量服药和药物不良反应的识别和处理措施的指导。

(17)中药民族药研究者手册的内容参考以上要求制定。还应当注明组方理论依据、筛选信息、配伍、功能、主治、已有的人用药经验、药材基原和产地等；来源于古代经典名方的中药复方制剂，注明其出处；相关药材及处方等资料。

(七)必备文件管理

1. 必备文件的作用

临床试验必备文件是指评估临床试验实施和数据质量的文件，用于证明研究者、申办者和监查员在临床试验过程中遵守了《药物临床试验质量管理规范》和相关药物临床试验的法律法规要求。

必备文件是申办者稽查、药品监督管理部门检查临床试验的重要内容，并作为确认临床试验实施的真实性和所收集数据完整性的依据。

2. 必备文件的保存

申办者、研究者和临床试验机构应当确认均有保存临床试验必备文件的场所和条件。保存文件的设备条件应当具备防止光线直接照射、防水、防火等条件，有利于文件的长期保存。应当制定文件管理的标准操作规程。被保存的文件需要易于识别、查找、调阅和归位。用于保存临床试验资料的介质应当确保源数据或者其核证副本在留存期内保存完整和可读取，并定期测试或者检查恢复读取的能力，免于被故意或者无意地更改或者丢失。

临床试验实施中产生的一些文件，如果未列在临床试验必备文件管理目录中，申办者、研究者及临床试验机构也可以根据必要性和关联性将其列入各自的必备文件档案中保存。

用于申请药品注册的临床试验，必备文件应当至少保存至试验药物被批准上市后五年；未用于申请药品注册的临床试验，必备文件应当至少保存至临床试验终止后五年。

3. 病例报告表数据

申办者应当确保研究者始终可以查阅和在试验过程中可以录入、更正报告给申办者的病例报告表中的数据，该数据不应该只由申办者控制。

申办者应当确保研究者能保留已递交给申办者的病例报告表数据。用作源文件的复印件应当满足核证副本的要求。

4. 必备文件档案管理

临床试验开始时，研究者及临床试验机构、申办者双方均应当建立必备文件的档案管理。临床试验结束时，监查员应当审核确认研究者及临床试验机构、申办者的必备文件，这些文件应当被妥善地保存在各自的临床试验档案卷宗内。

三、药品上市许可

1. 上市许可申请与受理

申请人在完成支持药品上市注册的药学、药理毒理学和药物临床试验等研究,确定质量标准,完成商业规模生产工艺验证,并做好接受药品注册核查检验的准备后,提出药品上市许可申请,按照申报资料要求提交相关研究资料。

经对申报资料进行形式审查,符合要求的,予以受理。

2. 豁免药物临床试验

仿制药、按照药品管理的体外诊断试剂以及其他符合条件的情形,经申请人评估,认为无需或者不能开展药物临床试验,符合豁免药物临床试验条件的,申请人可以直接提出药品上市许可申请。

仿制药应当与参比制剂质量和疗效一致。申请人应当参照相关技术指导原则选择合理的参比制剂。

3. 非处方药上市许可申请

符合以下情形之一的,可以直接提出非处方药上市许可申请:

(1)境内已有相同活性成分、适应证(或者功能主治)、剂型、规格的非处方药上市的药品。

(2)经国家药品监督管理局确定的非处方药改变剂型或者规格,但不改变适应证(或者功能主治)、给药剂量以及给药途径的药品。

(3)使用国家药品监督管理局确定的非处方药的活性成分组成的新的复方制剂。

(4)其他直接申报非处方药上市许可的情形。

4. 通用名称核准申请

申报药品拟使用的药品通用名称,未列入国家药品标准或者药品注册标准的,申请人应当在提出药品上市许可申请的同时提出通用名称核准申请。

药品上市许可申请受理后,通用名称核准相关资料转药典委,药典委核准后反馈药品审评中心。

申报药品拟使用的药品通用名称,已列入国家药品标准或者药品注册标准,药品审评中心在审评过程中认为需要核准药品通用名称的,应当通知药典委核准通用名称并提供相关资料,药典委核准后反馈药品审评中心。

药典委在核准药品通用名称时,应当与申请人做好沟通交流,并将核准结果告知申请人。

5. 药品审评中心审评

药品审评中心应当组织药学、医学和其他技术人员,按要求对已受理的药品上市许可申请进行审评。

审评过程中基于风险启动药品注册核查、检验,相关技术机构应当在规定时限内完成核查、检验工作。

药品审评中心根据药品注册申报资料、核查结果、检验结果等,对药品的安全性、有效性和质量可控性等进行综合审评,非处方药还应当转药品评价中心进行非处方药适宜性审查。

6. 药品注册证书

综合审评结论通过的,批准药品上市,发给药品注册证书;综合审评结论不通过的,作出不予批准决定。药品注册证书载明药品批准文号、药品上市许可持有人、生产企业等信息。非处方药的药品注册证书还应当注明非处方药类别。

药品批准文号，不因上市后的注册事项的变更而改变。

药品监督管理部门制作的药品注册批准证明电子文件及原料药批准文件电子文件与纸质文件具有同等法律效力。

药品批准文号格式比较见表5－3。

表5－3　药品批准文号格式比较

药品批准证明文件	格式	字母含义	批准部门
境内生产药品	国药准字 H(Z、S)＋4 位年号＋4 位顺序号	H 代表化学药品，Z 代表中药，S 代表生物制品	国务院药品监督管理部门
中国香港、澳门和台湾地区生产药品	国药准字 H(Z、S)C＋4 位年号＋4 位顺序号		
境外生产药品	国药准字 H(Z、S)J＋4 位年号＋4 位顺序号		

［记忆宝］港澳台加 C，境外加 J；国药准字，H 化，Z 中，S 生。

7. 药品注册证书的附件

经核准的药品生产工艺、质量标准、说明书和标签作为药品注册证书的附件一并发给申请人，必要时还应当附药品上市后研究要求。上述信息纳入药品品种档案，并根据上市后变更情况及时更新。

药品批准上市后，药品上市许可持有人应当按照国家药品监督管理局核准的生产工艺和质量标准生产药品，并按照药品生产质量管理规范要求进行细化和实施。

8. 许可事项变更

药品上市许可申请审评期间，发生可能影响药品安全性、有效性和质量可控性的重大变更的，申请人应当撤回原注册申请，补充研究后重新申报。

申请人名称变更、注册地址名称变更等不涉及技术审评内容的，应当及时书面告知药品审评中心并提交相关证明性资料。

四、关联审评审批

1. 关联审评项目

药品审评中心在审评药品制剂注册申请时，对药品制剂选用的化学原料药、辅料及直接接触药品的包装材料和容器进行关联审评。

化学原料药、辅料及直接接触药品的包装材料和容器生产企业应当按照关联审评审批制度要求，在化学原料药、辅料及直接接触药品的包装材料和容器登记平台登记产品信息和研究资料。

药品审评中心向社会公示登记号、产品名称、企业名称、生产地址等基本信息，供药品制剂注册申请人选择。

药品制剂申请人提出药品注册申请，可以直接选用已登记的化学原料药、辅料及直接接触药品的包装材料和容器;选用未登记的化学原料药、辅料及直接接触药品的包装材料和容器的,相关研究资料应当随药品制剂注册申请一并申报。

2. 关联审评和单独审评

药品审评中心在审评药品制剂注册申请时,对药品制剂选用的化学原料药、辅料及直接接触药品的包装材料和容器进行关联审评,需补充资料的,按照补充资料程序要求药品制剂申请人或者化学原料药、辅料及直接接触药品的包装材料和容器登记企业补充资料,可以基于风险提出对化学原料药、辅料及直接接触药品的包装材料和容器企业进行延伸检查。

仿制境内已上市药品所用的化学原料药的,可以申请单独审评审批。

3. 登记平台公示

化学原料药、辅料及直接接触药品的包装材料和容器关联审评通过的或者单独审评审批通过的,药品审评中心在化学原料药、辅料及直接接触药品的包装材料和容器登记平台更新登记状态标识,向社会公示相关信息。

其中,化学原料药同时发给化学原料药批准通知书及核准后的生产工艺、质量标准和标签,化学原料药批准通知书中载明登记号;不予批准的,发给化学原料药不予批准通知书。

未通过关联审评审批的,化学原料药、辅料及直接接触药品的包装材料和容器产品的登记状态维持不变,相关药品制剂申请不予批准。

五、药品注册核查

1. 药品注册核查的概念

药品注册核查,是指为核实申报资料的真实性、一致性以及药品上市商业化生产条件,检查药品研制的合规性、数据可靠性等,对研制现场和生产现场开展的核查活动,以及必要时对药品注册申请所涉及的化学原料药、辅料及直接接触药品的包装材料和容器生产企业、供应商或者其他受托机构开展的延伸检查活动。

2. 注册研制现场核查启动

药品审评中心根据药物创新程度、药物研究机构既往接受核查情况等,基于风险决定是否开展药品注册研制现场核查。

药品审评中心决定启动药品注册研制现场核查的,通知药品核查中心在审评期间组织实施核查,同时告知申请人。药品核查中心应当在规定时限内完成现场核查,并将核查情况、核查结论等相关材料反馈药品审评中心进行综合审评。

3. 注册生产现场核查启动

药品审评中心根据申报注册的品种、工艺、设施、既往接受核查情况等因素,基于风险决定是否启动药品注册生产现场核查。

对于创新药、改良型新药以及生物制品等,应当进行药品注册生产现场核查和上市前药品生产质量管理规范检查。

对于仿制药等,根据是否已获得相应生产范围药品生产许可证且已有同剂型品种上市等情况,基于风险进行药品注册生产现场核查、上市前药品生产质量管理规范检查。

4. 注册生产现场核查程序

药品注册申请受理后,药品审评中心应当在受理后四十日内进行初步审查,需要药品注册生产现场核查的,通知药品核查中心组织核查,提供核查所需的相关材料,同时告知申请人以及申请人或者生产企业所在地省级药品监督管理部门。药品核查中心原则上应当在审评时限届满四十日前完成核查工作,并将核查情况、核查结果等相关材料反馈至药品审评中心。

需要上市前药品生产质量管理规范检查的,由药品核查中心协调相关省级药品监督管理部门与药品注册生产现场核查同步实施。上市前药品生产质量管理规范检查的管理要求,按照药品生产监督管理办法的有关规定执行。

申请人应当在规定时限内接受核查。

5. 有因检查和抽样检验

药品审评中心在审评过程中,发现申报资料真实性存疑或者有明确线索举报等,需要现场检查核实的,应当启动有因检查,必要时进行抽样检验。

6. 上市许可和生产许可

申请药品上市许可时,申请人和生产企业应当已取得相应的药品生产许可证。

六、药品注册检验

1. 药品注册检验与内容

药品注册检验,包括标准复核和样品检验。标准复核,是指对申请人申报药品标准中设定项目的科学性、检验方法的可行性、质控指标的合理性等进行的实验室评估。样品检验,是指按照申请人申报或者药品审评中心核定的药品质量标准对样品进行的实验室检验。

与国家药品标准收载的同品种药品使用的检验项目和检验方法一致的,可以不进行标准复核,只进行样品检验。其他情形应当进行标准复核和样品检验。

2. 药品注册检验机构

中国食品药品检定研究院(以下简称中检院)或者经国家药品监督管理局指定的药品检验机构承担以下药品注册检验:①创新药;②改良型新药(中药除外);③生物制品、放射性药品和按照药品管理的体外诊断试剂;④国家药品监督管理局规定的其他药品。

境外生产药品的药品注册检验由中检院组织口岸药品检验机构实施。

其他药品的注册检验,由申请人或者生产企业所在地省级药品检验机构承担。

3. 药品注册检验申请与启动

申请人完成支持药品上市的药学相关研究,确定质量标准,并完成商业规模生产工艺验证后,可以在药品注册申请受理前向中检院或者省级药品监督管理部门提出药品注册检验;申请人未在药品注册申请受理前提出药品注册检验的,在药品注册申请受理后四十日内由药品审评中心启动药品注册检验。原则上申请人在药品注册申请受理前只能提出一次药品注册检验,不得同时向多个药品检验机构提出药品注册检验。

申请人提交的药品注册检验资料应当与药品注册申报资料的相应内容一致,不得在药品注册检验过程中变更药品检验机构、样品和资料等。

4. 药品注册申请受理前申请注册检验

境内生产药品的注册申请,申请人在药品注册申请受理前提出药品注册检验的,向相关省级药品监督管理部门申请抽样,省级药品监督管理部门组织进行抽样并封签,由申请人将抽样单、样品、检验所需资料及标准物质等送至相应药品检验机构。

境外生产药品的注册申请,申请人在药品注册申请受理前提出药品注册检验的,申请人应当按规定要求抽取样品,并将样品、检验所需资料及标准物质等送至中检院。

5. 药品注册申请受理后申请注册检验

境内生产药品的注册申请,药品注册申请受理后需要药品注册检验的,药品审评中心应当在受理后四十日内向药品检验机构和申请人发出药品注册检验通知。申请人向相关省级药品监督管理部门申请抽样,省级药品监督管理部门组织进行抽样并封签,申请人应当在规定时限内将抽样单、样品、检验所需资料及标准物质等送至相应药品检验机构。

境外生产药品的注册申请,药品注册申请受理后需要药品注册检验的,申请人应当按规定要求抽取样品,并将样品、检验所需资料及标准物质等送至中检院。

6. 药品检验机构注册检验

药品检验机构应当在五日内对申请人提交的检验用样品及资料等进行审核,作出是否接收的决定,同时告知药品审评中心。需要补正的,应当一次性告知申请人。

药品检验机构原则上应当在审评时限届满四十日前,将标准复核意见和检验报告反馈至药品审评中心。

7. 样品检验与质量标准复核

在药品审评、核查过程中,发现申报资料真实性存疑或者有明确线索举报,或者认为有必要进行样品检验的,可抽取样品进行样品检验。

审评过程中,药品审评中心可以基于风险提出质量标准单项复核。

第三节　药品加快上市注册程序

一、突破性治疗药物程序

1. 突破性治疗药物程序的申请条件

药物临床试验期间,用于防治严重危及生命或者严重影响生存质量的疾病,且尚无有效防治手段或者与现有治疗手段相比有足够证据表明具有明显临床优势的创新药或者改良型新药等,申请人可以申请适用突破性治疗药物程序。

2. 突破性治疗药物程序的申请程序

申请适用突破性治疗药物程序的,申请人应当向药品审评中心提出申请。符合条件的,药品审评中心按照程序公示后纳入突破性治疗药物程序。

3. 突破性治疗药物程序的政策支持

对纳入突破性治疗药物程序的药物临床试验,给予以下政策支持:

(1)申请人可以在药物临床试验的关键阶段向药品审评中心提出沟通交流申请,药品审评中心安排审评人员进行沟通交流。

(2)申请人可以将阶段性研究资料提交药品审评中心,药品审评中心基于已有研究资料,对下一步研究方案提出意见或者建议,并反馈给申请人。

4. 突破性治疗药物程序的终止

对纳入突破性治疗药物程序的药物临床试验,申请人发现不再符合纳入条件时,应当及时向药品审评中心提出终止突破性治疗药物程序。药品审评中心发现不再符合纳入条件的,应当及时终止该品种的突破性治疗药物程序,并告知申请人。

二、附条件批准程序

1. 附条件批准的申请条件

药物临床试验期间,符合以下情形的药品,可以申请附条件批准:

(1)治疗严重危及生命且尚无有效治疗手段的疾病的药品,药物临床试验已有数据证实疗效并能预测其临床价值的。

(2)公共卫生方面急需的药品,药物临床试验已有数据显示疗效并能预测其临床价值的。

(3)应对重大突发公共卫生事件急需的疫苗或者国家卫生健康委员会认定急需的其他疫苗,经评估获益大于风险的。

2. 附条件批准的申请与审批

申请附条件批准的,申请人应当就附条件批准上市的条件和上市后继续完成的研究工作等与药品审评中心沟通交流,经沟通交流确认后提出药品上市许可申请。

经审评,符合附条件批准要求的,在药品注册证书中载明附条件批准药品注册证书的有效期、上市后需要继续完成的研究工作及完成时限等相关事项。

3. 附条件批准程序的终止

审评过程中,发现纳入附条件批准程序的药品注册申请不能满足附条件批准条件的,药品审评中心应当终止该品种附条件批准程序,并告知申请人按照正常程序研究申报。

4. 上市后研究和注销注册

对附条件批准的药品,药品上市许可持有人应当在药品上市后采取相应的风险管理措施,并在规定期限内按照要求完成药物临床试验等相关研究,以补充申请方式申报。

对批准疫苗注册申请时提出进一步研究要求的,疫苗药品上市许可持有人应当在规定期限内完成研究。

对附条件批准的药品,药品上市许可持有人逾期未按照要求完成研究或者不能证明其获益大于风险的,国家药品监督管理局应当依法处理,直至注销药品注册证书。

三、优先审评审批程序

1. 优先审评审批程序的申请条件

药品上市许可申请时,以下具有明显临床价值的药品,可以申请适用优先审评审批程序:

(1)临床急需的短缺药品、防治重大传染病和罕见病等疾病的创新药和改良型新药。

(2)符合儿童生理特征的儿童用药品新品种、剂型和规格。

(3)疾病预防、控制急需的疫苗和创新疫苗。

(4)纳入突破性治疗药物程序的药品。

(5)符合附条件批准的药品。

(6)国家药品监督管理局规定其他优先审评审批的情形。

2．优先审评审批的申请

申请人在提出药品上市许可申请前,应当与药品审评中心沟通交流,经沟通交流确认后,在提出药品上市许可申请的同时,向药品审评中心提出优先审评审批申请。符合条件的,药品审评中心按照程序公示后纳入优先审评审批程序。

3．优先审评审批程序的政策支持

对纳入优先审评审批程序的药品上市许可申请,给予以下政策支持:

(1)药品上市许可申请的审评时限为一百三十日。

(2)临床急需的境外已上市境内未上市的罕见病药品,审评时限为七十日。

(3)需要核查、检验和核准药品通用名称的,予以优先安排。

(4)经沟通交流确认后,可以补充提交技术资料。

4．优先审评审批程序的终止

审评过程中,发现纳入优先审评审批程序的药品注册申请不能满足优先审评审批条件的,药品审评中心应当终止该品种优先审评审批程序,按照正常审评程序审评,并告知申请人。

四、特别审批程序

1．特别审批程序的条件

在发生突发公共卫生事件的威胁时以及突发公共卫生事件发生后,国家药品监督管理局可以依法决定对突发公共卫生事件应急所需防治药品实行特别审批。

2．特别审批的申请与审评

对实施特别审批的药品注册申请,国家药品监督管理局按照统一指挥、早期介入、快速高效、科学审批的原则,组织加快并同步开展药品注册受理、审评、核查、检验工作。特别审批的情形、程序、时限、要求等按照药品特别审批程序规定执行。

3．纳入特别审批程序的药品的限制使用

对纳入特别审批程序的药品,可以根据疾病防控的特定需要,限定其在一定期限和范围内使用。

4．特别审批程序的终止

对纳入特别审批程序的药品,发现其不再符合纳入条件的,应当终止该药品的特别审批程序,并告知申请人。

第四节　药品上市后变更、再注册和注销注册

一、药品上市后研究和变更

1．药品上市后研究

药品上市许可持有人应当主动开展药品上市后研究,对药品的安全性、有效性和质量可控性进行进一步确证,加强对已上市药品的持续管理。

药品注册证书及附件要求药品上市许可持有人在药品上市后开展相关研究工作的,药品上市许可持有人应当在规定时限内完成并按照要求提出补充申请、备案或者报告。

药品批准上市后,药品上市许可持有人应当持续开展药品安全性和有效性研究,根据有关数据及时备案或者提出修订说明书的补充申请,不断更新完善说明书和标签。药品监督管理部门依职责可以根据药品不良反应监测和药品上市后评价结果等,要求药品上市许可持有人对说明书和标签进行修订。

2. 药品上市后的变更

药品上市后的变更,按照其对药品安全性、有效性和质量可控性的风险和产生影响的程度,实行分类管理,分为审批类变更、备案类变更和报告类变更。

药品上市许可持有人应当按照相关规定,参照相关技术指导原则,全面评估、验证变更事项对药品安全性、有效性和质量可控性的影响,进行相应的研究工作。

3. 变更的补充申请

以下变更,药品上市许可持有人应当以补充申请方式申报,经批准后实施:

(1)药品生产过程中的重大变更。

(2)药品说明书中涉及有效性内容以及增加安全性风险的其他内容的变更。

(3)药品上市许可持有人转让药品上市许可。

(4)国家药品监督管理局规定需要审批的其他变更。

4. 变更的备案

以下变更,药品上市许可持有人应当在变更实施前,报所在地省级药品监督管理部门备案:

(1)药品生产过程中的中等变更。

(2)药品包装标签内容的变更。

(3)药品分包装。

(4)国家药品监督管理局规定需要备案的其他变更。

境外生产药品发生上述变更的,应当在变更实施前报药品审评中心备案。

药品分包装备案的程序和要求,由药品审评中心制定发布。

5. 变更的年度报告

以下变更,药品上市许可持有人应当在年度报告中报告:

(1)药品生产过程中的微小变更。

(2)国家药品监督管理局规定需要报告的其他变更。

6. 补充申请的核查、检验

药品上市后提出的补充申请,需要核查、检验的,参照有关药品注册核查、检验程序进行。

二、药品再注册

1. 药品再注册申请

药品上市许可持有人应当在药品注册证书有效期届满前六个月申请再注册。境内生产药品再注册申请由药品上市许可持有人向其所在地省级药品监督管理部门提出,境外生产药再注册申请由药品上市许可持有人向药品审评中心提出。

2. 药品再注册审查

药品再注册申请受理后,省级药品监督管理部门或者药品审评中心对药品上市许可持有人开展药品上市后评价和不良反应监测情况,按照药品批准证明文件和药品监督管理部门要求开展相关工作情况,以及药品批准证明文件载明信息变化情况等进行审查,符合规定的,予以再注册,发给药品再注册批准通知书。不符合规定的,不予再注册,并报请国家药品监督管理局注销药品注册证书。

3. 不予再注册情形

有下列情形之一的,不予再注册:

(1)有效期届满未提出再注册申请的。

(2)药品注册证书有效期内药品上市许可持有人不能履行持续考察药品质量、疗效和不良反应责任的。

(3)未在规定时限内完成药品批准证明文件和药品监督管理部门要求的研究工作且无合理理由的。

(4)经上市后评价,属于疗效不确切、不良反应大或者因其他原因危害人体健康的。

(5)法律、行政法规规定的其他不予再注册情形。

对不予再注册的药品,药品注册证书有效期届满时予以注销。

三、药品注销注册

具有下列情形之一的,由国家药品监督管理局注销药品注册证书,并予以公布:

(1)药品上市许可持有人自行提出注销药品注册证书的。

(2)按照规定不予再注册的。

(3)药品上市许可持有人药品注册证书、药品生产许可证等行政许可被依法吊销或者撤销的。

(4)按照《药品管理法》第八十三条的规定,疗效不确切、不良反应大或者因其他原因危害人体健康的。

(5)按照《疫苗管理法》第六十一条的规定,经上市后评价,预防接种异常反应严重或者其他原因危害人体健康的。

(6)按照《疫苗管理法》第六十二条的规定,经上市后评价发现该疫苗品种的产品设计、生产工艺、安全性、有效性或者质量可控性明显劣于预防、控制同种疾病的其他疫苗品种的。

(7)违反法律、行政法规规定,未按照药品批准证明文件要求或者药品监督管理部门要求在规定时限内完成相应研究工作且无合理理由的。

(8)其他依法应当注销药品注册证书的情形。

第五节　药品注册审评程序和时限

一、形式审查与决定

药品监督管理部门收到药品注册申请后进行形式审查,并根据下列情况分别作出是否受

理的决定:

(1)申请事项依法不需要取得行政许可的,应当即时作出不予受理的决定,并说明理由。

(2)申请事项依法不属于本部门职权范围的,应当即时作出不予受理的决定,并告知申请人向有关行政机关申请。

(3)申报资料存在可以当场更正的错误的,应当允许申请人当场更正;更正后申请材料齐全、符合法定形式的,应当予以受理。

(4)申报资料不齐全或者不符合法定形式的,应当当场或者在五日内一次告知申请人需要补正的全部内容。按照规定需要在告知时一并退回申请材料的,应当予以退回。申请人应当在三十日内完成补正资料。申请人无正当理由逾期不予补正的,视为放弃申请,无需作出不予受理的决定。逾期未告知申请人补正的,自收到申请材料之日起即为受理。

(5)申请事项属于本部门职权范围,申报资料齐全、符合法定形式,或者申请人按照要求提交全部补正资料的,应当受理药品注册申请。

药品注册申请受理后,需要申请人缴纳费用的,申请人应当按规定缴纳费用。申请人未在规定期限内缴纳费用的,终止药品注册审评审批。

二、补充资料

药品注册申请受理后,有药品安全性新发现的,申请人应当及时报告并补充相关资料。

药品注册申请受理后,需要申请人在原申报资料基础上补充新的技术资料的,药品审评中心原则上提出一次补充资料要求,列明全部问题后,以书面方式通知申请人在八十日内补充提交资料。申请人应当一次性按要求提交全部补充资料,补充资料时间不计入药品审评时限。药品审评中心收到申请人全部补充资料后启动审评,审评时限延长三分之一;适用优先审评审批程序的,审评时限延长四分之一。

不需要申请人补充新的技术资料,仅需要申请人对原申报资料进行解释说明的,药品审评中心通知申请人在五日内按照要求提交相关解释说明。

药品审评中心认为存在实质性缺陷无法补正的,不再要求申请人补充资料,基于已有申报资料做出不予批准的决定。

三、重新申请

药物临床试验申请、药物临床试验期间的补充申请,在审评期间,不得补充新的技术资料;如需要开展新的研究,申请人可以在撤回后重新提出申请。

四、撤回申请

药品注册申请受理后,申请人可以提出撤回申请。

同意撤回申请的,药品审评中心或者省级药品监督管理部门终止其注册程序,并告知药品注册核查、检验等技术机构。

审评、核查和检验过程中发现涉嫌存在隐瞒真实情况或者提供虚假信息等违法行为的,依法处理,申请人不得撤回药品注册申请。

五、提出异议

药品注册期间,对于审评结论为不通过的,药品审评中心应当告知申请人不通过的理由,申请人可以在十五日内向药品审评中心提出异议。药品审评中心结合申请人的异议意见进行综合评估并反馈申请人。

申请人对综合评估结果仍有异议的,药品审评中心应当按照规定,在五十日内组织专家咨询委员会论证,并综合专家论证结果形成最终的审评结论。

申请人异议和专家论证时间不计入审评时限。

六、批准与不予批准

药品注册申请符合法定要求的,予以批准。

药品注册申请有下列情形之一的,不予批准:

(1)药物临床试验申请的研究资料不足以支持开展药物临床试验或者不能保障受试者安全的。

(2)申报资料显示其申请药品安全性、有效性、质量可控性等存在较大缺陷的。

(3)申报资料不能证明药品安全性、有效性、质量可控性,或者经评估认为药品风险大于获益的。

(4)申请人未能在规定时限内补充资料的。

(5)申请人拒绝接受或者无正当理由未在规定时限内接受药品注册核查、检验的。

(6)药品注册过程中认为申报资料不真实,申请人不能证明其真实性的。

(7)药品注册现场核查或者样品检验结果不符合规定的。

(8)法律法规规定的不应当批准的其他情形。

七、时限规定

《药品注册管理办法》所规定的时限是药品注册的受理、审评、核查、检验、审批等工作的最长时间。优先审评审批程序相关工作时限,按优先审评审批相关规定执行。期限以工作日计算。

1. 形式审查时限

药品监督管理部门收到药品注册申请后进行形式审查,应当在五日内作出受理、补正或者不予受理决定。

2. 药品注册审评时限

(1)药物临床试验申请、药物临床试验期间补充申请的审评审批时限为六十日。

(2)药品上市许可申请审评时限为二百日,其中优先审评审批程序的审评时限为一百三十日,临床急需境外已上市罕见病用药优先审评审批程序的审评时限为七十日。

(3)单独申报仿制境内已上市化学原料药的审评时限为二百日。

(4)审批类变更的补充申请审评时限为六十日,补充申请合并申报事项的,审评时限为八十日,其中涉及临床试验研究数据审查、药品注册核查检验的审评时限为二百日。

(5)药品通用名称核准时限为三十日。

(6)非处方药适宜性审核时限为三十日。

关联审评时限与其关联药品制剂的审评时限一致。

3. 药品注册核查时限

(1)药品审评中心应当在药品注册申请受理后四十日内通知药品核查中心启动核查,并同时通知申请人。

（2）药品核查中心原则上在审评时限届满四十日前完成药品注册生产现场核查，并将核查情况、核查结果等相关材料反馈至药品审评中心。

4. 药品注册检验时限

（1）样品检验时限为六十日，样品检验和标准复核同时进行的时限为九十日。

（2）药品注册检验过程中补充资料时限为三十日。

（3）药品检验机构原则上在审评时限届满四十日前完成药品注册检验相关工作，并将药品标准复核意见和检验报告反馈至药品审评中心。

5. 其他

（1）药品再注册审查审批时限为一百二十日。

（2）行政审批决定应当在二十日内作出。

（3）药品监督管理部门应当自作出药品注册审批决定之日起十日内颁发、送达有关行政许可证件。

（4）因品种特性及审评、核查、检验等工作遇到特殊情况确需延长时限的，延长的时限不得超过原时限的二分之一，经药品审评、核查、检验等相关技术机构负责人批准后，由延长时限的技术机构书面告知申请人，并通知其他相关技术机构。

（5）以下时间不计入相关工作时限：①申请人补充资料、核查后整改以及按要求核对生产工艺、质量标准和说明书等所占用的时间；②因申请人原因延迟核查、检验、召开专家咨询会等的时间；③根据法律法规的规定中止审评审批程序的，中止审评审批程序期间所占用的时间；④启动境外核查的，境外核查所占用的时间。

第六节　中药注册管理

中药新药研制应当注重体现中医药原创思维及整体观，鼓励运用传统中药研究方法和现代科学技术研究、开发中药。支持研制基于古代经典名方、名老中医经验方、医疗机构配制的中药制剂（以下简称医疗机构中药制剂）等具有丰富中医临床实践经验的中药新药；支持研制对人体具有系统性调节干预功能等的中药新药，鼓励应用新兴科学和技术研究阐释中药的作用机理。

中药新药研制应当符合中医药理论，在中医药理论指导下合理组方，拟定功能、主治病证、适用人群、剂量、疗程、疗效特点和服药宜忌。鼓励在中医临床实践中观察疾病进展、证候转化、症状变化、药后反应等规律，为中药新药研制提供中医药理论的支持证据。

中药注册审评，采用中医药理论、人用经验和临床试验相结合的审评证据体系，综合评价中药的安全性、有效性和质量可控性。应当根据处方组成及特点、中医药理论、人用经验、临床试验及必要的非临床安全性研究结果，综合评判中药的安全性和获益风险比，加强中药全生命周期管理。

一、中药注册分类与上市审批

1. 中药注册分类

中药注册分类包括中药创新药、中药改良型新药、古代经典名方中药复方制剂、同名同方药等。中药注册分类的具体情形和相应的申报资料要求按照中药注册分类及申报资料要求有关规定执行。

中药新药的研发应当结合中药注册分类,根据品种情况选择符合其特点的研发路径或者模式。基于中医药理论和人用经验发现、探索疗效特点的中药,主要通过人用经验和/或者必要的临床试验确认其疗效;基于药理学筛选研究确定拟研发的中药,应当进行必要的Ⅰ期临床试验,并循序开展Ⅱ期临床试验和Ⅲ期临床试验。

对古代经典名方中药复方制剂的上市申请实施简化注册审批,具体要求按照相关规定执行。

2. 优先审评审批

对临床定位清晰且具有明显临床价值的以下情形中药新药等的注册申请实行优先审评审批:

(1)用于重大疾病、新发突发传染病、罕见病防治。

(2)临床急需而市场短缺。

(3)儿童用药。

(4)新发现的药材及其制剂,或者药材新的药用部位及其制剂。

(5)药用物质基础清楚、作用机理基本明确。

3. 附条件批准

对治疗严重危及生命且尚无有效治疗手段的疾病以及国务院卫生健康或者中医药主管部门认定急需的中药,药物临床试验已有数据或者高质量中药人用经验证据显示疗效并能预测其临床价值的,可以附条件批准,并在药品注册证书中载明有关事项。

4. 特别审批

在突发公共卫生事件时,国务院卫生健康或者中医药主管部门认定急需的中药,可应用人用经验证据直接按照特别审批程序申请开展临床试验或者上市许可或者增加功能主治。

二、人用经验证据的合理应用

1. 中药人用经验的内涵

中药人用经验通常在临床实践中积累,具有一定的规律性、可重复性和临床价值,包含了在临床用药过程中积累的对中药处方或者制剂临床定位、适用人群、用药剂量、疗效特点和临床获益等的认识和总结。

2. 支持注册申请

申请人可以多途径收集整理人用经验,应当对资料的真实性、可溯源性负责,人用经验的规范收集整理与评估应当符合有关要求。作为支持注册申请关键证据的人用经验数据,由药品监督管理部门按照相关程序组织开展相应的药品注册核查。

对数据进行合理、充分的分析并给予正确结果解释的人用经验,可作为支持注册申请的证据。申请人可根据已有人用经验证据对药物安全性、有效性的支持程度,确定后续研究策略,提供相应的申报资料。

作为支持注册申请关键证据的人用经验所用药物的处方药味(包括基原、药用部位、炮制等)及其剂量应当固定。申报制剂的药学关键信息及质量应当与人用经验所用药物基本一致,若制备工艺、辅料等发生改变,应当进行评估,并提供支持相关改变的研究评估资料。

3. 中药复方制剂

中药创新药处方来源于古代经典名方或者中医临床经验方,如处方组成、临床定位、用法用量等与既往临床应用基本一致,采用与临床使用药物基本一致的传统工艺,且可通过人用经验初步确定功能主治、适用人群、给药方案和临床获益等的,可不开展非临床有效性研究。

由中药饮片组成的中药复方制剂一般提供啮齿类动物单次给药毒性试验和重复给药毒性试验资料,必要时提供其他毒理学试验资料。

如中药复方制剂的处方组成中的中药饮片均具有国家药品标准或者具有药品注册标准,处方不含毒性药味或者不含有经现代毒理学证明有毒性、易导致严重不良反应的中药饮片,采用传统工艺,不用于孕妇、儿童等特殊人群,且单次给药毒性试验和一种动物的重复给药毒性试验未发现明显毒性的,一般不需提供另一种动物的重复给药毒性试验,以及安全药理学、遗传毒性、致癌性、生殖毒性等试验资料。

来源于临床实践的中药新药,人用经验能在临床定位、适用人群筛选、疗程探索、剂量探索等方面提供研究、支持证据的,可不开展Ⅱ期临床试验。

4. 真实世界证据

已有人用经验中药的临床研发,在处方、生产工艺固定的基础上,存在适用的高质量真实世界数据,且通过设计良好的临床研究形成的真实世界证据科学充分的,申请人就真实世界研究方案与国家药品审评机构沟通并达成一致后,可申请将真实世界证据作为支持产品上市的依据之一。

5. 医疗机构中药制剂

医疗机构对医疗机构中药制剂的安全性、有效性及质量可控性负责,应当持续规范收集整理医疗机构中药制剂人用经验资料,并按年度向所在地省级药品监督管理部门提交医疗机构中药制剂人用经验收集整理与评估的报告。

来源于医疗机构制剂的中药新药,如处方组成、工艺路线、临床定位、用法用量等与既往临床应用基本一致,且可通过人用经验初步确定功能主治、适用人群、给药方案和临床获益等的,可不开展非临床有效性研究。如处方组成、提取工艺、剂型、直接接触药品的包装等与该医疗机构中药制剂一致的,在提供该医疗机构中药制剂的药学研究资料基础上,可不提供剂型选择、工艺路线筛选、直接接触药品的包装材料研究等研究资料。

6. 沟通交流

申请人可根据具体品种情况,在关键研发阶段针对中医药理论、人用经验研究方案和人用经验数据等,与国家药品审评机构进行沟通交流。

三、中药创新药

1. 中药创新药临床试验要求

中药创新药应当有充分的有效性、安全性证据,上市前原则上应当开展随机对照的临床试验。

鼓励根据中医临床实践,探索采用基于临床治疗方案进行序贯联合用药的方式开展中药创新药临床试验及疗效评价。

鼓励中药创新药临床试验在符合伦理学要求的情况下优先使用安慰剂对照,或者基础治疗加载的安慰剂对照。

2. 中药饮片、提取物及其制剂、新药材及其制剂的注册要求

中药饮片、提取物等均可作为中药复方制剂的处方组成。如含有无国家药品标准且不具有药品注册标准的中药饮片、提取物,应当在制剂药品标准中附设其药品标准。

提取物及其制剂应当具有充分的立题依据,开展有效性、安全性和质量可控性研究。应当研究确定合理的制备工艺。应当研究明确所含大类成分的结构类型及主要成分的结构,通过建立主要成分、大类成分的含量测定及指纹或者特征图谱等质控项目,充分表征提取物及制剂质量,保证不同批次提取物及制剂质量均一稳定。

新的提取物及其制剂的注册申请,如已有单味制剂或者单味提取物制剂上市且功能主治(适应证)基本一致,应当与该类制剂进行非临床及临床对比研究,以说明其优势与特点。

新药材及其制剂的注册申请,应当提供该药材性味、归经、功效等的研究资料,相关研究应当为新药材拟定的性味、归经、功效等提供支持证据。

3. 中药复方制剂的分类

中药复方制剂根据主治的不同,可以分为不同情形:

(1)主治为证候的中药复方制剂,是指在中医药理论指导下,用于治疗中医证候的中药复方制剂,包括治疗中医学的病或者症状的中药复方制剂,功能主治应当以中医专业术语表述。

(2)主治为病证结合的中药复方制剂,所涉及的"病"是指现代医学的疾病,"证"是指中医的证候,其功能用中医专业术语表述、主治以现代医学疾病与中医证候相结合的方式表述。

(3)主治为病的中药复方制剂,属于专病专药,在中医药理论指导下组方。所涉及的"病"是现代医学疾病,其功能用中医专业术语表述,主治以现代医学疾病表述。

4. 中药创新药注册要求

中药创新药的注册申请人可根据中药特点、新药研发的一般规律,针对申请临床试验、Ⅲ期临床试验前、申请上市许可等不同研究阶段的主要目的进行分阶段研究。中药药学分阶段研究应当体现质量源于设计理念,注重研究的整体性和系统性。

中药创新药应当根据处方药味组成、药味药性,借鉴用药经验,以满足临床需求为宗旨,在对药物生产工艺、理化性质、传统用药方式、生物学特性、剂型特点、临床用药的安全性、患者用药依从性等方面综合分析的基础上合理选择剂型和给药途径。能选择口服给药的不选择注射给药。

中药创新药的研制,应当根据药物特点、临床应用情况等获取的安全性信息,开展相应的非临床安全性试验。可根据不同注册分类、风险评估情况、开发进程开展相应的非临床安全性试验。

5. 试验用样品要求

非临床安全性试验所用样品,应当采用中试或者中试以上规模的样品。申报临床试验时,应当提供资料说明非临床安全性试验用样品制备情况。临床试验用药品一般应当采用生产规模的样品。申报上市时,应当提供资料说明临床试验用药品的制备情况,包括试验药物和安慰剂。

6. **应当开展Ⅰ期临床试验的情形**

以下情形,应当开展必要的Ⅰ期临床试验:

(1)处方含毒性药味。

(2)除处方含确有习用历史且被省级中药饮片炮制规范收载的中药饮片外,处方含无国家药品标准且不具有药品注册标准的中药饮片、提取物。

(3)非临床安全性试验结果出现明显毒性反应且提示对人体可能具有一定的安全风险。

(4)需获得人体药代数据以指导临床用药等的中药注册申请。

四、中药改良型新药

1. **支持改良型新药的研究**

支持药品上市许可持有人开展改良型新药的研究。改良型新药的研发应当遵循必要性、科学性、合理性的原则,明确改良目的。应当在已上市药品的基础上,基于对被改良药品的客观、科学、全面的认识,针对被改良中药存在的缺陷或者在临床应用过程中新发现的治疗特点和潜力进行研究。研制开发儿童用改良型新药时,应当符合儿童生长发育特征及用药习惯。

2. **改变中药剂型或者给药途径**

改变已上市中药剂型或者给药途径的改良型新药,应当具有临床应用优势和特点,如提高有效性、改善安全性、提高依从性等,或者在有效性、安全性不降低的前提下,促进环境保护、提升生产安全水平等。

改变已上市药品给药途径的注册申请,应当说明改变给药途径的合理性和必要性,开展相应的非临床研究,并围绕改良目的开展临床试验,证明改变给药途径的临床应用优势和特点。

改变已上市中药剂型的注册申请,应当结合临床治疗需求、药物理化性质及生物学性质等提供充分依据说明其科学合理性。申请人应当根据新剂型的具体情形开展相应的药学研究,必要时开展非临床有效性、安全性研究和临床试验。

对儿童用药、特殊人群(如吞咽困难者等)用药、某些因用法特殊而使用不便的已上市中药,通过改变剂型提高药物临床使用依从性,若对比研究显示改剂型后药用物质基础和药物吸收、利用无明显改变,且原剂型临床价值依据充分的,可不开展临床试验。

3. **增加功能主治、延长用药周期或者增加剂量**

中药增加功能主治,应当提供非临床有效性研究资料,循序开展Ⅱ期临床试验及Ⅲ期临床试验。

延长用药周期或者增加剂量者,应当提供非临床安全性研究资料。上市前已进行相关的非临床安全性研究且可支持其延长周期或者增加剂量的,可不进行新的非临床安全性试验。

申请人不持有已上市中药申请增加功能主治的,应当同时提出同名同方药的注册申请。

已上市中药申请增加功能主治,其人用经验证据支持相应临床定位的,可不提供非临床有效性试验资料。使用剂量和疗程不增加,且适用人群不变的,可不提供非临床安全性试验资料。

4. **鼓励运用新技术、新工艺**

鼓励运用适合产品特点的新技术、新工艺改进已上市中药。已上市中药生产工艺或者辅料等的改变引起药用物质基础或者药物的吸收、利用明显改变的,应当以提高有效性或者改善安全性等为研究目的,开展相关的非临床有效性、安全性试验及Ⅱ期临床试验、Ⅲ期临床试验,按照改良型新药注册申报。

五、古代经典名方中药复方制剂

1. 古代经典名方中药复方制剂的特殊审评

古代经典名方中药复方制剂处方中不含配伍禁忌或者药品标准中标有剧毒、大毒及经现代毒理学证明有毒性的药味,均应当采用传统工艺制备,采用传统给药途径,功能主治以中医术语表述。该类中药复方制剂的研制不需要开展非临床有效性研究和临床试验。药品批准文号给予专门格式。

古代经典名方中药复方制剂采用以专家意见为主的审评模式。由国医大师、院士、全国名中医为主的古代经典名方中药复方制剂专家审评委员会对该类制剂进行技术审评,并出具是否同意上市的技术审评意见。

2. 古代经典名方中药复方制剂的注册申请

按古代经典名方目录管理的中药复方制剂申请上市,申请人应当开展相应的药学研究和非临床安全性研究。其处方组成、药材基原、药用部位、炮制规格、折算剂量、用法用量、功能主治等内容原则上应当与国家发布的古代经典名方关键信息一致。

其他来源于古代经典名方的中药复方制剂的注册申请,除提供相应的药学研究和非临床安全性试验资料外,还应当提供古代经典名方关键信息及其依据,并应当提供对中医临床实践进行的系统总结,说明其临床价值。对古代经典名方的加减化裁应当在中医药理论指导下进行。

3. 鼓励沟通交流

鼓励申请人基于古代经典名方中药复方制剂的特点,在研发的关键阶段,就基准样品研究、非临床安全性研究、人用经验的规范收集整理及中医临床实践总结等重大问题与国家药品审评机构进行沟通交流。

4. 开展上市后临床研究

古代经典名方中药复方制剂上市后,持有人应当开展药品上市后临床研究,不断充实完善临床有效性、安全性证据。持有人应当持续收集不良反应信息,及时修改完善说明书,对临床使用过程中发现的非预期不良反应及时开展非临床安全性研究。

六、同名同方药

同名同方药的研制应当避免低水平重复。申请人应当对用于对照且与研制药物同名同方的已上市中药(以下简称对照同名同方药)的临床价值进行评估。申请注册的同名同方药的安全性、有效性及质量可控性应当不低于对照同名同方药。

同名同方药的研制,应当与对照同名同方药在中药材、中药饮片、中间体、制剂等全过程质量控制方面进行比较研究。申请人根据对照同名同方药的有效性、安全性证据,以及同名同方药与对照同名同方药的工艺、辅料等比较结果,评估是否开展非临床安全性研究及临床试验。

申请人应当基于临床价值评估结果选择对照同名同方药。对照同名同方药应当具有有效性、安全性方面充分的证据,按照药品注册管理要求开展临床试验后批准上市的中药、现行版

《中国药典》收载的已上市中药以及获得过中药保护品种证书的已上市中药，一般可视作具有充分的有效性、安全性证据。

申请注册的同名同方药与对照同名同方药需要通过临床试验进行比较的，至少需进行Ⅲ期临床试验。提取的单一成分中药可通过生物等效性试验证明其与对照同名同方药的一致性。

有国家药品标准而无药品批准文号的品种，应当按照同名同方药提出注册申请。申请人应当根据其中医药理论和人用经验情况，开展必要的临床试验。

对照同名同方药有充分的有效性和安全性证据，同名同方药的工艺、辅料与对照同名同方药相同的，或者同名同方药的工艺、辅料变化经研究评估不引起药用物质基础或者药物吸收、利用明显改变的，一般无须开展非临床安全性研究和临床试验。

七、上市后变更

1. 变更研究和变更管理

已上市中药的变更应当遵循中药自身特点和规律，符合必要性、科学性、合理性的有关要求。持有人应当履行变更研究及其评估、变更管理的主体责任，全面评估、验证变更事项对药品安全性、有效性和质量可控性的影响。根据研究、评估和相关验证结果，确定已上市中药的变更管理类别，变更的实施应当按照规定经批准、备案后进行或者报告。持有人在上市后变更研究过程中可与相应药品监督管理部门及时开展沟通交流。

2. 不同变更要求

变更药品规格应当遵循与处方药味相对应的原则以及与适用人群、用法用量、装量规格相协调的原则。对于已有同品种上市的，所申请的规格一般应当与同品种上市规格一致。

生产工艺及辅料等的变更不应当引起药用物质或者药物吸收、利用的明显改变。生产设备的选择应当符合生产工艺及品质保障的要求。

变更用法用量或者增加适用人群范围但不改变给药途径的，应当提供支持该项改变的非临床安全性研究资料，必要时应当进行临床试验。变更用法用量或者增加适用人群范围需开展临床试验的，应当循序开展Ⅱ期临床试验和Ⅲ期临床试验。

已上市中药申请变更用法用量或者增加适用人群范围，功能主治不变且不改变给药途径，人用经验证据支持变更后的新用法用量或者新适用人群的用法用量的，可不开展Ⅱ期临床试验，仅开展Ⅲ期临床试验。

已上市儿童用药【用法用量】中剂量不明确的，可根据儿童用药特点和人用经验情况，开展必要的临床试验，明确不同年龄段儿童用药的剂量和疗程。

替代或者减去国家药品标准处方中的毒性药味或者处于濒危状态的药味，应当基于处方中药味组成及其功效，按照相关技术要求开展与原药品进行药学、非临床有效性和/或者非临床安全性的对比研究。替代或者减去处方中已明确毒性药味的，可与安慰剂对照开展Ⅲ期临床试验。替代或者减去处方中处于濒危状态药味的，至少开展Ⅲ期临床试验的比较研究。必要时，需同时变更药品通用名称。

中药复方制剂处方中所含按照新药批准的提取物由外购变更为自行提取的，申请人应当提供相应研究资料，包括但不限于自行研究获得的该提取物及该中药复方制剂的药学研究资料，提取物的非临床有效性和安全性对比研究资料，以及该中药复方制剂Ⅲ期临床试验的对比研究资料。该提取物的质量标准应当附设于制剂标准后。

对主治或者适用人群范围进行删除的,应当说明删除该主治或者适用人群范围的合理性,一般不需开展临床试验。

八、中药注册标准

中药注册标准的研究、制定应当以实现中药质量的稳定可控为目标,根据产品特点建立反映中药整体质量的控制指标。尽可能反映产品的质量状况,并关注与中药有效性、安全性的关联。

支持运用新技术、新方法探索建立用于中药复方新药的中间体、制剂质量控制的指纹图谱或者特征图谱、生物效应检测等。中药注册标准中的含量测定等检测项目应当有合理的范围。

根据产品特点及实际情况,持有人应当制定不低于中药注册标准的企业内控标准,并通过不断修订和完善其检验项目、方法、限度范围等,提高中药制剂质量。

药品上市后,应当积累生产数据,结合科学技术的发展,持续修订完善包括中药材、中药饮片、中间体和制剂等在内的完整的质量标准体系,以保证中药制剂质量稳定可控。

九、药品名称和说明书

中成药命名应当符合《中成药通用名称命名技术指导原则》的要求及国家有关规定。

中药处方中含毒性药味,或者含有其他已经现代毒理学证明具有毒性、易导致严重不良反应的中药饮片的,应当在该中药说明书【成分】项下标明处方中所含的毒性中药饮片名称,并在警示语中标明制剂中含有该中药饮片。

涉及辨证使用的中药新药说明书的【注意事项】应当包含,但不限于以下内容:

(1)因中医的证、病机、体质等因素需要慎用的情形,以及饮食、配伍等方面与药物有关的注意事项。

(2)如有药后调护,应当予以明确。

持有人应当加强对药品全生命周期的管理,加强对安全性风险的监测、评价和分析,应当参照相关技术指导原则及时对中药说明书【禁忌】、【不良反应】、【注意事项】进行完善。

中药说明书【禁忌】、【不良反应】、【注意事项】中任何一项在自 2023 年 7 月 1 日起满 3 年后申请药品再注册时仍为"尚不明确"的,依法不予再注册。

古代经典名方中药复方制剂说明书中应当列明【处方来源】、【功能主治的理论依据】等项。

人用经验作为批准上市或者增加功能主治证据的中药新药,说明书中应当列入【中医临床实践】项。

第七节　药品注册违法行为的法律责任

一、骗取临床试验许可或者药品注册等许可的法律责任

在药品注册过程中,提供虚假的证明、数据、资料、样品或者采取其他手段骗取临床试验许可或者药品注册等许可的,撤销相关许可,十年内不受理其相应申请,并处五十万元以上五百万元以下的罚款;情节严重的,对法定代表人、主要负责人、直接负责的主管人员和其他责任人

员,处二万元以上二十万元以下的罚款,十年内禁止从事药品生产经营活动,并可以由公安机关处五日以上十五日以下的拘留。

二、未遵守质量管理规范的法律责任

在药品注册过程中,药物非临床安全性评价研究机构、药物临床试验机构,未按照规定遵守药物非临床研究质量管理规范、药物临床试验质量管理规范等的,责令限期改正,给予警告;逾期不改正的,处十万元以上五十万元以下的罚款;情节严重的,处五十万元以上二百万元以下的罚款,药物非临床安全性评价研究机构、药物临床试验机构等五年内不得开展药物非临床安全性评价研究、药物临床试验。

三、未经批准或者备案开展试验的法律责任

未经批准开展药物临床试验的,没收违法生产、销售的药品和违法所得以及包装材料、容器,责令停产停业整顿,并处五十万元以上五百万元以下的罚款;情节严重的,吊销药品批准证明文件、药品生产许可证、药品经营许可证,对法定代表人、主要负责人、直接负责的主管人员和其他责任人员处二万元以上二十万元以下的罚款,十年直至终身禁止从事药品生产经营活动。

开展生物等效性试验未备案的,责令限期改正,给予警告;逾期不改正的,处十万元以上五十万元以下的罚款。

四、未及时调整临床试验方案、暂停或者终止临床试验的法律责任

药物临床试验期间,发现存在安全性问题或者其他风险,临床试验申办者未及时调整临床试验方案、暂停或者终止临床试验,或者未向国家药品监督管理局报告的,责令限期改正,给予警告;逾期不改正的,处十万元以上五十万元以下的罚款。

五、申办者未登记信息或提交更新报告的法律责任

申办者有下列情形之一的,责令限期改正;逾期不改正的,处一万元以上三万元以下罚款:
(1)开展药物临床试验前未按规定在药物临床试验登记与信息公示平台进行登记。
(2)未按规定提交研发期间安全性更新报告。
(3)药物临床试验结束后未登记临床试验结果等信息。

六、药品检验机构出具虚假检验报告的法律责任

药品检验机构在承担药品注册所需要的检验工作时,出具虚假检验报告的,责令改正,给予警告,对单位并处二十万元以上一百万元以下的罚款;对直接负责的主管人员和其他直接责任人员依法给予降级、撤职、开除处分,没收违法所得,并处五万元以下的罚款;情节严重的,撤销其检验资格。药品检验机构出具的检验结果不实,造成损失的,应当承担相应的赔偿责任。

七、对不符合条件的药品许可的法律责任

对不符合条件而批准进行药物临床试验、不符合条件的药品颁发药品注册证书的,应当撤销相关许可,对直接负责的主管人员和其他直接责任人员依法给予处分。

★案例 11

A 医药公司药物临床试验行政许可案件

2014 年 1 月 29 日,国家食品药品监督管理总局针对 A 医药公司的抗人血小板××单抗注射液Ⅱ、Ⅲ期临床试验批件申请,作出×××号通知,认为涉案药品在抗血小板药效、药代动力学、安全性等方面均存在明显问题,与国内已有抗血小板药物相比,本品药效较弱且安全性风险较大。根据《药品注册管理办法》第一百五十四条(四)的有关规定,不予批准。

A 医药公司不服×××号通知,向国家食品药品监督管理总局提出复审申请。2014 年 4 月 17 日,国家食品药品监督管理总局收到 A 医药公司复审申请材料,于同日向 A 医药公司出具《受理通知书》,受理了 A 医药公司的复审申请。同月 21 日,国家食品药品监督管理总局将 A 医药公司复审申请材料及原申报资料送交审评中心进行技术审查。

2014 年 6 月 27 日,审评中心作出综合审评意见,认为涉案药品为作用于××受体的双臂单抗药物,完成的Ⅰ期临床试验结果提示,与现有同类作用机制的 X 药物相比,本品抗血小板活性较弱、安全性风险高、药代动力学长、半衰期特征可增加其不必要的长时间暴露相关的安全性风险。同时,考虑到与本品作用机制类似的 Y 单抗在国外获得批准时间较早,当时尚无目前已经上市的小分子抗血小板药物,而现有大型临床研究结果显示,同类作用机制的小分子药物 X 与 Y 单抗疗效相当,而严重或重度血小板减少发生率更低。综上,建议不予批准本品进入Ⅱ期临床试验。处理意见:维持原结论。不予批准本品进入Ⅱ期临床试验。

同日,国家食品药品监督管理总局收到该审评报告。2014 年 7 月 13 日,国家食品药品监督管理总局作出《审批意见通知件》,认为:经复审,原不批准理由充分,根据《药品注册管理办法》第一百五十四条(四)之规定,维持原审批结论。

A 医药公司不服,提起诉讼,请求撤销《审批意见通知件》,责令国家食品药品监督管理总局重新作出审批。

思考:1. 你认为 A 医药公司的抗人血小板××单抗注射液Ⅱ、Ⅲ期临床试验可以被批准吗?

2. 从Ⅰ期临床试验看,并未发生明显人体安全性风险,为什么药品审评中心不批准 A 医药公司Ⅱ、Ⅲ期临床试验批件申请?

★案例 12

A 科技公司药品注册行政许可案件

2010 年 10 月 21 日,A 科技公司向国家食品药品监督管理总局委托的 C 市食品药品监督管理局提出×××软膏新药证书申请,B 药业公司向国家食品药品监督管理总局委托的 C 市食品药品监督管理局提出×××软膏药品生产注册申请。

2011年1月5日,C市食品药品监督管理局受国家食品药品监督管理总局委托,受理了A科技公司、B药业公司提出的前述申请。

2011年7月12日,药品审评中心开始对前述药品进行技术审评。经过临床专业审评、专家咨询会、合审会等程序,药品审评中心于2014年5月完成该药品的技术审评,结论为批准生产,需由国家食品药品监督管理总局的食品药品审核查验中心进行生产现场检查。

2015年8月,该药品通过生产现场检查。2015年7月22日,国家食品药品监督管理总局作出117号公告,载明:"为落实党中央、国务院用'最严谨的标准、最严格的监管、最严厉的处罚、最严肃的问责,确保广大人民群众饮食用药安全'的要求,从源头上保障药品安全、有效,国家食品药品监督管理总局决定对附件所列已申报生产或进口的待审注册药品申请开展药物临床试验数据核查。"涉案药品属于前述公告所列开展药物临床试验数据核查的品种。2015年12月,国家食品药品监督管理总局的食品药品审核查验中心对涉案药品的药物临床试验的相关资料进行了检查、溯源及评估,并于之后出具药物临床试验数据核查审核报告,主要内容包括以下几方面。

(1)发现的问题为:修改数据、数据不可溯源、数据不完整、实施不规范。

(2)集体审查意见为:审评专家根据核查组现场核查发现的问题,提出如下审查意见:存在修改数据现象,存在部分数据不可溯源现象,存在部分数据不完整现象。申办者根据核查中发现的部分问题提交了情况说明,核查中心针对申办者提交的说明于2016年1月18日召开评审会,评审意见如下:申办者和研究者提供的相关解释不合理,上述问题仍然存在。该项目存在修改数据、部分数据不可溯源、部分数据不完整、实施不规范等问题。

(3)审核意见为:根据核查组提交的现场检查资料和审评专家集体审查意见,审核认为该项目存在修改数据、部分数据不可溯源、部分数据不完整、实施不规范等问题。

2016年1月25日,药品审评中心收到前述报告。2016年3月7日,药品审评中心召开临床专业审评会,对前述报告进行讨论。2016年3月25日,药品审评中心作出综合审评意见,处理建议为:建议该药品不予批准。不批准理由为:该药品临床试验存在修改数据和部分数据不可溯源,依据《药品注册管理办法》第一百五十四条(二)的规定,建议该药品不予批准。

2016年4月14日,国家食品药品监督管理总局收到申报资料和前述审评意见,于同月22日作出被诉通知件,认为:根据《药品管理法》及有关规定,经审查,A科技公司、B药业公司所申请的××软膏不符合药品注册的有关要求,不批准该药品注册。

A科技公司、B药业公司不服,向国家食品药品监督管理总局申请行政复议,请求撤销被诉通知件并在法定期限内重新作出具体行政行为,对《关于开展药物临床试验数据自查核查工作的公告》进行附带审查。

2016年10月9日,国家食品药品监督管理总局作出被诉复议决定。决定维持被诉通知件,驳回A科技公司、B药业公司关于对《关于开展药物临床试验数据自查核查工作的公告》进行附带审查的复议请求。

A科技公司不服国家食品药品监督管理总局作出的审批意见通知件和行政复议决定,提起上诉。

思考:1.如果依据2020年版的《药品注册管理办法》,注册审批是否超过时限?

2.你认为法院会支持A科技公司的诉求吗?

3.请你谈谈对临床试验数据完整、规范的理解。

第六章

药品生产管理

第一节　药品上市许可持有人

一、《药品管理法》有关药品上市许可持有人的规定

2009 年版《药品管理法》首次提出药品上市许可持有人概念。国家对药品管理实行药品上市许可持有人制度。药品上市许可持有人依法对药品研制、生产、经营、使用全过程中药品的安全性、有效性和质量可控性负责。

《药品管理法》新增第三章"药品上市许可持有人",对药品上市许可持有人的责任、生产、经营等作出规定。第七章"药品上市后管理",对药品上市许可持有人在药品上市后的管理作出规定。

1. 药品上市许可持有人的概念

药品上市许可持有人是指取得药品注册证书的企业或者药品研制机构等。

2. 药品上市许可持有人的主体责任

药品上市许可持有人应当依照《药品管理法》规定,对药品的非临床研究、临床试验、生产经营、上市后研究、不良反应监测及报告与处理等承担责任。

药品上市许可持有人的法定代表人、主要负责人对药品质量全面负责。

3. 药品上市许可持有人质量管理责任

药品上市许可持有人应当建立药品质量保证体系,配备专门人员独立负责药品质量管理。

药品上市许可持有人应当对受托药品生产企业、药品经营企业的质量管理体系进行定期审核,监督其持续具备质量保证和控制能力。

药品上市许可持有人应当建立药品上市放行规程,对药品生产企业出厂放行的药品进行审核,经质量受权人签字后方可放行。不符合国家药品标准的,不得放行。

4. 药品上市许可持有人药品生产管理

药品上市许可持有人可以自行生产药品,也可以委托药品生产企业生产。

药品上市许可持有人自行生产药品的,应当取得药品生产许可证;委托生产的,应当委托符合条件的药品生产企业。药品上市许可持有人和受托生产企业应当签订委托协议和质量协议,并严格履行协议约定的义务。

血液制品、麻醉药品、精神药品、医疗用毒性药品、药品类易制毒化学品不得委托生产;但是,国务院药品监督管理部门另有规定的除外。

5. 药品上市许可持有人药品经营管理

药品上市许可持有人可以自行销售其取得药品注册证书的药品,也可以委托药品经营企业销售。药品上市许可持有人从事药品零售活动的,应当取得药品经营许可证。

药品上市许可持有人自行销售药品的,应当具备《药品管理法》规定的条件;委托销售的,应当委托符合条件的药品经营企业。药品上市许可持有人和受托经营企业应当签订委托协议,并严格履行协议约定的义务。

6. 委托储存、运输药品管理

药品上市许可持有人、药品生产企业、药品经营企业委托储存、运输药品的,应当对受托方的质量保证能力和风险管理能力进行评估,与其签订委托协议,约定药品质量责任、操作规程等内容,并对受托方进行监督。

7. 药品追溯制度和年度报告制度

药品上市许可持有人、药品生产企业、药品经营企业和医疗机构应当建立并实施药品追溯制度,按照规定提供追溯信息,保证药品可追溯。

药品上市许可持有人应当建立年度报告制度,每年将药品生产销售、上市后研究、风险管理等情况按照规定向省级药品监督管理部门报告。

8. 中药饮片生产企业义务

中药饮片生产企业履行药品上市许可持有人的相关义务,对中药饮片生产、销售实行全过程管理,建立中药饮片追溯体系,保证中药饮片安全、有效、可追溯。

9. 药品上市许可持有人许可转让

经国务院药品监督管理部门批准,药品上市许可持有人可以转让药品上市许可。受让方应当具备保障药品安全性、有效性和质量可控性的质量管理、风险防控和责任赔偿等能力,履行药品上市许可持有人义务。

10. 药品上市后风险管理计划

药品上市许可持有人应当制定药品上市后风险管理计划,主动开展药品上市后研究,对药品的安全性、有效性和质量可控性进行进一步确证,加强对已上市药品的持续管理。

11. 对附条件批准的药品风险管理措施

对附条件批准的药品,药品上市许可持有人应当采取相应风险管理措施,并在规定期限内按照要求完成相关研究;逾期未按照要求完成研究或者不能证明其获益大于风险的,国务院药品监督管理部门应当依法处理,直至注销药品注册证书。

12. 生产变更分类管理

对药品生产过程中的变更,按照其对药品安全性、有效性和质量可控性的风险和产生影响的程度,实行分类管理。属于重大变更的,应当经国务院药品监督管理部门批准,其他变更应当按照国务院药品监督管理部门的规定备案或者报告。

药品上市许可持有人应当按照国务院药品监督管理部门的规定,全面评估、验证变更事项对药品安全性、有效性和质量可控性的影响。

13. 药品上市后不良反应监测

药品上市许可持有人应当开展药品上市后不良反应监测,主动收集、跟踪分析疑似药品不良反应信息,对已识别风险的药品及时采取风险控制措施。

药品上市许可持有人、药品生产企业、药品经营企业和医疗机构应当经常考察本单位所生产、经营、使用的药品质量、疗效和不良反应。发现疑似不良反应的,应当及时向药品监督管理部门和卫生健康主管部门报告。具体办法由国务院药品监督管理部门会同国务院卫生健康主管部门制定。

对已确认发生严重不良反应的药品,由国务院药品监督管理部门或者省级药品监督管理部门根据实际情况采取停止生产、销售、使用等紧急控制措施,并应当在五日内组织鉴定,自鉴定结论作出之日起十五日内依法作出行政处理决定。

14. 药品召回管理

药品存在质量问题或者其他安全隐患的,药品上市许可持有人应当立即停止销售,告知相关药品经营企业和医疗机构停止销售和使用,召回已销售的药品,及时公开召回信息,必要时应当立即停止生产,并将药品召回和处理情况向省级药品监督管理部门和卫生健康主管部门报告。药品生产企业、药品经营企业和医疗机构应当配合。

药品上市许可持有人依法应当召回药品而未召回的,省级药品监督管理部门应当责令其召回。

15. 上市后评价

药品上市许可持有人应当对已上市药品的安全性、有效性和质量可控性定期开展上市后评价。必要时,国务院药品监督管理部门可以责令药品上市许可持有人开展上市后评价或者直接组织开展上市后评价。

经评价,对疗效不确切、不良反应大或者因其他原因危害人体健康的药品,应当注销药品注册证书。

已被注销药品注册证书的药品,不得生产或者进口、销售和使用。

已被注销药品注册证书、超过有效期等的药品,应当由药品监督管理部门监督销毁或者依法采取其他无害化处理等措施。

二、药品上市许可持有人药品质量安全主体责任

2022年12月29日,国家药品监督管理局制定了《药品上市许可持有人落实药品质量安全主体责任监督管理规定》,自2023年3月1日起实施,旨在落实药品上市许可持有人的药品质量安全主体责任。

药品上市许可持有人应当遵守《药品管理法》等相关法律法规,按照药品非临床研究质量管理规范、药品临床试验管理规范、药品生产质量管理规范、药品经营质量管理规范、药物警戒质量管理规范等要求,建立健全药品质量管理体系,依法对药品研制、生产、经营、使用全过程中药品的安全性、有效性、质量可控性负责。

(一)药品上市许可持有人关键岗位职责及要求

1. 管理部门和管理人员

药品上市许可持有人应当设立职责清晰的管理部门,配备与药品生产经营规模相适应的管理人员,明确非临床研究、临床试验、生产销售、上市后研究、不良反应监测及报告等职责,并符合相关质量管理规范的要求。

药品上市许可持有人应当独立设置质量管理部门,履行全过程质量管理职责,参与所有与质量有关的活动,负责审核所有与质量管理有关的文件。

药品上市许可持有人(包括药品生产企业)的企业负责人(主要负责人)、生产管理负责人(以下简称生产负责人)、质量管理负责人(以下简称质量负责人)、质量受权人等关键岗位人员应当为企业全职人员,并符合相关质量管理规范有关要求。质量管理负责人和生产管理负责人不得互相兼任。

针对具体药品品种的生产和质量管理,药品上市许可持有人应当明确其直接负责的主管人员和其他责任人员。

2. 企业负责人职责和资质

法定代表人、企业负责人(主要负责人)对药品质量全面负责。企业负责人全面负责企业日常管理,落实全过程质量管理主体责任;负责配备专门质量负责人,提供必要的条件和资源,保证质量管理部门独立履行职责;负责配备专门质量受权人,保证独立履行药品上市放行责任;负责处置与药品质量有关的重大安全事件,确保风险得到及时控制;负责建立生产管理、质量管理的培训考核制度;负责配备或者指定药物警戒负责人。

企业负责人应当具备医药相关领域工作经验,熟悉药品监督管理相关法律法规和规章制度。

3. 生产负责人职责和资质

生产负责人主要负责药品生产管理,确保药品按照批准的工艺规程组织生产、贮存;确保厂房和设施设备良好运行,完成必要的验证工作,保证药品生产质量;确保生产管理培训制度有效运行,对药品生产管理所有人员开展培训和考核。

生产负责人应当具有:药学或者相关专业背景,本科及以上学历或者中级以上专业技术职称或者执业药师资格,三年以上从事药品生产和质量管理的实践经验,其中至少有一年的药品生产管理经验,熟悉药品生产管理相关法律法规和规章制度。

4. 质量负责人职责和资质

质量负责人负责药品质量管理,建立质量控制和质量保证体系,监督相关质量管理规范执行,确保质量管理体系有效运行;确保生产过程控制和药品质量控制符合相关法规要求、标准要求;确保药品生产、检验等数据和记录真实、准确、完整和可追溯;确保质量管理培训制度有效运行,对药品质量管理所有人员开展培训和考核。

质量负责人应当具有:药学或者相关专业背景,本科及以上学历或者中级以上专业技术职称或者执业药师资格,五年以上从事药品生产和质量管理的实践经验,其中至少一年的药品质量管理经验,熟悉药品质量管理相关法律法规和规章制度。

5. 质量受权人职责和资质

质量受权人独立履行药品放行职责,确保每批已放行药品的生产、检验均符合相关法规、药品注册管理要求和质量标准。未经质量受权人签字同意,产品不得放行。

质量受权人应当具有:药学或者相关专业背景,本科及以上学历或者中级以上专业技术职称或者执业药师资格,五年以上从事药品生产和质量管理的实践经验,从事过药品生产过程控制和质量检验工作,熟悉药品监督管理相关法律法规和规章制度。

药品上市许可持有人可以依据企业规模设置多个质量受权人,覆盖企业所有产品的放行职责。各质量受权人应当分工明确、不得交叉。质量受权人因故不在岗时,经企业法定代表人或者企业负责人批准后,可以将其职责临时转授其他质量受权人或者具有相关资质的人员,并以书面形式规定转授权范围、事项及时限。转授权期间,原质量受权人仍须承担相应责任。

6. 药物警戒负责人职责和资质

药物警戒负责人负责药物警戒体系的建立、运行和持续改进,确保药物警戒体系符合相关法律法规和药物警戒质量管理规范的要求。

药物警戒负责人应当是具备一定职务的管理人员,应当具有:医学、药学、流行病学或者相关专业背景,本科及以上学历或者中级及以上专业技术职称,三年以上从事药物警戒相关工作经历,熟悉我国药物警戒相关法律法规和技术指导原则,具备药物警戒管理工作的知识和技能。

(二) 药品上市许可持有人质量管理要求

1. 质量管理体系

药品上市许可持有人应当建立覆盖药品生产全过程的质量管理体系,按照国家药品标准、经药品监督管理部门核准的质量标准和生产工艺进行生产,确保药品生产全过程持续符合药品生产质量管理规范要求。

药品上市许可持有人应当建立健全药品质量管理体系,涵盖药品的非临床研究、临床试验、生产经营、上市后研究、不良反应监测及报告等全生命周期过程;应当建立符合药品质量管理要求的质量目标,持续改进质量管理体系,确保所生产的药品符合预定用途和注册要求。

2. 供应商审核

药品上市许可持有人应当对原料、辅料、直接接触药品的包装材料和容器等供应商进行审核,保证购进和使用的原料、辅料、直接接触药品的包装材料和容器等符合药用要求,符合国务院药品监督管理部门制定的质量管理规范以及相应关联审评审批等有关要求和法律法规要求。

3. 药品上市后变更控制体系

药品上市许可持有人应当按照药品监管有关规定和药品生产质量管理规范等要求建立药品上市后变更控制体系,制定实施内部变更分类原则、变更事项清单、工作程序和风险管理要求;应当结合产品特点,经充分研究、评估和必要的验证后确定变更管理类别,经批准、备案后实施或者在年度报告中载明。

委托生产的,应当联合受托生产企业开展相关研究、评估和必要的验证。

4. 药品放行规程

药品生产企业应当建立药品出厂放行规程,明确出厂放行的标准、条件,并对药品质量检验结果、关键生产记录和偏差控制情况进行审核,对药品进行质量检验。符合有关标准、条件的,经质量受权人签字后方可出厂放行。

药品上市许可持有人应当履行药品上市放行责任,制定药品上市放行规程,审核受托生产企业制定的出厂放行规程,明确药品的上市放行标准,对药品生产企业出厂放行的药品检验结果和放行文件进行审核,符合有关规定的,经质量受权人签字后方可放行上市。必要时,药品上市许可持有人可对受托方药品生产记录、检验记录、偏差调查等进行审核。

5. 委托生产药品质量责任

委托生产药品的,药品上市许可持有人应当对受托方的质量保证能力和风险管理能力进行评估,按规定与受托方签订质量协议以及委托生产协议;应当履行物料供应商评估批准、变更管理审核、产品上市放行以及年度报告等义务;应当监督受托方履行协议约定的义务,对受托方的质量管理体系进行定期现场审核,并确保双方质量管理体系有效衔接,生产过程持续符合法定要求。

药品上市许可持有人不得通过质量协议转移依法应当由药品上市许可持有人履行的义务和责任。

接受委托生产的药品生产企业应当严格执行质量协议,按照药品生产质量管理规范组织委托生产药品的生产,积极配合接受药品上市许可持有人的审核,并按照所有审核发现的缺陷,采取纠正和预防措施落实整改。

6. 委托储存、运输、销售药品质量责任

药品上市许可持有人应当确保药品储存、运输活动符合药品经营质量管理规范等要求。委托储存、运输、销售药品的,药品上市许可持有人应当对受托方质量保证能力和风险管理能力进行评估,按照有关规定与受托方签订委托协议和质量协议,并定期审核受托企业的储存、运输管理情况,确保储存、运输过程符合药品经营质量管理规范和药品的贮藏条件要求。

接受委托储存、运输的企业应当按照药品经营质量管理规范的要求开展储存、运输活动,履行协议义务,并承担相应法律责任。

7. 药品追溯制度

药品上市许可持有人应当依法建立并实施药品追溯制度,按要求自建或者委托第三方建设信息化追溯系统,在药品各级销售包装单元赋予药品追溯标示,向下游药品经营企业、药品使用单位提供追溯信息,及时、准确记录并保存药品全过程信息,实现药品可追溯,并按照规定向药品监督管理部门提供追溯数据。

8. 药品召回制度

药品上市许可持有人应当依照药品召回有关规定建立并完善药品召回制度,发现药品存在质量问题或者其他安全隐患的,按照有关规定启动召回,及时通知有关企业或者使用单位,同时将调查评估报告、召回计划和召回通知提交给所在地省级药品监督管理部门备案。召回的药品需要销毁的,应当按照有关规定进行销毁。

召回完成后应当按照有关规定及时将药品召回和处理情况向所在地省级药品监督管理部门和卫生健康主管部门报告。

9. 药物警戒制度

药品上市许可持有人应当建立药物警戒体系,设立专门的药物警戒部门,按照药物警戒质量管理规范等要求开展药物警戒工作,进行药品不良反应及其他与用药有关的有害反应监测、识别、评估和控制等活动,最大限度地降低药品安全风险。

10. 药品上市后风险管理

药品上市许可持有人应当制定上市后风险管理计划,主动开展上市后研究,并基于对药品安全性、有效性、质量可控性的上市后研究情况等,定期开展上市后评价,对药品的获益和风险进行综合分析评估。根据评价结果,依法采取修订药品说明书、提高质量标准、完善工艺处方、暂停生产销售、召回药品、申请注销药品批准证明文件等质量提升或者风险防控措施。

对附条件批准的药品,药品上市许可持有人应当采取相应风险管理措施,并在规定期限内

按照要求完成相关研究。

11. 药品安全事件处置方案

药品上市许可持有人应当制定药品安全事件处置方案,并定期组织开展培训和应急演练。发生与药品质量有关的重大安全事件,药品上市许可持有人应当立即对有关药品及其原料、辅料以及直接接触药品的包装材料和容器、相关生产线等采取有效措施进行处置,防止危害扩大。

12. 短缺药品停产报告制度

药品上市许可持有人应当建立短缺药品停产报告制度。列入国家实施停产报告的短缺药品清单的药品停止生产的,应当在计划停产实施六个月前向所在地省级药品监督管理部门报告;发生非预期停产的,在三日内报告所在地省级药品监督管理部门。必要时,向国家药品监督管理局报告。

13. 责任赔偿制度

药品上市许可持有人应当具备法律要求的责任赔偿能力,建立责任赔偿的相关管理程序和制度,实行赔偿首负责任制。责任赔偿能力应当与产品的风险程度、市场规模和人身损害赔偿标准等因素相匹配。药品上市许可持有人应当具有责任赔偿能力相关证明或者相应的商业保险购买合同等。

(三) 药品上市许可持有人质量管理机制

1. 药品质量风险防控

质量管理人员应当对每批次药品生产、检验过程中落实药品生产质量管理规范等要求情况进行监督,对发生的偏差组织调查,对潜在的质量风险及时采取控制措施;质量负责人应当确保在每批次药品放行前完成对生产记录、检验记录的审核,确保与质量有关的变更按规定得到审核和批准,确保所有重大偏差和检验超标已经过调查并得到及时处理。

质量负责人应当结合产品风险定期组织对生产管理、质量管理等情况进行回顾分析,原则上每季度不少于一次对重复性风险和新出现风险进行研判,制定纠正预防措施,持续健全质量管理体系。企业负责人应当定期听取质量负责人质量管理工作汇报,充分听取质量负责人关于药品质量风险防控的意见和建议,对实施质量风险防控提供必要的条件和资源。

2. 年度报告制度

药品上市许可持有人应当建立年度报告制度。企业负责人应当指定专门机构或者人员负责年度报告工作,确保药品年度报告的信息真实、准确、完整和可追溯,符合法律、法规及有关规定要求。报告撰写人员应当汇总上一个自然年度药品的生产销售、上市后研究、风险管理等情况,按照国家药品监督管理局制定的年度报告模版形成年度报告,经企业法定代表人或者企业负责人(或者其书面授权人)批准后向所在地省级药品监督管理部门报告。

3. 自检或内审

药品上市许可持有人应当定期进行自检或者内审,监控药品生产质量管理规范、药品经营质量管理规范、药物警戒质量管理规范等实施情况。自检或者内审应当有方案、有记录,自检完成后应当形成自检报告,内容至少包括自检的基本情况、评价的结论以及纠正和预防措施的建议。

4. 培训管理制度

药品上市许可持有人应当建立培训管理制度,制定培训方案或者计划,对从事药品研发管理、生产管理、质量管理、销售管理、药物警戒、上市后研究的所有人员开展上岗前培训和继续培训。培训内容至少包括相关法规、相应岗位职责和技能等。药品上市许可持有人应当保存培训记录,并定期评估培训效果。

第二节　药品生产监督管理

一、《药品管理法》有关药品生产管理的规定

(一)药品生产许可

从事药品生产活动,应当经所在地省级药品监督管理部门批准,取得药品生产许可证。无药品生产许可证的,不得生产药品。

药品生产许可证应当标明有效期和生产范围,到期重新审查发证。

(二)药品生产条件

从事药品生产活动,应当具备以下条件:

(1)有依法经过资格认定的药学技术人员、工程技术人员及相应的技术工人。

(2)有与药品生产相适应的厂房、设施和卫生环境。

(3)有能对所生产药品进行质量管理和质量检验的机构、人员及必要的仪器设备。

(4)有保证药品质量的规章制度,并符合国务院药品监督管理部门依据《药品管理法》制定的药品生产质量管理规范要求。

(三)遵守药品生产质量管理规范

从事药品生产活动,应当遵守药品生产质量管理规范,建立健全药品生产质量管理体系,保证药品生产全过程持续符合法定要求。

药品生产企业的法定代表人、主要负责人对本企业的药品生产活动全面负责。

(四)药品生产管理

1.生产工艺

药品应当按照国家药品标准和经药品监督管理部门核准的生产工艺进行生产。生产、检验记录应当完整准确,不得编造。

2.药品标准

中药饮片应当按照国家药品标准炮制;国家药品标准没有规定的,应当按照省级药品监督管理部门制定的炮制规范炮制。省级药品监督管理部门制定的炮制规范应当报国务院药品监督管理部门备案。不符合国家药品标准或者不按照省级药品监督管理部门制定的炮制规范炮制的,不得出厂、销售。

3.原料辅料

生产药品所需的原料、辅料,应当符合药用要求、药品生产质量管理规范的有关要求。

生产药品,应当按照规定对供应原料、辅料等的供应商进行审核,保证购进、使用的原料、辅料等符合药用要求。

4. 包材容器

直接接触药品的包装材料和容器,应当符合药用要求,符合保障人体健康、安全的标准。

对不合格的直接接触药品的包装材料和容器,由药品监督管理部门责令停止使用。

5. 放行规程

药品生产企业应当对药品进行质量检验。不符合国家药品标准的,不得出厂。

药品生产企业应当建立药品出厂放行规程,明确出厂放行的标准、条件。符合标准、条件的,经质量受权人签字后方可放行。

(五)药品包装管理

药品包装应当适合药品质量的要求,方便储存、运输和医疗使用。

发运中药材应当有包装。在每件包装上,应当注明品名、产地、日期、供货单位,并附有质量合格的标志。

药品包装应当按照规定印有或者贴有标签并附有说明书。

标签或者说明书应当注明药品的通用名称、成分、规格、上市许可持有人及其地址、生产企业及其地址、批准文号、产品批号、生产日期、有效期、适应证或者功能主治、用法、用量、禁忌、不良反应和注意事项。标签、说明书中的文字应当清晰,生产日期、有效期等事项应当显著标注,容易辨识。

麻醉药品、精神药品、医疗用毒性药品、放射性药品、外用药品和非处方药的标签、说明书,应当印有规定的标志。

(六)健康检查

药品上市许可持有人、药品生产企业、药品经营企业和医疗机构中直接接触药品的工作人员,应当每年进行健康检查。患有传染病或者其他可能污染药品的疾病的,不得从事直接接触药品的工作。

二、药品生产监督管理

为加强药品生产的监督管理,规范药品生产活动,2002 年 12 月,国家药品监督管理局发布《药品生产监督管理办法(试行)》,自 2003 年 2 月 1 日起施行。2004 年 8 月,国家食品药品监督管理局发布第一次修订的《药品生产监督管理办法》,自 2004 年 8 月 5 日施行。2020 年 1 月,国家市场监督管理总局第二次修订《药品生产监督管理办法》,自 2020 年 7 月 1 日起施行,适用于在中国境内上市药品的生产及监督管理活动。

(一)药品上市许可持有人和生产企业职责

从事药品生产活动,应当遵守法律、法规、规章、标准和规范,保证全过程信息真实、准确、完整和可追溯。

药品上市许可持有人应当建立药品质量保证体系,履行药品上市放行责任,对其取得药品注册证书的药品质量负责。

中药饮片生产企业应当履行药品上市许可持有人的相关义务,确保中药饮片生产过程持续符合法定要求。

原料药生产企业应当按照核准的生产工艺组织生产,严格遵守药品生产质量管理规范,确保生产过程持续符合法定要求。

经关联审评的辅料、直接接触药品的包装材料和容器的生产企业以及其他从事与药品相关生产活动的单位和个人依法承担相应责任。

药品上市许可持有人、药品生产企业应当建立并实施药品追溯制度,按照规定赋予药品各级销售包装单元追溯标识,通过信息化手段实施药品追溯,及时准确记录、保存药品追溯数据,并向药品追溯协同服务平台提供追溯信息。

(二)药品生产监管部门

国家药品监督管理局主管全国药品生产监督管理工作,对省级药品监督管理部门的药品生产监督管理工作进行监督和指导。

省级药品监督管理部门负责本行政区域内的药品生产监督管理,承担药品生产环节的许可、检查和处罚等工作。

国家药品监督管理局食品药品审核查验中心组织制定药品检查技术规范和文件,承担境外检查以及组织疫苗巡查等,分析评估检查发现风险、作出检查结论并提出处置建议,负责各省、自治区、直辖市药品检查机构质量管理体系的指导和评估。

国家药品监督管理局信息中心负责药品追溯协同服务平台、药品安全信用档案建设和管理,对药品生产场地进行统一编码。

药品监督管理部门依法设置或者指定的药品审评、检验、核查、监测与评价等专业技术机构,依职责承担相关技术工作并出具技术结论,为药品生产监督管理提供技术支撑。

(三)药品生产条件

从事药品生产,应当符合以下条件:

(1)有依法经过资格认定的药学技术人员、工程技术人员及相应的技术工人,法定代表人、企业负责人、生产管理负责人(以下称生产负责人)、质量管理负责人(以下称质量负责人)、质量受权人及其他相关人员符合《药品管理法》《疫苗管理法》规定的条件。

(2)有与药品生产相适应的厂房、设施、设备和卫生环境。

(3)有能对所生产药品进行质量管理和质量检验的机构、人员。

(4)有能对所生产药品进行质量管理和质量检验的必要的仪器设备。

(5)有保证药品质量的规章制度,并符合药品生产质量管理规范要求。

从事疫苗生产活动的,还应当具备下列条件:

(1)具备适度规模和足够的产能储备。

(2)具有保证生物安全的制度和设施、设备。

(3)符合疾病预防、控制需要。

(四)药品生产许可申请、受理与审批

1.药品生产许可的申请

从事制剂、原料药、中药饮片生产活动,申请人应当按照《药品生产监督管理总办法(试行)》和国家药品监督管理局规定的申报资料要求,向所在地省级药品监督管理部门提出申请。

委托他人生产制剂的药品上市许可持有人,应当具备的条件:

(1)有依法经过资格认定的药学技术人员、工程技术人员及相应的技术工人,法定代表人、企业负责人、生产管理负责人(以下称生产负责人)、质量管理负责人(以下称质量负责人)、质量受权人及其他相关人员符合《药品管理法》《疫苗管理法》规定的条件。

(2)有能对所生产药品进行质量管理和质量检验的机构、人员。

(3)有保证药品质量的规章制度,并符合药品生产质量管理规范要求。

委托他人生产制剂的药品上市许可持有人,应当与符合条件的药品生产企业签订委托协议和质量协议,将相关协议和实际生产场地申请资料合并提交至药品上市许可持有人所在地省级药品监督管理部门,按照规定申请办理药品生产许可证。

申请人应当对其申请材料全部内容的真实性负责。

2. 药品生产许可的受理

省级药品监督管理部门收到申请后,应当根据下列情况分别作出处理:

(1)申请事项依法不属于本部门职权范围的,应当即时作出不予受理的决定,并告知申请人向有关行政机关申请。

(2)申请事项依法不需要取得行政许可的,应当即时告知申请人不受理。

(3)申请材料存在可以当场更正的错误的,应当允许申请人当场更正。

(4)申请材料不齐全或者不符合形式审查要求的,应当当场或者在五日内发给申请人补正材料通知书,一次性告知申请人需要补正的全部内容,逾期不告知的,自收到申请材料之日起即为受理。

(5)申请材料齐全、符合形式审查要求,或者申请人按照要求提交全部补正材料的,予以受理。

省级药品监督管理部门受理或者不予受理药品生产许可证申请的,应当出具加盖本部门专用印章和注明日期的受理通知书或者不予受理通知书。

3. 药品生产许可的审批

省级药品监督管理部门应当自受理之日起三十日内,作出决定。经审查符合规定的,予以批准,并自书面批准决定作出之日起十日内颁发药品生产许可证;不符合规定的,作出不予批准的书面决定,并说明理由。

省级药品监督管理部门按照药品生产质量管理规范等有关规定组织开展申报资料技术审查和评定、现场检查。

省级药品监督管理部门对申请办理药品生产许可证进行审查时,应当公开审批结果,并提供条件便利申请人查询审批进程。

未经申请人同意,药品监督管理部门、专业技术机构及其工作人员不得披露申请人提交的商业秘密、未披露信息或者保密商务信息,法律另有规定或者涉及国家安全、重大社会公共利益的除外。

期限以工作日计算。药品生产许可中技术审查和评定、现场检查、企业整改等所需时间不计入期限。

(五)药品生产许可证管理

1. 编号格式

药品生产许可证编号格式为"省份简称＋四位年号＋四位顺序号"。

企业变更名称等许可证项目以及重新发证,原药品生产许可证编号不变。

企业分立,在保留原药品生产许可证编号的同时,增加新的编号。企业合并,原药品生产许可证编号保留一个。

2. 分类码

分类码是对许可证内生产范围进行统计归类的英文字母串。大写字母用于归类药品上市许可持有人和产品类型,包括:A 代表自行生产的药品上市许可持有人、B 代表委托生产的药品上市许可持有人、C 代表接受委托的药品生产企业、D 代表原料药生产企业;小写字母用于区分制剂属性,h 代表化学药、z 代表中成药、s 代表生物制品、d 代表按药品管理的体外诊断试剂、y 代表中药饮片、q 代表医用气体、t 代表特殊药品、x 代表其他。

3. 有效期

药品生产许可证有效期为五年,分为正本和副本。药品生产许可证样式由国家药品监督管理局统一制定。药品生产许可证电子证书与纸质证书具有同等法律效力。

4. 载明内容

药品生产许可证应当载明许可证编号、分类码、企业名称、统一社会信用代码、住所(经营场所)、法定代表人、企业负责人、生产负责人、质量负责人、质量受权人、生产地址和生产范围、发证机关、发证日期、有效期限等项目。

企业名称、统一社会信用代码、住所(经营场所)、法定代表人等项目应当与市场监督管理部门核发的营业执照中载明的相关内容一致。

5. 许可事项变更和登记事项变更

药品生产许可证载明事项分为许可事项和登记事项。

(1)许可事项。

许可事项是指生产地址和生产范围等。

变更药品生产许可证许可事项的,向原发证机关提出药品生产许可证变更申请。未经批准,不得擅自变更许可事项。原发证机关应当自收到企业变更申请之日起十五日内作出是否准予变更的决定。不予变更的,应当书面说明理由,并告知申请人享有依法申请行政复议或者提起行政诉讼的权利。

变更生产地址或者生产范围,药品生产企业应当按照规定及相关变更技术要求,提交涉及变更内容的有关材料,并报经所在地省级药品监督管理部门审查决定。

原址或者异地新建、改建、扩建车间或者生产线的,应当符合相关规定和技术要求,提交涉及变更内容的有关材料,并报经所在地省级药品监督管理部门进行药品生产质量管理规范符合性检查,检查结果应当通知企业。检查结果符合规定,产品符合放行要求的可以上市销售。有关变更情况,应当在药品生产许可证副本中载明。

上述变更事项涉及药品注册证书及其附件载明内容的,由省级药品监督管理部门批准后,报国家药品监督管理局药品审评中心更新药品注册证书及其附件相关内容。

(2)登记事项。

登记事项是指企业名称、住所(经营场所)、法定代表人、企业负责人、生产负责人、质量负责人、质量受权人等。变更药品生产许可证登记事项的,应当在市场监督管理部门核准变更或者企业完成变更后三十日内,向原发证机关申请药品生产许可证变更登记。原发证机关应当自收到企业变更申请之日起十日内办理变更手续。

药品生产许可证变更后,原发证机关应当在药品生产许可证副本上记录变更的内容和时间,并按照变更后的内容重新核发药品生产许可证正本,收回原药品生产许可证正本,变更后的药品生产许可证终止期限不变。

许可事项变更和登记事项变更比较见表6-1。

表6-1   许可事项变更和登记事项变更

项目	变更内容	变更程序
许可事项变更	生产地址和生产范围	提交涉及变更内容的有关材料,并报经所在地省级药品监督管理部门审查决定
	原址或者异地新建、改建、扩建车间或者生产线	提交涉及变更内容的有关材料,报经所在地省级药品监督管理部门进行药品生产质量管理规范符合性检查,检查结果符合规定,产品符合放行要求的可以上市销售;有关变更情况,应当在药品生产许可证副本中载明
	涉及药品注册证书及其附件载明内容	省级药品监督管理部门批准后,报国家药品监督管理局药品审评中心更新药品注册证书及其附件相关内容
登记事项变更	企业名称、住所(经营场所)、法定代表人、企业负责人、生产负责人、质量负责人、质量受权人	在市场监督管理部门核准变更或者企业完成变更后三十日内,向原发证机关申请药品生产许可证变更登记

6. 申请换发

药品生产许可证有效期届满,需要继续生产药品的,应当在有效期届满前六个月,向原发证机关申请重新发放药品生产许可证。

原发证机关结合企业遵守药品管理法律法规、药品生产质量管理规范和质量体系运行情况,根据风险管理原则进行审查,在药品生产许可证有效期届满前作出是否准予其重新发证的决定。符合规定准予重新发证的,收回原证,重新发证;不符合规定的,作出不予重新发证的书面决定,并说明理由,同时告知申请人享有依法申请行政复议或者提起行政诉讼的权利;逾期未作出决定的,视为同意重新发证,并予补办相应手续。

7. 许可证注销

有下列情形之一的,药品生产许可证由原发证机关注销,并予以公告:①主动申请注销药品生产许可证的;②药品生产许可证有效期届满未重新发证的;③营业执照依法被吊销或者注销的;④药品生产许可证依法被吊销或者撤销的;⑤法律、法规规定应当注销行政许可的其他情形。

8. 许可证遗失补发

药品生产许可证遗失的,药品上市许可持有人、药品生产企业应当向原发证机关申请补发,原发证机关按照原核准事项在十日内补发药品生产许可证。许可证编号、有效期等与原许可证一致。

9. 禁止许可证违法行为

任何单位或者个人不得伪造、变造、出租、出借、买卖药品生产许可证。

10. 药品安全信用档案更新

省级药品监督管理部门应当将药品生产许可证核发、重新发证、变更、补发、吊销、撤销、注销等办理情况,在办理工作完成后十日内在药品安全信用档案中更新。

(六)药品生产管理

1. 药品生产基本要求

从事药品生产活动,应当遵守药品生产质量管理规范,按照国家药品标准、经药品监督管理部门核准的药品注册标准和生产工艺进行生产,按照规定提交并持续更新场地管理文件,对质量体系运行过程进行风险评估和持续改进,保证药品生产全过程持续符合法定要求。生产、检验等记录应当完整准确,不得编造和篡改。

从事药品生产活动,应当遵守药品生产质量管理规范,建立健全药品生产质量管理体系,涵盖影响药品质量的所有因素,保证药品生产全过程持续符合法定要求。

2. 疫苗上市许可持有人要求

疫苗上市许可持有人应当具备疫苗生产、检验必需的厂房设施设备,配备具有资质的管理人员,建立完善质量管理体系,具备生产出符合注册要求疫苗的能力,超出疫苗生产能力确需委托生产的,应当经国家药品监督管理局批准。

3. 药品上市许可持有人的药品质量管理职责

药品上市许可持有人应当建立药品质量保证体系,配备专门人员独立负责药品质量管理,对受托药品生产企业、药品经营企业的质量管理体系进行定期审核,监督其持续具备质量保证和控制能力。

药品上市许可持有人的法定代表人、主要负责人应当对药品质量全面负责,履行以下职责:

(1)配备专门质量负责人独立负责药品质量管理。

(2)配备专门质量受权人独立履行药品上市放行责任。

(3)监督质量管理体系正常运行。

(4)对药品生产企业、供应商等相关方与药品生产相关的活动定期开展质量体系审核,保证持续合规。

(5)按照变更技术要求,履行变更管理责任。

(6)对委托经营企业进行质量评估,与使用单位等进行信息沟通。

(7)配合药品监督管理部门对药品上市许可持有人及相关方的延伸检查。

(8)发生与药品质量有关的重大安全事件,应当及时报告并按药品上市许可持有人制定的风险管理计划开展风险处置,确保风险得到及时控制。

(9)其他法律法规规定的责任。

4. 法人、负责人职责

药品生产企业的法定代表人、主要负责人应当对本企业的药品生产活动全面负责,履行以下职责:

(1)配备专门质量负责人独立负责药品质量管理,监督质量管理规范执行,确保适当的生产过程控制和质量控制,保证药品符合国家药品标准和药品注册标准。

（2）配备专门质量受权人履行药品出厂放行责任。

（3）监督质量管理体系正常运行，保证药品生产过程控制、质量控制以及记录和数据真实性。

（4）发生与药品质量有关的重大安全事件，应当及时报告并按企业制定的风险管理计划开展风险处置，确保风险得到及时控制。

（5）其他法律法规规定的责任。

5. 健康检查

药品上市许可持有人、药品生产企业应当每年对直接接触药品的工作人员进行健康检查并建立健康档案，避免患有传染病或者其他可能污染药品疾病的人员从事直接接触药品的生产活动。

6. 风险控制

药品上市许可持有人、药品生产企业在药品生产中，应当开展风险评估、控制、验证、沟通、审核等质量管理活动，对已识别的风险及时采取有效的风险控制措施，以保证产品质量。

7. 原辅料、包材容器管理

从事药品生产活动，应当对使用的原料药、辅料、直接接触药品的包装材料和容器等相关物料供应商或者生产企业进行审核，保证购进、使用符合法规要求。

生产药品所需的原料、辅料，应当符合药用要求以及相应的生产质量管理规范的有关要求。直接接触药品的包装材料和容器，应当符合药用要求，符合保障人体健康、安全的标准。

经批准或者通过关联审评审批的原料药、辅料、直接接触药品的包装材料和容器的生产企业，应当遵守国家药品监督管理局制定的质量管理规范以及关联审评审批有关要求，确保质量保证体系持续合规，接受药品上市许可持有人的质量审核，接受药品监督管理部门的监督检查或者延伸检查。

8. 验证管理

药品生产企业应当确定需进行的确认与验证，按照确认与验证计划实施。定期对设施、设备、生产工艺及清洁方法进行评估，确认其持续保持验证状态。

9. 防止污染

药品生产企业应当采取防止污染、交叉污染、混淆和差错的控制措施，定期检查评估控制措施的适用性和有效性，以确保药品达到规定的国家药品标准和药品注册标准，并符合药品生产质量管理规范要求。

药品上市许可持有人和药品生产企业不得在药品生产厂房生产对药品质量有不利影响的其他产品。

10. 药品包装

药品包装操作应当采取降低混淆和差错风险的措施，药品包装应当确保有效期内的药品储存运输过程中不受污染。

药品说明书和标签中的表述应当科学、规范、准确，文字应当清晰易辨，不得以粘贴、剪切、涂改等方式进行修改或者补充。

11. 出厂放行

药品生产企业应当建立药品出厂放行规程，明确出厂放行的标准、条件，并对药品质量检验结果、关键生产记录和偏差控制情况进行审核,对药品进行质量检验。符合标准、条件的,经质量受权人签字后方可出厂放行。

药品上市许可持有人应当建立药品上市放行规程,对药品生产企业出厂放行的药品检验结果和放行文件进行审核,经质量受权人签字后方可上市放行。

中药饮片符合国家药品标准或者省级药品监督管理部门制定的炮制规范的,方可出厂、销售。

12. 自检评估

药品上市许可持有人、药品生产企业应当每年进行自检,监控药品生产质量管理规范的实施情况,评估企业是否符合相关法规要求,并提出必要的纠正和预防措施。

13. 年度报告

药品上市许可持有人应当建立年度报告制度,按照国家药品监督管理局规定每年向省级药品监督管理部门报告药品生产销售、上市后研究、风险管理等情况。

疫苗上市许可持有人应当按照规定向国家药品监督管理局进行年度报告。

14. 风险管理

药品上市许可持有人应当持续开展药品风险获益评估和控制,制定上市后药品风险管理计划,主动开展上市后研究,对药品的安全性、有效性和质量可控性进行进一步确证,加强对已上市药品的持续管理。

15. 药物警戒

药品上市许可持有人应当建立药物警戒体系,按照国家药品监督管理局制定的药物警戒质量管理规范开展药物警戒工作。

药品上市许可持有人、药品生产企业应当经常考察本单位的药品质量、疗效和不良反应。发现疑似不良反应的,应当及时按照要求报告。

16. 委托生产

药品上市许可持有人委托生产药品的,应当符合药品管理的有关规定。

药品上市许可持有人委托符合条件的药品生产企业生产药品的,应当对受托方的质量保证能力和风险管理能力进行评估,根据国家药品监督管理局制定的药品委托生产质量协议指南要求,与其签订质量协议以及委托协议,监督受托方履行有关协议约定的义务。

受托方不得将接受委托生产的药品再次委托第三方生产。

经批准或者通过关联审评审批的原料药应当自行生产,不得再行委托他人生产。

17. 生产工艺变更

药品上市许可持有人应当按照药品生产质量管理规范的要求对生产工艺变更进行管理和控制,并根据核准的生产工艺制定工艺规程。生产工艺变更应当开展研究,并依法取得批准、备案或者进行报告,接受药品监督管理部门的监督检查。

18. 产品质量回顾

药品上市许可持有人、药品生产企业应当每年对所生产的药品按照品种进行产品质量回顾分析、记录,以确认工艺稳定可靠,以及原料、辅料、成品现行质量标准的适用性。

19.变更登记

药品上市许可持有人、药品生产企业的质量管理体系相关的组织机构、企业负责人、生产负责人、质量负责人、质量受权人发生变更的,应当自发生变更之日起三十日内,完成登记手续。

疫苗上市许可持有人应当自发生变更之日起十五日内,向所在地省级药品监督管理部门报告生产负责人、质量负责人、质量受权人等关键岗位人员的变更情况。

20.短缺药品管理

列入国家实施停产报告的短缺药品清单的药品,药品上市许可持有人停止生产的,应当在计划停产实施六个月前向所在地省级药品监督管理部门报告;发生非预期停产的,在三日内报告所在地省级药品监督管理部门。必要时,向国家药品监督管理局报告。

药品监督管理部门接到报告后,应当及时通报同级短缺药品供应保障工作会商联动机制牵头单位。

21.境外药品上市许可持有人

药品上市许可持有人为境外企业的,应当指定一家在中国境内的企业法人,履行《药品管理法》与《药品生产监督管理办法(试行)》规定的药品上市许可持有人的义务,并负责协调配合境外检查工作。

药品上市许可持有人的生产场地在境外的,应当按照《药品管理法》与《药品生产监督管理办法(试行)》规定组织生产,配合境外检查工作。

(七)监督检查

1.药品生产监督检查的主要内容和形式

药品生产监督检查的主要内容包括:

(1)药品上市许可持有人、药品生产企业执行有关法律、法规及实施药品生产质量管理规范、药物警戒质量管理规范以及有关技术规范等情况。

(2)药品生产活动是否与药品品种档案载明的相关内容一致。

(3)疫苗储存、运输管理规范执行情况。

(4)药品委托生产质量协议及委托协议。

(5)风险管理计划实施情况。

(6)变更管理情况。

监督检查包括许可检查、常规检查、有因检查和其他检查。

2.检查频次

省级药品监督管理部门应根据药品品种、剂型、管制类别等特点,结合国家药品安全总体情况、药品安全风险警示信息、重大药品安全事件及其调查处理信息等,以及既往检查、检验、不良反应监测、投诉举报等情况确定检查频次:

(1)对麻醉药品、第一类精神药品、药品类易制毒化学品生产企业每季度检查不少于一次。

(2)对疫苗、血液制品、放射性药品、医疗用毒性药品、无菌药品等高风险药品生产企业,每年不少于一次药品生产质量管理规范符合性检查。

(3)对上述产品之外的药品生产企业,每年抽取一定比例开展监督检查,但应当在三年内对本行政区域内企业全部进行检查。

（4）对原料、辅料、直接接触药品的包装材料和容器等供应商、生产企业每年抽取一定比例开展监督检查，五年内对本行政区域内企业全部进行检查。

省级药品监督管理部门可以结合本行政区域内药品生产监管工作实际情况，调整检查频次。

3. 提供材料

监督检查时，药品上市许可持有人和药品生产企业应当根据检查需要说明情况、提供有关材料：

（1）药品生产场地管理文件以及变更材料。

（2）药品生产企业接受监督检查及整改落实情况。

（3）药品质量不合格的处理情况。

（4）药物警戒机构、人员、制度制定情况以及疑似药品不良反应监测、识别、评估、控制情况。

（5）实施附条件批准的品种，开展上市后研究的材料。

（6）需要审查的其他必要材料。

第三节　药品生产质量管理

为规范药品生产质量管理，提高药品质量，保障人民用药安全有效，1988 年，我国颁布了第一版《药品生产质量管理规范》（Good Manufacturing Practice of Medical Products，GMP），其间经历 1992 年、1998 年、2010 年三次修订。2011 年 1 月，卫生部发布修订的《药品生产质量管理规范》，自 2011 年 3 月 1 日起施行。相对于 1998 年版的《药品生产质量管理规范》，2010 年版的《药品生产质量管理规范》共 14 章、313 条，篇幅大量增加，被称为"史上最严GMP"，其吸收国际先进经验，结合我国国情，按照"软件硬件并重"的原则，贯彻质量风险管理和药品生产全过程管理的理念，更加注重科学性，强调指导性和可操作性。附录包括：无菌药品、原料药、生物制品、血液制品、中药制剂、放射性药品、中药饮片、医用氧、取样、临床试验用药品（试行）等，附录与《药品生产质量管理规范》具有同等效力。

《药品生产质量管理规范》作为质量管理体系的一部分，是药品生产管理和质量控制的基本要求，旨在最大限度地降低药品生产过程中污染、交叉污染以及混淆、差错等风险，确保持续稳定地生产出符合预定用途和注册要求的药品。

药品生产企业应当建立药品质量管理体系，该体系应当涵盖影响药品质量的所有因素，包括确保药品质量符合预定用途的有组织、有计划的全部活动。企业应当严格执行《药品生产质量管理规范》，坚持诚实守信，禁止任何虚假、欺骗行为。

一、质量管理

（一）质量目标

企业应当建立符合药品质量管理要求的质量目标，将药品注册的有关安全、有效和质量可控的所有要求，系统地贯彻到药品生产、控制及产品放行、贮存、发运的全过程中，确保所生产的药品符合预定用途和注册要求。

企业高层管理人员应当确保实现既定的质量目标,不同层次的人员以及供应商、经销商应当共同参与并承担各自的责任。

企业应当配备足够的、符合要求的人员、厂房、设施和设备,为实现质量目标提供必要的条件。

(二)质量保证

1. 质量保证系统

质量保证是质量管理体系的一部分。企业必须建立质量保证系统,同时建立完整的文件体系,以保证系统有效运行。

质量保证系统应当确保:

(1)药品的设计与研发体现《药品生产质量管理规范》的要求。

(2)生产管理和质量控制活动符合《药品生产质量管理规范》的要求。

(3)管理职责明确。

(4)采购和使用的原辅料和包装材料正确无误。

(5)中间产品得到有效控制。

(6)确认、验证的实施。

(7)严格按照规程进行生产、检查、检验和复核。

(8)每批产品经质量受权人批准后方可放行。

(9)在贮存、发运和随后的各种操作过程中有保证药品质量的适当措施。

(10)按照自检操作规程,定期检查评估质量保证系统的有效性和适用性。

2. 药品生产质量管理的基本要求

(1)制定生产工艺,系统地回顾并证明其可持续稳定地生产出符合要求的产品。

(2)生产工艺及其重大变更均经过验证。

(3)配备所需的资源,至少包括:①具有适当的资质并经培训合格的人员;②足够的厂房和空间;③适用的设备和维修保障;④正确的原辅料、包装材料和标签;⑤经批准的工艺规程和操作规程;⑥适当的贮运条件。

(4)应当使用准确、易懂的语言制定操作规程。

(5)操作人员经过培训,能够按照操作规程正确操作。

(6)生产全过程应当有记录,偏差均经过调查并记录。

(7)批记录和发运记录应当能够追溯批产品的完整历史,并妥善保存、便于查阅。

(8)降低药品发运过程中的质量风险。

(9)建立药品召回系统,确保能够召回任何一批已发运销售的产品。

(10)调查导致药品投诉和质量缺陷的原因,并采取措施,防止类似质量缺陷再次发生。

(三)质量控制

质量控制包括相应的组织机构、文件系统以及取样、检验等,确保物料或产品在放行前完成必要的检验,确认其质量符合要求。

质量控制的基本要求:

(1)应当配备适当的设施、设备、仪器和经过培训的人员,有效、可靠地完成所有质量控制的相关活动。

（2）应当有批准的操作规程，用于原辅料、包装材料、中间产品、待包装产品和成品的取样、检查、检验以及产品的稳定性考察，必要时进行环境监测，以确保符合《药品生产质量管理规范》的要求。

（3）由经授权的人员按照规定的方法对原辅料、包装材料、中间产品、待包装产品和成品取样。

（4）检验方法应当经过验证或确认。

（5）取样、检查、检验应当有记录，偏差应当经过调查并记录。

（6）物料、中间产品、待包装产品和成品必须按照质量标准进行检查和检验，并有记录。

（7）物料和最终包装的成品应当有足够的留样，以备必要的检查或检验；除最终包装容器过大的成品外，成品的留样包装应当与最终包装相同。

（四）质量风险管理

质量风险管理是在整个产品生命周期中采用前瞻或回顾的方式，对质量风险进行评估、控制、沟通、审核的系统过程。

应当根据科学知识及经验对质量风险进行评估，以保证产品质量。

质量风险管理过程所采用的方法、措施、形式及形成的文件应当与存在风险的级别相适应。

二、机构与人员

（一）组织机构与人员

1. 基本要求

企业应当建立与药品生产相适应的管理机构，并有组织机构图。

企业应当设立独立的质量管理部门，履行质量保证和质量控制的职责。质量管理部门可以分别设立质量保证部门和质量控制部门。

质量管理部门应当参与所有与质量有关的活动，负责审核所有与《药品生产质量管理规范》有关的文件。质量管理部门人员不得将职责委托给其他部门的人员。

2. 人员基本要求

企业应当配备足够数量并具有适当资质（含学历、培训和实践经验）的管理和操作人员，应当明确规定每个部门和每个岗位的职责。岗位职责不得遗漏，交叉的职责应当有明确规定。每个人所承担的职责不应当过多。

所有人员应当明确并理解自己的职责，熟悉与其职责相关的要求，并接受必要的培训，包括上岗前培训和继续培训。

职责通常不得委托给他人。确需委托的，其职责可委托给具有相当资质的指定人员。

（二）关键人员

1. 关键人员组成

关键人员应当为企业的全职人员，至少应当包括企业负责人、生产管理负责人、质量管理负责人和质量受权人。

质量管理负责人和生产管理负责人不得互相兼任。质量管理负责人和质量受权人可以兼任。应当制定操作规程确保质量受权人独立履行职责,不受企业负责人和其他人员的干扰。

2. 企业负责人

企业负责人是药品质量的主要责任人,全面负责企业日常管理。为确保企业实现质量目标并按照《药品生产质量管理规范》要求生产药品,企业负责人应当负责提供必要的资源,合理计划、组织和协调,保证质量管理部门独立履行其职责。

3. 生产管理负责人

生产管理负责人应当至少具有药学或相关专业本科学历(或中级专业技术职称或执业药师资格),具有至少三年从事药品生产和质量管理的实践经验,其中至少有一年的药品生产管理经验,接受过与所生产产品相关的专业知识培训。

质量管理负责人主要职责:

(1)确保药品按照批准的工艺规程生产、贮存,以保证药品质量。

(2)确保严格执行与生产操作相关的各种操作规程。

(3)确保批生产记录和批包装记录经过指定人员审核并送交质量管理部门。

(4)确保厂房和设备的维护保养,以保持其良好的运行状态。

(5)确保完成各种必要的验证工作。

(6)确保生产相关人员经过必要的上岗前培训和继续培训,并根据实际需要调整培训内容。

4. 质量管理负责人

质量管理负责人应当至少具有药学或相关专业本科学历(或中级专业技术职称或执业药师资格),具有至少五年从事药品生产和质量管理的实践经验,其中至少一年的药品质量管理经验,接受过与所生产产品相关的专业知识培训。

质量管理负责人主要职责:

(1)确保原辅料、包装材料、中间产品、待包装产品和成品符合经注册批准的要求和质量标准。

(2)确保在产品放行前完成对批记录的审核。

(3)确保完成所有必要的检验。

(4)批准质量标准、取样方法、检验方法和其他质量管理的操作规程。

(5)审核和批准所有与质量有关的变更。

(6)确保所有重大偏差和检验结果超标已经过调查并得到及时处理。

(7)批准并监督委托检验。

(8)监督厂房和设备的维护,以保持其良好的运行状态。

(9)确保完成各种必要的确认或验证工作,审核和批准确认或验证方案和报告。

(10)确保完成自检。

(11)评估和批准物料供应商。

(12)确保所有与产品质量有关的投诉已经过调查,并得到及时、正确的处理。

(13)确保完成产品的持续稳定性考察计划,提供稳定性考察的数据。

(14)确保完成产品质量回顾分析。

(15)确保质量控制和质量保证人员都已经过必要的上岗前培训和继续培训,并根据实际需要调整培训内容。

5.生产管理负责人和质量管理负责人共同的职责

(1)审核和批准产品的工艺规程、操作规程等文件。

(2)监督厂区卫生状况。

(3)确保关键设备经过确认。

(4)确保完成生产工艺验证。

(5)确保企业所有相关人员都已经过必要的上岗前培训和继续培训,并根据实际需要调整培训内容。

(6)批准并监督委托生产。

(7)确定和监控物料和产品的贮存条件。

(8)保存记录。

(9)监督《药品生产质量管理规范》执行状况。

(10)监控影响产品质量的因素。

6.质量受权人

质量受权人应当至少具有药学或相关专业本科学历(或中级专业技术职称或执业药师资格),具有至少五年从事药品生产和质量管理的实践经验,从事过药品生产过程控制和质量检验工作。

质量受权人应当具有必要的专业理论知识,并经过与产品放行有关的培训,方能独立履行其职责。

质量受权人主要职责:

(1)参与企业质量体系建立、内部自检、外部质量审计、验证以及药品不良反应报告、产品召回等质量管理活动。

(2)承担产品放行的职责,确保每批已放行产品的生产、检验均符合相关法规、药品注册要求和质量标准。

(3)在产品放行前,质量受权人必须按照上述第2项的要求出具产品放行审核记录,并纳入批记录。

(三)培训

1. 培训管理

企业应当指定部门或专人负责培训管理工作,应当有经生产管理负责人或质量管理负责人审核或批准的培训方案或计划,培训记录应当予以保存。

2. 培训内容

与药品生产、质量有关的所有人员都应当经过培训,培训的内容应当与岗位的要求相适应。除进行《药品生产质量管理规范》理论和实践的培训外,还应当有相关法规、相应岗位的职责、技能的培训,并定期评估培训的实际效果。

3. 专门培训

高风险操作区(如:高活性、高毒性、传染性、高致敏性物料的生产区)的工作人员应当接受专门的培训。

(四)人员卫生

1. 卫生操作规程

所有人员都应当接受卫生要求的培训,企业应当建立人员卫生操作规程,最大限度地降低人员对药品生产造成污染的风险。

人员卫生操作规程应当包括与健康、卫生习惯及人员着装相关的内容。生产区和质量控制区的人员应当正确理解相关的人员卫生操作规程。企业应当采取措施确保人员卫生操作规程的执行。

2. 健康管理

企业应当对人员健康进行管理,并建立健康档案。直接接触药品的生产人员上岗前应当接受健康检查,以后每年至少进行一次健康检查。

企业应当采取适当措施,避免体表有伤口、患有传染病或其他可能污染药品疾病的人员从事直接接触药品的生产。

3. 对生产区、仓储区人员的卫生要求

参观人员和未经培训的人员不得进入生产区和质量控制区,特殊情况确需进入的,应当事先对个人卫生、更衣等事项进行指导。

任何进入生产区的人员均应当按照规定更衣。工作服的选材、式样及穿戴方式应当与所从事的工作和空气洁净度级别要求相适应。

进入洁净生产区的人员不得化妆和佩戴饰物。

生产区、仓储区应当禁止吸烟和饮食,禁止存放食品、饮料、香烟和个人用药品等非生产用物品。

操作人员应当避免裸手直接接触药品、与药品直接接触的包装材料和设备表面。

三、厂房与设施

(一)厂房要求

1. 厂房基本要求

厂房的选址、设计、布局、建造、改造和维护必须符合药品生产要求,应当能够最大限度地避免污染、交叉污染、混淆和差错,便于清洁、操作和维护。

2. 厂房选址

应当根据厂房及生产防护措施综合考虑选址,厂房所处的环境应当能够最大限度地降低物料或产品遭受污染的风险。

3. 生产环境

企业应当有整洁的生产环境;厂区的地面、路面及运输等不应当对药品的生产造成污染;生产、行政、生活和辅助区的总体布局应当合理,不得互相妨碍;厂区和厂房内的人、物流走向应当合理。

4. 维护和清洁

应当对厂房进行适当维护,并确保维修活动不影响药品的质量。应当按照详细的书面操

作规程对厂房进行清洁或必要的消毒。

5. 照明和温湿度

厂房应当有适当的照明、温度、湿度和通风,确保生产和贮存的产品质量以及相关设备性能不会直接或间接地受到影响。

6. 防鼠防虫

厂房、设施的设计和安装应当能够有效防止昆虫或其他动物进入。应当采取必要的措施,避免所使用的灭鼠药、杀虫剂、烟熏剂等对设备、物料、产品造成污染。

7. 人员限制

应当采取适当措施,防止未经批准人员的进入。生产、贮存和质量控制区不应当作为非本区工作人员的直接通道。

8. 保存图纸

应当保存厂房、公用设施、固定管道建造或改造后的竣工图纸。

(二)生产区

1. 设施和设备

为降低污染和交叉污染的风险,厂房、生产设施和设备应当根据所生产药品的特性、工艺流程及相应洁净度级别要求合理设计、布局和使用,并符合下列要求:

(1)应当综合考虑药品的特性、工艺和预定用途等因素,确定厂房、生产设施和设备多产品共用的可行性,并有相应评估报告。

(2)生产特殊性质的药品,如高致敏性药品(如青霉素类)或生物制品(如卡介苗或其他用活性微生物制备而成的药品),必须采用专用和独立的厂房、生产设施和设备。青霉素类药品产尘量大的操作区域应当保持相对负压,排至室外的废气应当经过净化处理并符合要求,排风口应当远离其他空气净化系统的进风口。

(3)生产 β-内酰胺结构类药品、性激素类避孕药品必须使用专用设施(如独立的空气净化系统)和设备,并与其他药品生产区严格分开。

(4)生产某些激素类、细胞毒性类、高活性化学药品应当使用专用设施(如独立的空气净化系统)和设备;特殊情况下,如采取特别防护措施并经过必要的验证,上述药品制剂则可通过阶段性生产方式共用同一生产设施和设备。

(5)用于上述第(2)～(4)项的空气净化系统,其排风应当经过净化处理。

(6)药品生产厂房不得用于生产对药品质量有不利影响的非药用产品。

2. 空间足够

生产区和贮存区应当有足够的空间,确保有序地存放设备、物料、中间产品、待包装产品和成品,避免不同产品或物料的混淆、交叉污染,避免生产或质量控制操作发生遗漏或差错。

3. 空调净化

应当根据药品品种、生产操作要求及外部环境状况等配置空调净化系统,使生产区有效通风,并有温度、湿度控制和空气净化过滤,保证药品的生产环境符合要求。

洁净区与非洁净区之间、不同级别洁净区之间的压差应当不低于 10 帕斯卡。必要时,相同洁净度级别的不同功能区域(操作间)之间也应当保持适当的压差梯度。

口服液体和固体制剂、腔道用药(含直肠用药)、表皮外用药品等非无菌制剂生产的暴露工序区域及其直接接触药品的包装材料最终处理的暴露工序区域,应当参照"无菌药品"附录中D级洁净区的要求设置,企业可根据产品的标准和特性对该区域采取适当的微生物监控措施。

4. 内表面清洁

洁净区的内表面(墙壁、地面、天棚)应当平整光滑、无裂缝、接口严密、无颗粒物脱落,避免积尘,便于有效清洁,必要时应当进行消毒。

5. 公用设施清洁

各种管道、照明设施、风口和其他公用设施的设计和安装应当避免出现不易清洁的部位,应当尽可能在生产区外部对其进行维护。

6. 排水设施

排水设施应当大小适宜,并安装防止倒灌的装置。应当尽可能避免明沟排水;不可避免时,明沟宜浅,以方便清洁和消毒。

7. 原辅料称量

制剂的原辅料称量通常应当在专门设计的称量室内进行。

8. 产尘操作间

产尘操作间(如干燥物料或产品的取样、称量、混合、包装等操作间)应当保持相对负压或采取专门的措施,防止粉尘扩散、避免交叉污染并便于清洁。

9. 包装隔离

用于药品包装的厂房或区域应当合理设计和布局,以避免混淆或交叉污染。如同一区域内有数条包装线,应当有隔离措施。

10. 照明适度

生产区应当有适度的照明,目视操作区域的照明应当满足操作要求。

11. 中间控制

生产区内可设中间控制区域,但中间控制操作不得给药品带来质量风险。

(三)仓储区

1. 空间足够

仓储区应当有足够的空间,确保有序存放待验、合格、不合格、退货或召回的原辅料、包装材料、中间产品、待包装产品和成品等各类物料和产品。

2. 通风和照明

仓储区的设计和建造应当确保良好的仓储条件,并有通风和照明设施。仓储区应当能够满足物料或产品的贮存条件(如温湿度、避光)和安全贮存的要求,并进行检查和监控。

3. 物料接收、发放和发运

接收、发放和发运区域应当能够保护物料、产品免受外界天气(如雨、雪)的影响。接收区的布局和设施应当能够确保到货物料在进入仓储区前可对外包装进行必要的清洁。

4. 物料贮存

高活性的物料或产品以及印刷包装材料应当贮存于安全的区域。

如采用单独的隔离区域贮存待验物料,待验区应当有醒目的标识,且只限于经批准的人员出入。

不合格、退货或召回的物料或产品应当隔离存放。

如果采用其他方法替代物理隔离,则该方法应当具有同等的安全性。

5. 物料取样区

通常应当有单独的物料取样区。取样区的空气洁净度级别应当与生产要求一致。如在其他区域或采用其他方式取样,应当能够防止污染或交叉污染。

(四)质量控制区

1. 实验室与生产区分开

质量控制实验室通常应当与生产区分开。生物检定、微生物和放射性同位素的实验室还应当彼此分开。

2. 实验室的设计

实验室的设计应当确保其适用于预定的用途,并能够避免混淆和交叉污染,应当有足够的区域用于样品处置、留样和稳定性考察样品的存放以及记录的保存。

3. 专门的仪器室

必要时,应当设置专门的仪器室,使灵敏度高的仪器免受静电、震动、潮湿或其他外界因素的干扰。

4. 特殊物品实验室

处理生物样品或放射性样品等特殊物品的实验室应当符合国家的有关要求。

5. 实验动物房

实验动物房应当与其他区域严格分开,其设计、建造应当符合国家有关规定,并设有独立的空气处理设施以及动物的专用通道。

(五)辅助区

1. 休息室

休息室的设置不应当对生产区、仓储区和质量控制区造成不良影响。

2. 更衣室和盥洗室

更衣室和盥洗室应当方便人员进出,并与使用人数相适应。盥洗室不得与生产区和仓储区直接相通。

3. 维修间

维修间应当尽可能远离生产区。存放在洁净区内的维修用备件和工具,应当放置在专门的房间或工具柜中。

四、设备

(一)基本要求

1. 符合预定用途

设备的设计、选型、安装、改造和维护必须符合预定用途,应当尽可能降低产生污染、交叉污染、混淆和差错的风险,便于操作、清洁、维护,以及必要时进行的消毒或灭菌。

2. 操作规程

应当建立设备使用、清洁、维护和维修的操作规程,并保存相应的操作记录。

3. 文件和记录

应当建立并保存设备采购、安装、确认的文件和记录。

(二)设计和安装

1. 生产设备

生产设备不得对药品质量产生任何不利影响。与药品直接接触的生产设备表面应当平整、光洁、易清洗或消毒、耐腐蚀,不得与药品发生化学反应、吸附药品或向药品中释放物质。

2. 衡器量具

应当配备有适当量程和精度的衡器、量具、仪器和仪表。

3. 清洁设备

应当选择适当的清洗、清洁设备,并防止这类设备成为污染源。

4. 润滑剂和冷却剂

设备所用的润滑剂、冷却剂等不得对药品或容器造成污染,应当尽可能使用食用级或级别相当的润滑剂。

5. 模具

生产用模具的采购、验收、保管、维护、发放及报废应当制定相应操作规程,设专人专柜保管,并有相应记录。

(三)维护和维修

1. 不得影响产品质量

设备的维护和维修不得影响产品质量。

2. 计划、规程和记录

应当制定设备的预防性维护计划和操作规程,设备的维护和维修应当有相应的记录。

3. 再确认

经改造或重大维修的设备应当进行再确认,符合要求后方可用于生产。

(四)使用和清洁

1. 操作规程

主要生产和检验设备都应当有明确的操作规程。

2. 参数范围内使用

生产设备应当在确认的参数范围内使用。

3. 清洁生产设备操作规程

应当按照详细规定的操作规程清洁生产设备。

生产设备清洁的操作规程应当规定具体而完整的清洁方法、清洁用设备或工具、清洁剂的名称和配制方法、去除前一批次标识的方法、保护已清洁设备在使用前免受污染的方法、已清洁设备最长的保存时限、使用前检查设备清洁状况的方法,使操作者能以可重现的、有效的方式对各类设备进行清洁。

如需拆装设备,还应当规定设备拆装的顺序和方法;如需对设备消毒或灭菌,还应当规定消毒或灭菌的具体方法、消毒剂的名称和配制方法。必要时,还应当规定设备生产结束至清洁前所允许的最长间隔时限。

4. 已清洁生产设备存放

已清洁的生产设备应当在清洁、干燥的条件下存放。

5. 使用日志

用于药品生产或检验的设备和仪器,应当有使用日志,记录内容包括使用、清洁、维护和维修情况以及日期、时间、所生产及检验的药品名称、规格和批号等。

6. 状态标识

生产设备应当有明显的状态标识,标明设备编号和内容物(如名称、规格、批号);没有内容物的应当标明清洁状态。

7. 不合格设备状态标识

不合格的设备如有可能应当搬出生产和质量控制区,未搬出前,应当有醒目的状态标识。

8. 管道标记

主要固定管道应当标明内容物名称和流向。

(五)校准

1. 校准要求

应当按照操作规程和校准计划定期对生产和检验用衡器、量具、仪表、记录和控制设备以及仪器进行校准和检查,并保存相关记录。校准的量程范围应当涵盖实际生产和检验的使用范围。

应当确保生产和检验使用的关键衡器、量具、仪表、记录和控制设备以及仪器经过校准,所得出的数据准确、可靠。

不得使用未经校准、超过校准有效期、失准的衡器、量具、仪表以及用于记录和控制的设备、仪器。

2. 计量标准器具

应当使用计量标准器具进行校准,且所用计量标准器具应当符合国家有关规定。校准记录应当标明所用计量标准器具的名称、编号、校准有效期和计量合格证明编号,确保记录的可追溯性。

3. 校准有效期标识

衡器、量具、仪表、用于记录和控制的设备以及仪器应当有明显的标识,标明其校准有效期。

4. 自动或电子设备校准

在生产、包装、仓储过程中使用自动或电子设备的,应当按照操作规程定期进行校准和检查,确保其操作功能正常。校准和检查应当有相应的记录。

(六)制药用水

1. 制药用水要求

制药用水应当适合其用途,并符合《中国药典》的质量标准及相关要求。制药用水至少应当采用饮用水。

2. 水处理设备

水处理设备及其输送系统的设计、安装、运行和维护应当确保制药用水达到设定的质量标准。水处理设备的运行不得超出其设计能力。

3. 储罐和输送管道

纯化水、注射用水储罐和输送管道所用材料应当无毒、耐腐蚀;储罐的通气口应当安装不脱落纤维的疏水性除菌滤器;管道的设计和安装应当避免死角、盲管。

4. 制备、贮存和分配

纯化水、注射用水的制备、贮存和分配应当能够防止微生物的滋生。纯化水可采用循环,注射用水可采用70℃以上保温循环。

5. 定期监测

应当对制药用水及原水的水质进行定期监测,并有相应的记录。

6. 管道清洗

应当按照操作规程对纯化水、注射用水管道进行清洗消毒,并有相关记录。发现制药用水微生物污染达到警戒限度、纠偏限度时应当按照操作规程处理。

五、物料与产品

(一)基本要求

1. 质量标准

药品生产所用的原辅料、与药品直接接触的包装材料应当符合相应的质量标准。药品上直接印字所用油墨应当符合食用标准要求。

进口原辅料应当符合国家相关的进口管理规定。

2. 操作规程

应当建立物料和产品的操作规程,确保物料和产品的正确接收、贮存、发放、使用和发运,防止污染、交叉污染、混淆和差错。

物料和产品的处理应当按照操作规程或工艺规程执行,并有记录。

3. 质量评估

物料供应商的确定及变更应当进行质量评估,并经质量管理部门批准后方可采购。

4. 运输要求

物料和产品的运输应当能够满足其保证质量的要求,对运输有特殊要求的,其运输条件应当予以确认。

5．接收检查和记录

原辅料、与药品直接接触的包装材料和印刷包装材料的接收应当有操作规程，所有到货物料均应当检查，以确保与订单一致，并确认供应商已经质量管理部门批准。

物料的外包装应当有标签，并注明规定的信息。必要时，还应当进行清洁，发现外包装损坏或其他可能影响物料质量的问题，应当向质量管理部门报告并进行调查和记录。

每次接收均应当有记录，内容包括：①交货单和包装容器上所注物料的名称；②企业内部所用物料名称和（或）代码；③接收日期；④供应商和生产商（如不同）的名称；⑤供应商和生产商（如不同）标识的批号；⑥接收总量和包装容器数量；⑦接收后企业指定的批号或流水号；⑧有关说明（如包装状况）。

6．待验放行

物料接收和成品生产后应当及时按照待验管理，直至放行。

7．贮存发运

物料和产品应当根据其性质有序分批贮存和周转，发放及发运应当符合先进先出和近效期先出的原则。

8．计算机化仓储管理

使用计算机化仓储管理的，应当有相应的操作规程，防止因系统故障、停机等特殊情况而造成物料和产品的混淆和差错。

使用完全计算机化仓储管理系统进行识别的，物料、产品等相关信息可不必以书面可读的方式标出。

（二）原辅料

1．核对检验

应当制定相应的操作规程，采取核对或检验等适当措施，确认每一包装内的原辅料正确无误。

一次接收数个批次的物料，应当按批取样、检验、放行。

2．原辅料标识

仓储区内的原辅料应当有适当的标识，并至少标明下述内容：①指定的物料名称和企业内部的物料代码；②企业接收时设定的批号；③物料质量状态（如待验、合格、不合格、已取样）；④有效期或复验期。

3．原辅料使用

只有经质量管理部门批准放行并在有效期或复验期内的原辅料方可使用。

4．原辅料贮存

原辅料应当按照有效期或复验期贮存。贮存期内，如发现对质量有不良影响的特殊情况，应当进行复验。

用于同一批药品生产的所有配料应当集中存放，并做好标识。

5．配料复核

应当由指定人员按照操作规程进行配料，核对物料后，精确称量或计量，并做好标识。

配制的每一物料及其重量或体积应当由他人独立进行复核,并有复核记录。

(三)中间产品和待包装产品

1. 贮存
中间产品和待包装产品应当在适当的条件下贮存。

2. 标识内容
中间产品和待包装产品应当有明确的标识,并至少标明下述内容:①产品名称和企业内部的产品代码;②产品批号;③数量或重量(如毛重、净重等);④生产工序(必要时);⑤产品质量状态(必要时,如待验、合格、不合格、已取样)。

(四)包装材料

1. 管控要求
与药品直接接触的包装材料和印刷包装材料的管理和控制要求与原辅料相同。

2. 专人发放
包装材料应当由专人按照操作规程发放,并采取措施避免混淆和差错,确保用于药品生产的包装材料正确无误。

3. 操作规程
应当建立印刷包装材料设计、审核、批准的操作规程,确保印刷包装材料印制的内容与药品监督管理部门核准的一致,并建立专门的文档,保存经签名批准的印刷包装材料原版实样。

4. 版本变更
印刷包装材料的版本变更时,应当采取措施,确保产品所用印刷包装材料的版本正确无误。宜收回作废的旧版印刷模板并予以销毁。

5. 专区存放
印刷包装材料应当设置专门区域妥善存放,未经批准人员不得进入。切割式标签或其他散装印刷包装材料应当分别置于密闭容器内储运,以防混淆。

6. 专人保管
印刷包装材料应当由专人保管,并按照操作规程和需求量发放。

7. 识别标志
每批或每次发放的与药品直接接触的包装材料或印刷包装材料,均应当有识别标志,标明所用产品的名称和批号。

8. 销毁记录
过期或废弃的印刷包装材料应当予以销毁并记录。

(五)成品
成品放行前应当待验贮存。

成品的贮存条件应当符合药品注册批准的要求。

(六)特殊管理的物料和产品
麻醉药品、精神药品、医疗用毒性药品(包括药材)、放射性药品、药品类易制毒化学品及易燃、易爆和其他危险品的验收、贮存、管理应当执行国家有关的规定。

(七)其他

1. 标志保存

不合格的物料、中间产品、待包装产品和成品的每个包装容器上均应当有清晰醒目的标志，并在隔离区内妥善保存。

2. 处理批准

不合格的物料、中间产品、待包装产品和成品的处理应当经质量管理负责人批准，并有记录。

3. 产品回收

产品回收需经预先批准，并对相关的质量风险进行充分评估，根据评估结论决定是否回收。回收应当按照预定的操作规程进行，并有相应记录。回收处理后的产品应当按照回收处理中最早批次产品的生产日期确定有效期。

4. 返工管理

制剂产品不得进行重新加工。不合格的制剂中间产品、待包装产品和成品一般不得进行返工。只有不影响产品质量、符合相应质量标准，且根据预定、经批准的操作规程以及对相关风险充分评估后，才允许返工处理。返工应当有相应记录。

对返工或重新加工或回收合并后生产的成品，质量管理部门应当考虑需要进行额外相关项目的检验和稳定性考察。

5. 退货管理

企业应当建立药品退货的操作规程，并有相应的记录，内容至少应当包括：产品名称、批号、规格、数量、退货单位及地址、退货原因及日期、最终处理意见。

同一产品同一批号不同渠道的退货应当分别记录、存放和处理。

只有经检查、检验和调查，有证据证明退货质量未受影响，且经质量管理部门根据操作规程评价后，方可考虑将退货重新包装、重新发运销售。评价考虑的因素至少应当包括药品的性质、所需的贮存条件、药品的现状、历史，以及发运与退货之间的间隔时间等因素。不符合贮存和运输要求的退货，应当在质量管理部门监督下予以销毁。对退货质量存有怀疑时，不得重新发运。

对退货进行回收处理的，回收后的产品应当符合预定的质量标准和产品回收的要求。

退货处理的过程和结果应当有相应记录。

六、确认与验证

1. 基本要求

企业应当确定需要进行的确认或验证工作，以证明有关操作的关键要素能够得到有效控制。确认或验证的范围和程度应当经过风险评估来确定。

企业的厂房、设施、设备和检验仪器应当经过确认，应当采用经过验证的生产工艺、操作规程和检验方法进行生产、操作和检验，并保持持续的验证状态。

2．文件和记录

应当建立确认与验证的文件和记录，并能以文件和记录证明达到以下预定的目标：

(1)设计确认应当证明厂房、设施、设备的设计符合预定用途和《药品生产质量管理规范》要求。

(2)安装确认应当证明厂房、设施、设备的建造和安装符合设计标准。

(3)运行确认应当证明厂房、设施、设备的运行符合设计标准。

(4)性能确认应当证明厂房、设施、设备在正常操作方法和工艺条件下能够持续符合标准。

(5)工艺验证应当证明一个生产工艺按照规定的工艺参数能够持续生产出符合预定用途和注册要求的产品。

3．新生产工艺验证

采用新的生产处方或生产工艺前，应当验证其常规生产的适用性。生产工艺在使用规定的原辅料和设备条件下，应当能够始终生产出符合预定用途和注册要求的产品。

4．变更确认或验证

当影响产品质量的主要因素，如原辅料、与药品直接接触的包装材料、生产设备、生产环境(或厂房)、生产工艺、检验方法等发生变更时，应当进行确认或验证。必要时，还应当经药品监督管理部门批准。

5．清洁方法验证

清洁方法应当经过验证，证实其清洁的效果，以有效防止污染和交叉污染。清洁验证应当综合考虑设备使用情况、所使用的清洁剂和消毒剂、取样方法和位置以及相应的取样回收率、残留物的性质和限度、残留物检验方法的灵敏度等因素。

6．再确认或再验证

确认和验证不是一次性的行为。首次确认或验证后，应当根据产品质量回顾分析情况进行再确认或再验证。关键的生产工艺和操作规程应当定期进行再验证，确保其能够达到预期结果。

7．验证总计划

企业应当制定验证总计划，以文件形式说明确认与验证工作的关键信息。

验证总计划或其他相关文件中应当作出规定，确保厂房、设施、设备、检验仪器、生产工艺、操作规程和检验方法等能够保持持续稳定。

8．确认或验证方案

应当根据确认或验证的对象制定确认或验证方案，并经审核、批准。确认或验证方案应当明确职责。

确认或验证应当按照预先确定和批准的方案实施，并有记录。确认或验证工作完成后，应当写出报告，并经审核、批准。确认或验证的结果和结论(包括评价和建议)应当有记录并存档。

应当根据验证的结果确认工艺规程和操作规程。

七、文件管理

（一）基本要求

1. 文件管理

文件是质量保证系统的基本要素。企业必须有内容正确的书面质量标准、生产处方和工艺规程、操作规程以及记录等文件。

企业应当建立文件管理的操作规程，系统地设计、制定、审核、批准和发放文件。与《药品生产质量管理规范》有关的文件应当经质量管理部门的审核。

文件的内容应当与药品生产许可、药品注册等相关要求一致，并有助于追溯每批产品的历史情况。

文件的起草、修订、审核、批准、替换或撤销、复制、保管和销毁等应当按照操作规程管理，并有相应的文件分发、撤销、复制、销毁记录。

文件的起草、修订、审核、批准均应当由适当的人员签名并注明日期。

文件应当标明题目、种类、目的以及文件编号和版本号。文字应当确切、清晰、易懂，不能模棱两可。

文件应当分类存放、条理分明，便于查阅。

原版文件复制时，不得产生任何差错；复制的文件应当清晰可辨。

文件应当定期审核、修订；文件修订后，应当按照规定管理，防止旧版文件的误用。分发、使用的文件应当为批准的现行文本，已撤销的或旧版文件除留档备查外，不得在工作现场出现。

2. 记录管理

与《药品生产质量管理规范》有关的每项活动均应当有记录，以保证产品生产、质量控制和质量保证等活动可以追溯。记录应当留有填写数据的足够空格。记录应当及时填写，内容真实，字迹清晰、易读，不易擦除。

应当尽可能采用生产和检验设备自动打印的记录、图谱和曲线图等，并标明产品或样品的名称、批号和记录设备的信息，操作人应当签注姓名和日期。

记录应当保持清洁，不得撕毁和任意涂改。记录填写的任何更改都应当签注姓名和日期，并使原有信息仍清晰可辨，必要时，应当说明更改的理由。记录如需重新誊写，则原有记录不得销毁，应当作为重新誊写记录的附件保存。

每批药品应当有批记录，包括批生产记录、批包装记录、批检验记录和药品放行审核记录等与本批产品有关的记录。批记录应当由质量管理部门负责管理，至少保存至药品有效期后一年。质量标准、工艺规程、操作规程、稳定性考察、确认、验证、变更等其他重要文件应当长期保存。

3. 电子记录管理

如使用电子数据处理系统、照相技术或其他可靠方式记录数据资料，应当有所用系统的操作规程；记录的准确性应当经过核对。

使用电子数据处理系统的，只有经授权的人员方可输入或更改数据，更改和删除情况应当有记录；应当使用密码或其他方式来控制系统的登录；关键数据输入后，应当由他人独立进行复核。

用电子方法保存的批记录,应当采用磁带、缩微胶卷、纸质副本或其他方法进行备份,以确保记录的安全,且数据资料在保存期内便于查阅。

(二)质量标准

物料和成品应当有经批准的现行质量标准;必要时,中间产品或待包装产品也应当有质量标准。

1. 物料质量标准

物料的质量标准一般应当包括:

(1)物料的基本信息:①企业统一指定的物料名称和内部使用的物料代码;②质量标准的依据;③经批准的供应商;④印刷包装材料的实样或样稿。

(2)取样、检验方法或相关操作规程编号。

(3)定性和定量的限度要求。

(4)贮存条件和注意事项。

(5)有效期或复验期。

2. 中间产品质量标准

外购或外销的中间产品和待包装产品应当有质量标准;如果中间产品的检验结果用于成品的质量评价,则应当制定与成品质量标准相对应的中间产品质量标准。

3. 成品质量标准

成品的质量标准应当包括:①产品名称以及产品代码;②对应的产品处方编号(如有);③产品规格和包装形式;④取样、检验方法或相关操作规程编号;⑤定性和定量的限度要求;⑥贮存条件和注意事项;⑦有效期。

(三)工艺规程

1. 工艺规程的批准

每种药品的每个生产批量均应当有经企业批准的工艺规程,不同药品规格的每种包装形式均应当有各自的包装操作要求。工艺规程的制定应当以注册批准的工艺为依据。

2. 工艺规程的更改

工艺规程不得任意更改。如需更改,应当按照相关的操作规程修订、审核、批准。

3. 工艺规程的内容

制剂的工艺规程的内容至少应当包括以下几方面。

(1)生产处方:①产品名称和产品代码;②产品剂型、规格和批量;③所用原辅料清单(包括生产过程中使用,但不在成品中出现的物料),阐明每一物料的指定名称、代码和用量;如原辅料的用量需要折算时,还应当说明计算方法。

(2)生产操作要求:①对生产场所和所用设备的说明(如操作间的位置和编号、洁净度级别、必要的温湿度要求、设备型号和编号等);②关键设备的准备(如清洗、组装、校准、灭菌等)所采用的方法或相应操作规程编号;③详细的生产步骤和工艺参数说明(如物料的核对、预处理、加入物料的顺序、混合时间、温度等);④所有中间控制方法及标准;⑤预期的最终产量限度,必要时,还应当说明中间产品的产量限度,以及物料平衡的计算方法和限度;⑥待包装产品的贮存要求,包括容器、标签及特殊贮存条件;⑦需要说明的注意事项。

(3)包装操作要求:①以最终包装容器中产品的数量、重量或体积表示的包装形式;②所需全部包装材料的完整清单,包括包装材料的名称、数量、规格、类型以及与质量标准有关的每一包装材料的代码;③印刷包装材料的实样或复制品,并标明产品批号、有效期打印位置;④需要说明的注意事项,包括对生产区和设备进行的检查,在包装操作开始前,确认包装生产线的清场已经完成等;⑤包装操作步骤的说明,包括重要的辅助性操作和所用设备的注意事项、包装材料使用前的核对;⑥中间控制的详细操作,包括取样方法及标准;⑦待包装产品、印刷包装材料的物料平衡计算方法和限度。

(四)批生产记录

1. 批生产记录可追溯

每批产品均应当有相应的批生产记录,可追溯该批产品的生产历史以及与质量有关的情况。

2. 批生产记录的制定

批生产记录应当依据现行批准的工艺规程的相关内容制定。记录的设计应当避免填写差错。批生产记录的每一页应当标注产品的名称、规格和批号。

3. 批生产记录的管理

原版空白的批生产记录应当经生产管理负责人和质量管理负责人审核和批准。批生产记录的复制和发放均应当按照操作规程进行控制并有记录,每批产品的生产只能发放一份原版空白批生产记录的复制件。

4. 记录和签名

在生产过程中,进行每项操作时应当及时记录,操作结束后,应当由生产操作人员确认并签注姓名和日期。

5. 批生产记录的内容

(1)产品名称、规格、批号。

(2)生产以及中间工序开始、结束的日期和时间。

(3)每一生产工序的负责人签名。

(4)生产步骤操作人员的签名;必要时,还应当有操作(如称量)复核人员的签名。

(5)每一原辅料的批号以及实际称量的数量(包括投入的回收或返工处理产品的批号及数量)。

(6)相关生产操作或活动、工艺参数及控制范围,以及所用主要生产设备的编号。

(7)中间控制结果的记录以及操作人员的签名。

(8)不同生产工序所得产量及必要时的物料平衡计算。

(9)对特殊问题或异常事件的记录,包括对偏离工艺规程的偏差情况的详细说明或调查报告,并经签字批准。

(五)批包装记录

1. 批包装记录可追溯

每批产品或每批中部分产品的包装,都应当有批包装记录,以便追溯该批产品包装操作以及与质量有关的情况。

2. 批生产记录的制定

批包装记录应当依据工艺规程中与包装相关的内容制定。记录的设计应当注意避免填写差错。批包装记录的每一页均应当标注所包装产品的名称、规格、包装形式和批号。

3. 批包装记录的管理

批包装记录应当有待包装产品的批号、数量以及成品的批号和计划数量。原版空白的批包装记录的审核、批准、复制和发放的要求与原版空白的批生产记录相同。

4. 记录和签名

在包装过程中,进行每项操作时应当及时记录,操作结束后,应当由包装操作人员确认并签注姓名和日期。

5. 批包装记录的内容

(1)产品名称、规格、包装形式、批号、生产日期和有效期。

(2)包装操作日期和时间。

(3)包装操作负责人签名。

(4)包装工序的操作人员签名。

(5)每一包装材料的名称、批号和实际使用的数量。

(6)根据工艺规程所进行的检查记录,包括中间控制结果。

(7)包装操作的详细情况,包括所用设备及包装生产线的编号。

(8)所用印刷包装材料的实样,并印有批号、有效期及其他打印内容;不易随批包装记录归档的印刷包装材料可采用印有上述内容的复制品。

(9)对特殊问题或异常事件的记录,包括对偏离工艺规程的偏差情况的详细说明或调查报告,并经签字批准。

(10)所有印刷包装材料和待包装产品的名称、代码,以及发放、使用、销毁或退库的数量、实际产量以及物料平衡检查。

(六)操作规程和记录

1. 操作规程的内容

操作规程的内容应当包括:题目、编号、版本号、颁发部门、生效日期、分发部门以及制定人、审核人、批准人的签名并注明日期,标题、正文及变更历史。

2. 操作规程编号

厂房、设备、物料、文件和记录应当有编号(或代码),并制定编制编号(或代码)的操作规程,确保编号(或代码)的唯一性。

3. 其他活动的操作规程

下述活动也应当有相应的操作规程,其过程和结果应当有记录:①确认和验证;②设备的装配和校准;③厂房和设备的维护、清洁和消毒;④培训、更衣及卫生等与人员相关的事宜;⑤环境监测;⑥虫害控制;⑦变更控制;⑧偏差处理;⑨投诉;⑩药品召回;⑪退货。

八、生产管理

(一)基本要求

1. 生产和包装要求

所有药品的生产和包装均应当按照批准的工艺规程和操作规程进行操作并有相关记录，以确保药品达到规定的质量标准，并符合药品生产许可和注册批准的要求。

2. 生产批次的划分

应当建立划分产品生产批次的操作规程，生产批次的划分应当能够确保同一批次产品质量和特性的均一性。

3. 批号和生产日期

应当建立编制药品批号和确定生产日期的操作规程。每批药品均应当编制唯一的批号。除另有法定要求外，生产日期不得迟于产品成型或灌装(封)前经最后混合的操作开始日期，不得以产品包装日期作为生产日期。

4. 产量和物料平衡

每批产品应当检查产量和物料平衡，确保物料平衡符合设定的限度。如有差异，必须查明原因，确认无潜在质量风险后，方可按照正常产品处理。

5. 避免混淆或污染

不得在同一生产操作间同时进行不同品种和规格药品的生产操作，除非没有发生混淆或交叉污染的可能。

在生产的每一阶段，应当保护产品和物料免受微生物和其他污染。

在干燥物料或产品，尤其是高活性、高毒性或高致敏性物料或产品的生产过程中，应当采取特殊措施，防止粉尘的产生和扩散。

6. 贴签标识

生产期间使用的所有物料、中间产品或待包装产品的容器及主要设备、必要的操作室应当贴签标识或以其他方式标明生产中的产品或物料名称、规格和批号，如有必要，还应当标明生产工序。

容器、设备或设施所用标识应当清晰明了，标识的格式应当经企业相关部门批准。除在标识上使用文字说明外，还可采用不同的颜色区分被标识物的状态(如待验、合格、不合格或已清洁等)。

7. 检查和清场

应当检查产品从一个区域输送至另一个区域的管道和其他设备连接，确保连接正确无误。

每次生产结束后应当进行清场，确保设备和工作场所没有遗留与本次生产有关的物料、产品和文件。下次生产开始前，应当对前次清场情况进行确认。

8. 偏差处理

应当尽可能避免出现任何偏离工艺规程或操作规程的偏差。一旦出现偏差，应当按照偏差处理操作规程执行。

9. 限制人员出入

生产厂房应当仅限于经批准的人员出入。

(二)防止污染和交叉污染

生产过程中应当尽可能采取措施,防止污染和交叉污染,如:

(1)在分隔的区域内生产不同品种的药品。

(2)采用阶段性生产方式。

(3)设置必要的气锁间和排风;空气洁净度级别不同的区域应当有压差控制。

(4)应当降低未经处理或未经充分处理的空气再次进入生产区导致污染的风险。

(5)在易产生交叉污染的生产区内,操作人员应当穿戴该区域专用的防护服。

(6)采用经过验证或已知有效的清洁和去污染操作规程进行设备清洁;必要时,应当对与物料直接接触的设备表面的残留物进行检测。

(7)采用密闭系统生产。

(8)干燥设备的进风应当有空气过滤器,排风应当有防止空气倒流装置。

(9)生产和清洁过程中应当避免使用易碎、易脱屑、易发霉器具;使用筛网时,应当有防止因筛网断裂而造成污染的措施。

(10)液体制剂的配制、过滤、灌封、灭菌等工序应当在规定时间内完成。

(11)软膏剂、乳膏剂、凝胶剂等半固体制剂以及栓剂的中间产品应当规定贮存期和贮存条件。

应当定期检查防止污染和交叉污染的措施并评估其适用性和有效性。

(三)生产操作

1. 生产前检查

生产开始前应当进行检查,确保设备和工作场所没有上批遗留的产品、文件或与本批产品生产无关的物料,设备处于已清洁及待用状态。检查结果应当有记录。

生产操作前,还应当核对物料或中间产品的名称、代码、批号和标识,确保生产所用物料或中间产品正确且符合要求。

2. 中间控制

应当进行中间控制和必要的环境监测,并予以记录。

3. 清场

每批药品的每一生产阶段完成后必须由生产操作人员清场,并填写清场记录。清场记录内容包括:操作间编号、产品名称、批号、生产工序、清场日期、检查项目及结果、清场负责人及复核人签名。清场记录应当纳入批生产记录。

(四)包装操作

1. 包装操作规程

包装操作规程应当规定降低污染和交叉污染、混淆或差错风险的措施。

2. 包装检查

包装开始前应当进行检查,确保工作场所、包装生产线、印刷机及其他设备已处于清洁或待用状态,无上批遗留的产品、文件或与本批产品包装无关的物料。检查结果应当有记录。

包装操作前,还应当检查所领用的包装材料正确无误,核对待包装产品和所用包装材料的名称、规格、数量、质量状态,且与工艺规程相符。

3. 标明生产状态

每一包装操作场所或包装生产线,应当有标识标明包装中的产品名称、规格、批号和批量的生产状态。

4. 防止污染或混淆

有数条包装线同时进行包装时,应当采取隔离或其他有效防止污染、交叉污染或混淆的措施。

待用分装容器在分装前应当保持清洁,避免容器中有玻璃碎屑、金属颗粒等污染物。

产品分装、封口后应当及时贴签。未能及时贴签时,应当按照相关的操作规程操作,避免发生混淆或贴错标签等差错。

5. 信息打印

单独打印或包装过程中在线打印的信息(如产品批号或有效期)均应当进行检查,确保其正确无误,并予以记录。如手工打印,应当增加检查频次。

6. 标签打印

使用切割式标签或在包装线以外单独打印标签,应当采取专门措施,防止混淆。

7. 装置检查

应当对电子读码机、标签计数器或其他类似装置的功能进行检查,确保其准确运行。检查应当有记录。

8. 印刷或模压要求

包装材料上印刷或模压的内容应当清晰,不易褪色和擦除。

9. 中间控制检查内容

包装期间,产品的中间控制检查应当至少包括下述内容:①包装外观;②包装是否完整;③产品和包装材料是否正确;④打印信息是否正确;⑤在线监控装置的功能是否正常。

样品从包装生产线取走后不应当再返还,以防止产品混淆或污染。

10. 重新包装

因包装过程产生异常情况而需要重新包装产品的,必须经专门检查、调查并由指定人员批准。重新包装应当有详细记录。

11. 物料平衡差异调查

在物料平衡检查中,发现待包装产品、印刷包装材料以及成品数量有显著差异时,应当进行调查,未得出结论前,成品不得放行。

12. 包装材料销毁和退库

包装结束时,已打印批号的剩余包装材料应当由专人负责全部计数销毁,并有记录。如将未打印批号的印刷包装材料退库,应当按照操作规程执行。

九、质量控制与质量保证

(一)质量控制实验室管理

1. 基本要求

质量控制实验室的人员、设施、设备应当与产品性质和生产规模相适应。

企业通常不得进行委托检验,确需委托检验的,应当按照委托检验的规定,委托外部实验室进行检验,但应当在检验报告中予以说明。

2. 对质量控制负责人的要求

质量控制负责人应当具有足够的管理实验室的资质和经验,可以管理同一企业的一个或多个实验室。

3. 对检验人员的要求

质量控制实验室的检验人员至少应当具有相关专业中专或高中以上学历,并经过与所从事的检验操作相关的实践培训且通过考核。

4. 配备工具书和标准物质

质量控制实验室应当配备药典、标准图谱等必要的工具书,以及标准品或对照品等相关的标准物质。

5. 文件的要求

质量控制实验室的文件应当符合文件的原则,并符合下列要求。

(1)质量控制实验室应当至少有下列详细文件:①质量标准;②取样操作规程和记录;③检验操作规程和记录(包括检验记录或实验室工作记事簿);④检验报告或证书;⑤必要的环境监测操作规程、记录和报告;⑥必要的检验方法验证报告和记录;⑦仪器校准和设备使用、清洁、维护的操作规程及记录。

(2)每批药品的检验记录应当包括中间产品、待包装产品和成品的质量检验记录,可追溯该批药品所有相关的质量检验情况。

(3)宜采用便于趋势分析的方法保存某些数据(如检验数据、环境监测数据、制药用水的微生物监测数据)。

(4)除与批记录相关的资料信息外,还应当保存其他原始资料或记录,以方便查阅。

6. 取样的要求

取样应当至少符合以下要求。

(1)质量管理部门的人员有权进入生产区和仓储区进行取样及调查。

(2)应当按照经批准的操作规程取样,操作规程应当详细规定:①经授权的取样人;②取样方法;③所用器具;④样品量;⑤分样的方法;⑥存放样品容器的类型和状态;⑦取样后剩余部分及样品的处置和标识;⑧取样注意事项,包括为降低取样过程产生的各种风险所采取的预防措施,尤其是无菌或有害物料的取样以及防止取样过程中污染和交叉污染的注意事项;⑨贮存条件;⑩取样器具的清洁方法和贮存要求。

(3)取样方法应当科学、合理,以保证样品的代表性。

(4)留样应当能够代表被取样批次的产品或物料,也可抽取其他样品来监控生产过程中最重要的环节(如生产的开始或结束)。

(5)样品的容器应当贴有标签,注明样品名称、批号、取样日期、取自哪一包装容器、取样人等信息。

(6)样品应当按照规定的贮存要求保存。

7. 检验的要求

物料和不同生产阶段产品的检验,应当至少符合以下要求。

(1)企业应当确保药品按照注册批准的方法进行全项检验。

(2)符合下列情形之一的,应当对检验方法进行验证:①采用新的检验方法;②检验方法需变更的;③采用《中国药典》及其他法定标准未收载的检验方法;④法规规定的其他需要验证的检验方法。

(3)对不需要进行验证的检验方法,企业应当对检验方法进行确认,以确保检验数据准确、可靠。

(4)检验应当有书面操作规程,规定所用方法、仪器和设备,检验操作规程的内容应当与经确认或验证的检验方法一致。

(5)检验应当有可追溯的记录并应当复核,确保结果与记录一致。所有计算均应当严格核对。

(6)检验记录应当至少包括的内容:①产品或物料的名称、剂型、规格、批号或供货批号,必要时注明供应商和生产商(如不同)的名称或来源;②依据的质量标准和检验操作规程;③检验所用的仪器或设备的型号和编号;④检验所用的试液和培养基的配制批号、对照品或标准品的来源和批号;⑤检验所用动物的相关信息;⑥检验过程,包括对照品溶液的配制、各项具体的检验操作、必要的环境温湿度;⑦检验结果,包括观察情况、计算和图谱或曲线图,以及依据的检验报告编号;⑧检验日期;⑨检验人员的签名和日期;⑩检验、计算复核人员的签名和日期。

(7)所有中间控制(包括生产人员所进行的中间控制),均应当按照经质量管理部门批准的方法进行,检验应当有记录。

(8)应当对实验室容量分析用玻璃仪器、试剂、试液、对照品以及培养基进行质量检查。

(9)必要时应当将检验用实验动物在使用前进行检验或隔离检疫。饲养和管理应当符合相关的实验动物管理规定。动物应当有标识,并应当保存使用的历史记录。

8. 检验结果超标调查

质量控制实验室应当建立检验结果超标调查的操作规程。任何检验结果超标都必须按照操作规程进行完整的调查,并有相应的记录。

9. 物料、样品留样要求

企业按规定保存的、用于药品质量追溯或调查的物料、产品样品为留样。用于产品稳定性考察的样品不属于留样。

留样应当至少符合以下要求:

(1)应当按照操作规程对留样进行管理。

(2)留样应当能够代表被取样批次的物料或产品。

(3)成品的留样:①每批药品均应当有留样;如果一批药品分成数次进行包装,则每次包装至少应当保留一件最小市售包装的成品;②留样的包装形式应当与药品市售包装形式相同,原料药的留样如无法采用市售包装形式的,可采用模拟包装;③每批药品的留样数量一般至少应当能够确保按照注册批准的质量标准完成两次全检(无菌检查和热原检查等除外);④如果不影响留样的包装完整性,保存期间内至少应当每年对留样进行一次目检观察,如有异常,应当进行彻底调查并采取相应的处理措施;⑤留样观察应当有记录;⑥留样应当按照注册批准的贮存条件至少保存至药品有效期后一年;⑦如企业终止药品生产或关闭的,应当将留样转交受权单位保存,并告知当地药品监督管理部门,以便在必要时可随时取得留样。

(4)物料的留样:①制剂生产用每批原辅料和与药品直接接触的包装材料均应当有留样。与药品直接接触的包装材料(如输液瓶),如成品已有留样,可不必单独留样;②物料的留样量应当至少满足鉴别的需要;③除稳定性较差的原辅料外,用于制剂生产的原辅料(不包括生产过程中使用的溶剂、气体或制药用水)和与药品直接接触的包装材料的留样应当至少保存至产品放行后二年。如果物料的有效期较短,则留样时间可相应缩短;④物料的留样应当按照规定的条件贮存,必要时还应当适当包装密封。

10. 试剂、试液、培养基和检定菌的管理要求

试剂、试液、培养基和检定菌的管理应当至少符合以下要求:

(1)试剂和培养基应当从可靠的供应商处采购,必要时应当对供应商进行评估。

(2)应当有接收试剂、试液、培养基的记录,必要时,应当在试剂、试液、培养基的容器上标注接收日期。

(3)应当按照相关规定或使用说明配制、贮存和使用试剂、试液和培养基。特殊情况下,在接收或使用前,还应当对试剂进行鉴别或其他检验。

(4)试液和已配制的培养基应当标注配制批号、配制日期和配制人员姓名,并有配制(包括灭菌)记录。不稳定的试剂、试液和培养基应当标注有效期及特殊贮存条件。标准液、滴定液还应当标注最后一次标化的日期和校正因子,并有标化记录。

(5)配制的培养基应当进行适用性检查,并有相关记录。应当有培养基使用记录。

(6)应当有检验所需的各种检定菌,并建立检定菌保存、传代、使用、销毁的操作规程和相应记录。

(7)检定菌应当有适当的标识,内容至少包括菌种名称、编号、代次、传代日期、传代操作人。

(8)检定菌应当按照规定的条件贮存,贮存的方式和时间不应当对检定菌的生长特性有不利影响。

11. 标准品或对照品的管理要求

标准品或对照品的管理应当至少符合以下要求。

(1)标准品或对照品应当按照规定贮存和使用。

(2)标准品或对照品应当有适当的标识,内容至少包括名称、批号、制备日期(如有)、有效期(如有)、首次开启日期、含量或效价、贮存条件。

(3)企业如需自制工作标准品或对照品,应当建立工作标准品或对照品的质量标准以及制备、鉴别、检验、批准和贮存的操作规程,每批工作标准品或对照品应当用法定标准品或对照品进行标化,并确定有效期,还应当通过定期标化证明工作标准品或对照品的效价或含量在有效期内保持稳定。标化的过程和结果应当有相应的记录。

(二)物料和产品放行

1. 操作规程

应当分别建立物料和产品批准放行的操作规程,明确批准放行的标准、职责,并有相应的记录。

2. 物料的放行要求

物料的放行应当至少符合以下要求。

(1)物料的质量评价内容应当至少包括生产商的检验报告、物料包装完整性和密封性的检查情况和检验结果。

(2)物料的质量评价应当有明确的结论,如批准放行、不合格或其他决定。

(3)物料应当由指定人员签名批准放行。

3. 产品的放行要求

产品的放行应当至少符合以下要求。

(1)在批准放行前,应当对每批药品进行质量评价,保证药品及其生产应当符合注册和《药品生产质量管理规范》要求,并确认以下各项内容:①主要生产工艺和检验方法经过验证;②已完成所有必需的检查、检验,并综合考虑实际生产条件和生产记录;③所有必需的生产和质量控制均已完成并经相关主管人员签名;④变更已按照相关规程处理完毕,需要经药品监督管理部门批准的变更已得到批准;⑤对变更或偏差已完成所有必要的取样、检查、检验和审核;⑥所有与该批产品有关的偏差均已有明确的解释或说明,或者已经过彻底调查和适当处理;如偏差还涉及其他批次产品,应当一并处理。

(2)药品的质量评价应当有明确的结论,如批准放行、不合格或其他决定。

(3)每批药品均应当由质量受权人签名批准放行。

(4)疫苗类制品、血液制品、用于血源筛查的体外诊断试剂以及国家药品监督管理局规定的其他生物制品放行前还应当取得批签发合格证明。

(三)持续稳定性考察

1. 考察目的

持续稳定性考察的目的是在有效期内监控已上市药品的质量,以发现药品与生产相关的稳定性问题(如杂质含量或溶出度特性的变化),并确定药品能够在标示的贮存条件下,符合质量标准的各项要求。

2. 考察内容

持续稳定性考察主要针对市售包装药品,但也需兼顾待包装产品。例如,当待包装产品在完成包装前,或从生产厂运输到包装厂,还需要长期贮存时,应当在相应的环境条件下,评估其对包装后产品稳定性的影响。此外,还应当考虑对贮存时间较长的中间产品进行考察。

3. 考察方案

持续稳定性考察应当有考察方案,结果应当有报告。用于持续稳定性考察的设备(尤其是稳定性试验设备或设施)应当按照要求进行确认和维护。

持续稳定性考察的时间应当涵盖药品有效期,考察方案应当至少包括以下内容:①每种规格、每个生产批量药品的考察批次数;②相关的物理、化学、微生物和生物学检验方法,可考虑采用稳定性考察专属的检验方法；③检验方法依据；④合格标准；⑤容器密封系统的描述；⑥试验间隔时间（测试时间点）；⑦贮存条件（应当采用与药品标示贮存条件相对应的《中国药典》规定的长期稳定性试验标准条件）；⑧检验项目，如检验项目少于成品质量标准所包含的项目，应当说明理由。

4. 考察批次数

考察批次数和检验频次应当能够获得足够的数据，以供趋势分析。通常情况下，每种规格、每种内包装形式的药品，至少每年应当考察一个批次，除非当年没有生产。

某些情况下，持续稳定性考察中应当额外增加批次数，如重大变更或生产和包装有重大偏差的药品应当列入稳定性考察。此外，重新加工、返工或回收的批次，也应当考虑列入考察，除非已经过验证和稳定性考察。

5. 考察结果的保存

关键人员，尤其是质量受权人，应当了解持续稳定性考察的结果。当持续稳定性考察不在待包装产品和成品的生产企业进行时，则相关各方之间应当有书面协议，且均应当保存持续稳定性考察的结果以供药品监督管理部门审查。

6. 调查和报告

企业应当对不符合质量标准的结果或重要的异常趋势进行调查。对任何已确认的不符合质量标准的结果或重大不良趋势，企业都应当考虑是否可能对已上市药品造成影响，必要时应当实施召回，调查结果以及采取的措施应当报告当地药品监督管理部门。

7. 总结报告

企业应当根据所获得的全部数据资料，包括考察的阶段性结论，撰写总结报告并保存。应当定期审核总结报告。

（四）变更控制

1. 变更控制系统

企业应当建立变更控制系统，对所有影响产品质量的变更进行评估和管理。需要经药品监督管理部门批准的变更应当在得到批准后方可实施。

2. 变更操作规程

企业应当建立操作规程，规定原辅料、包装材料、质量标准、检验方法、操作规程、厂房、设施、设备、仪器、生产工艺和计算机软件变更的申请、评估、审核、批准和实施。质量管理部门应当指定专人负责变更控制。

3. 变更评估审批

变更都应当评估其对产品质量的潜在影响。企业可以根据变更的性质、范围、对产品质量潜在影响的程度将变更分类（如主要、次要变更）。判断变更所需的验证、额外的检验以及稳定性考察应当有科学依据。

与产品质量有关的变更由申请部门提出后，应当经评估、制定实施计划并明确实施职责，最终由质量管理部门审核批准。变更实施应当有相应的完整记录。

改变原辅料、与药品直接接触的包装材料、生产工艺、主要生产设备以及其他影响药品质量的主要因素时，还应当对变更实施后最初至少三个批次的药品质量进行评估。如果变更可能影响药品的有效期,则质量评估还应当包括对变更实施后生产的药品进行稳定性考察。

4. 变更文件修订

变更实施时,应当确保与变更相关的文件均已修订。质量管理部门应当保存所有变更的文件和记录。

(五)偏差处理

1. 防止偏差产生

各部门负责人应当确保所有人员正确执行生产工艺、质量标准、检验方法和操作规程,防止偏差的产生。

2. 偏差处理操作规程

企业应当建立偏差处理的操作规程,规定偏差的报告、记录、调查、处理以及所采取的纠正措施,并有相应的记录。

3. 偏差的评估

任何偏差都应当评估其对产品质量的潜在影响。企业可以根据偏差的性质、范围、对产品质量潜在影响的程度将偏差分类(如重大、次要偏差),对重大偏差的评估还应当考虑是否需要对产品进行额外的检验以及对产品有效期的影响,必要时,应当对涉及重大偏差的产品进行稳定性考察。

4. 偏差的调查

任何偏离生产工艺、物料平衡限度、质量标准、检验方法、操作规程等的情况均应当有记录,并立即报告主管人员及质量管理部门,应当有清楚的说明,重大偏差应当由质量管理部门会同其他部门进行彻底调查,并有调查报告。偏差调查报告应当由质量管理部门的指定人员审核并签字。

企业还应当采取预防措施有效防止类似偏差的再次发生。

5. 保存文件记录

质量管理部门应当负责偏差的分类,保存偏差调查、处理的文件和记录。

(六)纠正措施和预防措施

1. 预防措施系统

企业应当建立纠正措施和预防措施系统,对投诉、召回、偏差、自检或外部检查结果、工艺性能和质量监测趋势等进行调查并采取纠正和预防措施。调查的深度和形式应当与风险的级别相适应。纠正措施和预防措施系统应当能够增进对产品和工艺的理解,改进产品和工艺。

2. 操作规程内容

企业应当建立实施纠正和预防措施的操作规程,内容至少包括:

(1)对投诉、召回、偏差、自检或外部检查结果、工艺性能和质量监测趋势以及其他来源的质量数据进行分析,确定已有和潜在的质量问题。必要时,应当采用适当的统计学方法。

(2)调查与产品、工艺和质量保证系统有关的原因。

(3)确定所需采取的纠正和预防措施,防止问题的再次发生。

(4)评估纠正和预防措施的合理性、有效性和充分性。

(5)对实施纠正和预防措施过程中所有发生的变更应当予以记录。

(6)确保相关信息已传递到质量受权人和预防问题再次发生的直接负责人。

(7)确保相关信息及其纠正和预防措施已通过高层管理人员的评审。

3.保存文件记录

实施纠正和预防措施应当有文件记录,并由质量管理部门保存。

(七)供应商的评估和批准

1. 质量评估

质量管理部门应当对所有生产用物料的供应商进行质量评估,会同有关部门对主要物料供应商(尤其是生产商)的质量体系进行现场质量审计,并对质量评估不符合要求的供应商行使否决权。

主要物料的确定应当综合考虑企业所生产的药品质量风险、物料用量以及物料对药品质量的影响程度等因素。

企业法定代表人、企业负责人及其他部门的人员不得干扰或妨碍质量管理部门对物料供应商独立作出质量评估。

2. 评估和批准的操作规程

企业应当建立物料供应商评估和批准的操作规程,明确供应商的资质、选择的原则、质量评估方式、评估标准、物料供应商批准的程序。

如质量评估需采用现场质量审计方式的,还应当明确审计内容、周期、审计人员的组成及资质。需采用样品小批量试生产的,还应当明确生产批量、生产工艺、产品质量标准、稳定性考察方案。

3. 专人评估审计

质量管理部门应当指定专人负责物料供应商质量评估和现场质量审计,分发经批准的合格供应商名单。被指定的人员应当具有相关的法规和专业知识,具有足够的质量评估和现场质量审计的实践经验。

4. 现场质量审计

现场质量审计应当核实供应商资质证明文件和检验报告的真实性,核实是否具备检验条件。应当对其人员机构、厂房设施和设备、物料管理、生产工艺流程和生产管理、质量控制实验室的设备、仪器、文件管理等进行检查,以全面评估其质量保证系统。现场质量审计应当有报告。

5. 小批量试生产

必要时,应当对主要物料供应商提供的样品进行小批量试生产,并对试生产的药品进行稳定性考察。

6. 评估内容

质量管理部门对物料供应商的评估至少应当包括:供应商的资质证明文件、质量标准、检验报告、企业对物料样品的检验数据和报告。如进行现场质量审计和样品小批量试生产的,还应当包括现场质量审计报告,以及小试产品的质量检验报告和稳定性考察报告。

7. 改变供应商

改变物料供应商,应当对新的供应商进行质量评估;改变主要物料供应商的,还需要对产品进行相关的验证及稳定性考察。

8. 合格供应商名单

质量管理部门应当向物料管理部门分发经批准的合格供应商名单,该名单内容至少包括物料名称、规格、质量标准、生产商名称和地址、经销商(如有)名称等,并及时更新。

9. 签订质量协议

质量管理部门应当与主要物料供应商签订质量协议,在协议中应当明确双方所承担的质量责任。

10. 定期评估或审计

质量管理部门应当定期对物料供应商进行评估或现场质量审计,回顾分析物料质量检验结果、质量投诉和不合格处理记录。如物料出现质量问题或生产条件、工艺、质量标准和检验方法等可能影响质量的关键因素发生重大改变时,还应当尽快进行相关的现场质量审计。

11. 质量档案

企业应当对每家物料供应商建立质量档案,档案内容应当包括供应商的资质证明文件、质量协议、质量标准、样品检验数据和报告、供应商的检验报告、现场质量审计报告、产品稳定性考察报告、定期的质量回顾分析报告等。

(八)产品质量回顾分析

1. 基本要求

应当按照操作规程,每年对所有生产的药品按品种进行产品质量回顾分析,以确认工艺稳定可靠,以及原辅料、成品现行质量标准的适用性,及时发现不良趋势,确定产品及工艺改进的方向。应当考虑以往回顾分析的历史数据,还应当对产品质量回顾分析的有效性进行自检。

当有合理的科学依据时,可按照产品的剂型分类进行质量回顾,如固体制剂、液体制剂和无菌制剂等。

回顾分析应当有报告。

2. 回顾分析的情形

企业至少应当对下列情形进行回顾分析:

(1)产品所用原辅料的所有变更,尤其是来自新供应商的原辅料。

(2)关键中间控制点及成品的检验结果。

(3)所有不符合质量标准的批次及其调查。

(4)所有重大偏差及相关的调查、所采取的整改措施和预防措施的有效性。

(5)生产工艺或检验方法等的所有变更。

(6)已批准或备案的药品注册所有变更。

(7)稳定性考察的结果及任何不良趋势。

(8)所有因质量原因造成的退货、投诉、召回及调查。

(9)与产品工艺或设备相关的纠正措施的执行情况和效果。

(10)新获批准和有变更的药品,按照注册要求上市后应当完成的工作情况。

(11)相关设备和设施,如空调净化系统、水系统、压缩空气等的确认状态。

(12)委托生产或检验的技术合同履行情况。

3. 结果评估和处理

应当对回顾分析的结果进行评估,提出是否需要采取纠正和预防措施或进行再确认或再验证的评估意见及理由,并及时、有效地完成整改。

4. 委托技术协议

药品委托生产时,委托方和受托方之间应当有书面的技术协议,规定产品质量回顾分析中各方的责任,确保产品质量回顾分析按时进行并符合要求。

(九)投诉与不良反应报告

1. 不良反应制度

应当建立药品不良反应报告和监测管理制度,设立专门机构并配备专职人员负责管理。

应当主动收集药品不良反应,对不良反应应当详细记录、评价、调查和处理,及时采取措施控制可能存在的风险,并按照要求向药品监督管理部门收集。

2. 质量投诉管理

应当建立操作规程,规定投诉登记、评价、调查和处理的程序,并规定因可能的产品缺陷发生投诉时所采取的措施,包括考虑是否有必要从市场召回药品。

应当有专人及足够的辅助人员负责进行质量投诉的调查和处理,所有投诉、调查的信息应当向质量受权人通报。

所有投诉都应当登记与审核,与产品质量缺陷有关的投诉,应当详细记录投诉的各个细节,并进行调查。

发现或怀疑某批药品存在缺陷,应当考虑检查其他批次的药品,查明其是否受到影响。

投诉调查和处理应当有记录,并注明所查相关批次产品的信息。

应当定期回顾分析投诉记录,以便发现需要警觉、重复出现以及可能需要从市场召回药品的问题,并采取相应措施。

3. 质量问题处理和报告

企业出现生产失误、药品变质或其他重大质量问题,应当及时采取相应措施,必要时还应当向当地药品监督管理部门报告。

十、产品发运

每批产品均应当有发运记录。根据发运记录,应当能够追查每批产品的销售情况,必要时应当能够及时全部追回,发运记录内容应当包括:产品名称、规格、批号、数量、收货单位和地址、联系方式、发货日期、运输方式等。发运记录应当至少保存至药品有效期后一年。

药品发运的零头包装只限两个批号为一个合箱,合箱外应当标明全部批号,并建立合箱记录。

十一、自检

(一)基本要求

质量管理部门应当定期组织对企业进行自检,监控《药品生产质量管理规范》的实施情况,评估企业是否符合要求,并提出必要的纠正和预防措施。

(二)自检

1.自检内容

自检应当有计划,对机构与人员、厂房与设施、设备、物料与产品、确认与验证、文件管理、生产管理、质量控制与质量保证、委托生产与委托检验、产品发运与召回等项目定期进行检查。

2.内部自检或外部审计

应当由企业指定人员进行独立、系统、全面的自检,也可由外部人员或专家进行独立的质量审计。

3.自检记录和报告

自检应当有记录。自检完成后应当有自检报告,内容至少包括自检过程中观察到的所有情况、评价的结论以及提出纠正和预防措施的建议。自检情况应当报告企业高层管理人员。

第四节　药物警戒

2021年5月,国家药品监督管理局制定发布了《药物警戒质量管理规范》,自2021年12月1日起施行,旨在规范药品全生命周期药物警戒活动,适用于药品上市许可持有人和获准开展药物临床试验的药品注册申请人(以下简称"申办者")开展的药物警戒活动。

一、基本要求

药物警戒活动是指对药品不良反应及其他与用药有关的有害反应进行监测、识别、评估和控制的活动。

药品上市许可持有人和申办者应当建立药物警戒体系,通过体系的有效运行和维护,监测、识别、评估和控制药品不良反应及其他与用药有关的有害反应。

药品上市许可持有人和申办者应当基于药品安全性特征开展药物警戒活动,最大限度地降低药品安全风险,保护和促进公众健康。

药品上市许可持有人和申办者应当与医疗机构、药品生产企业、药品经营企业、药物临床试验机构等协同开展药物警戒活动。鼓励药品上市许可持有人和申办者与科研院所、行业协会等相关方合作,推动药物警戒活动深入开展。

二、质量管理

(一)基本要求

1.药物警戒体系

药物警戒体系包括与药物警戒活动相关的机构、人员、制度、资源等要素,并应与药品上市许可持有人的类型、规模、持有品种的数量及安全性特征等相适应。

2.质量管理

药品上市许可持有人应当制定药物警戒质量目标,建立质量保证系统,对药物警戒体系及活动进行质量管理,不断提升药物警戒体系运行效能,确保药物警戒活动持续符合相关法律法规要求。

3. 关键活动

药品上市许可持有人应当以防控风险为目的,将药物警戒的关键活动纳入质量保证系统中,重点考虑以下内容:

(1)设置合理的组织机构。

(2)配备满足药物警戒活动所需的人员、设备和资源。

(3)制定符合法律法规要求的管理制度。

(4)制定全面、清晰、可操作的操作规程。

(5)建立有效、畅通的疑似药品不良反应信息收集途径。

(6)开展符合法律法规要求的报告与处置活动。

(7)开展有效的风险信号识别和评估活动。

(8)对已识别的风险采取有效的控制措施。

(9)确保药物警戒相关文件和记录可获取、可查阅、可追溯。

4. 质量控制指标

药品上市许可持有人应当制定并适时更新药物警戒质量控制指标,控制指标应当贯穿到药物警戒的关键活动中,并分解落实到具体部门和人员,包括但不限于:

(1)药品不良反应报告合规性。

(2)定期安全性更新报告合规性。

(3)信号检测和评价的及时性。

(4)药物警戒体系主文件更新的及时性。

(5)药物警戒计划的制定和执行情况。

(6)人员培训计划的制定和执行情况。

5. 信息注册

药品上市许可持有人应当于取得首个药品批准证明文件后的三十日内在国家药品不良反应监测系统中完成信息注册。注册的用户信息和产品信息发生变更的,药品上市许可持有人应当自变更之日起三十日内完成更新。

(二)内部审核

1. 基本要求

药品上市许可持有人应当定期开展内部审核,审核各项制度、规程及其执行情况,评估药物警戒体系的适宜性、充分性、有效性。当药物警戒体系出现重大变化时,应当及时开展内审。

内审工作可由药品上市许可持有人指定人员独立、系统、全面地进行,也可由外部人员或专家进行。

2. 内审方案

开展内审前应当制订审核方案。方案应当包括内审的目标、范围、方法、标准、审核人员、审核记录和报告要求等。方案的制定应当考虑药物警戒的关键活动、关键岗位以及既往审核结果等。

3. 内审记录

内审应当有记录,包括审核的基本情况、内容和结果等,并形成书面报告。

4.调查评估

针对内审发现的问题,药品上市许可持有人应当调查问题产生的原因,采取相应的纠正和预防措施,并对纠正和预防措施进行跟踪和评估。

(三)委托管理

1.法律责任

药品上市许可持有人是药物警戒的责任主体,根据工作需要委托开展药物警戒相关工作的,相应法律责任由药品上市许可持有人承担。

2.委托协议

药品上市许可持有人委托开展药物警戒相关工作的,双方应当签订委托协议,保证药物警戒活动全过程信息真实、准确、完整和可追溯,且符合相关法律法规要求。

集团内各药品上市许可持有人之间以及总部和各药品上市许可持有人之间可签订药物警戒委托协议,也可书面约定相应职责与工作机制,相应法律责任由药品上市许可持有人承担。

3.受托方资质

药品上市许可持有人应当考察、遴选具备相应药物警戒条件和能力的受托方。

受托方应当是具备保障相关药物警戒工作有效运行的中国境内企业法人,具备相应的工作能力,具有可承担药物警戒受托事项的专业人员、管理制度、设备资源等工作条件,应当配合药品上市许可持有人接受药品监督管理部门的延伸检查。

4.定期审计

药品上市许可持有人应当定期对受托方进行审计,要求受托方充分了解其药物警戒的质量目标,确保药物警戒活动持续符合要求。

三、机构人员与资源

(一)组织机构

1.药品安全委员

药品上市许可持有人应当建立药品安全委员会,设置专门的药物警戒部门,明确药物警戒部门与其他相关部门的职责,建立良好的沟通和协调机制,保障药物警戒活动的顺利开展。

药品安全委员会负责重大风险研判、重大或紧急药品事件处置、风险控制决策以及其他与药物警戒有关的重大事项。

药品安全委员会一般由药品上市许可持有人的法定代表人或主要负责人、药物警戒负责人、药物警戒部门及相关部门负责人等组成。药品安全委员会应当建立相关的工作机制和工作程序。

2.药物警戒部门

药物警戒部门应当履行以下主要职责:

(1)疑似药品不良反应信息的收集、处置与报告。

(2)识别和评估药品风险,提出风险管理建议,组织或参与开展风险控制、风险沟通等活动。

(3)组织撰写药物警戒体系主文件、定期安全性更新报告、药物警戒计划等。

(4)组织或参与开展药品上市后安全性研究。

(5)组织或协助开展药物警戒相关的交流、教育和培训。

(6)其他与药物警戒相关的工作。

3. 其他部门

药品上市许可持有人应当明确其他相关部门在药物警戒活动中的职责,如药物研发、注册、生产、质量、销售、市场等部门,确保药物警戒活动顺利开展。

(二)人员与培训

1. 法人或负责人职责

药品上市许可持有人的法定代表人或主要负责人对药物警戒活动全面负责,应当指定药物警戒负责人,配备足够数量且具有适当资质的人员,提供必要的资源并予以合理组织、协调,保证药物警戒体系的有效运行及质量目标的实现。

2. 药物警戒负责人资质

药物警戒负责人应当是具备一定职务的管理人员,应当具有医学、药学、流行病学或相关专业背景,本科及以上学历或中级及以上专业技术职称,三年以上从事药物警戒相关工作经历,熟悉我国药物警戒相关法律法规和技术指导原则,具备药物警戒管理工作的知识和技能。

3. 药物警戒负责人登记

药物警戒负责人应当在国家药品不良反应监测系统中登记。相关信息发生变更的,药物警戒负责人应当自变更之日起三十日内完成更新。

4. 药物警戒负责人职责

药物警戒负责人负责药物警戒体系的运行和持续改进,确保药物警戒体系符合相关法律法规和《药物警戒质量管理规范》的要求,承担以下主要职责:

(1)确保药品不良反应监测与报告的合规性。

(2)监督开展药品安全风险识别、评估与控制,确保风险控制措施的有效执行。

(3)负责药品安全性信息沟通的管理,确保沟通及时有效。

(4)确保药品上市许可持有人内部以及与药品监督管理部门和药品不良反应监测机构沟通渠道顺畅。

(5)负责重要药物警戒文件的审核或签发。

5. 专职人员资质

药物警戒部门应当配备足够数量并具备适当资质的专职人员。

专职人员应当具有医学、药学、流行病学或相关专业知识,接受过与药物警戒相关的培训,熟悉我国药物警戒相关法律法规和技术指导原则,具备开展药物警戒活动所需知识和技能。

6. 药物警戒培训

药品上市许可持有人应当开展药物警戒培训,根据岗位需求与人员能力制定适宜的药物警戒培训计划,按计划开展培训并评估培训效果。

参与药物警戒活动的人员均应当接受培训。培训内容应当包括药物警戒基础知识和法规、岗位知识和技能等,其中岗位知识和技能培训应当与其药物警戒职责和要求相适应。

（三）设备与资源

1. 基本要求

药品上市许可持有人应当配备满足药物警戒活动所需的设备与资源，包括办公区域和设施、安全稳定的网络环境、纸质和电子资料存储空间和设备、文献资源、医学词典、信息化工具或系统等。

2. 信息化系统要求

药品上市许可持有人使用信息化系统开展药物警戒活动时，应当满足以下要求：

（1）明确信息化系统在设计、安装、配置、验证、测试、培训、使用、维护等环节的管理要求，并规范记录上述过程。

（2）明确信息化系统的安全管理要求，根据不同的级别选取访问控制、权限分配、审计追踪、授权更改、电子签名等控制手段，确保信息化系统及其数据的安全性。

（3）信息化系统应当具备完善的数据安全及保密功能，确保电子数据不损坏、不丢失、不泄露，应当进行适当的验证或确认，以证明其满足预定用途。

3. 设备与资源维护

药品上市许可持有人应当对设备与资源进行管理和维护，确保其持续满足使用要求。

四、监测与报告

（一）信息的收集

1. 信息来源

药品上市许可持有人应当主动开展药品上市后监测，建立并不断完善信息收集途径，主动、全面、有效地收集药品使用过程中的疑似药品不良反应信息，包括来源于自发报告、上市后相关研究及其他有组织的数据收集项目、学术文献和相关网站等涉及的信息。

2. 收集途径

药品上市许可持有人可采用电话、传真、电子邮件等多种方式从医疗机构收集疑似药品不良反应信息。

药品上市许可持有人应当通过药品生产企业、药品经营企业收集疑似药品不良反应信息，保证药品生产、经营企业向其报告药品不良反应的途径畅通。

药品上市许可持有人应当通过药品说明书、包装标签、门户网站公布的联系电话或邮箱等途径收集患者和其他个人报告的疑似药品不良反应信息，保证收集途径畅通。

3. 文献检索

药品上市许可持有人应当定期对学术文献进行检索，制定合理的检索策略，根据品种安全性特征等确定检索频率，检索的时间范围应当具有连续性。

4. 发起或资助项目

由药品上市许可持有人发起或资助的上市后相关研究或其他有组织的数据收集项目，药品上市许可持有人应当确保相关合作方知晓并履行药品不良反应报告责任。

5. 境外收集

对于境内外均上市的药品，药品上市许可持有人应当收集在境外发生的疑似药品不良反应信息。

6.新药警戒活动

对于创新药、改良型新药、省级及以上药品监督管理部门或药品不良反应监测机构要求关注的品种,药品上市许可持有人应当根据品种安全性特征加强药品上市后监测,在上市早期通过在药品说明书、包装、标签中进行标识等药物警戒活动,强化医疗机构、药品生产企业、药品经营企业和患者对疑似药品不良反应信息的报告意识。

(二)报告的评价与处置

1. 收集和上报

药品上市许可持有人在首次获知疑似药品不良反应信息时,应当尽可能全面收集患者、报告者、怀疑药品以及不良反应发生情况等。收集过程与内容应当有记录,原始记录应当真实、准确、客观。

药品上市许可持有人应当对药品不良反应监测机构反馈的疑似不良反应报告进行分析评价,并按要求上报。

2. 原始记录传递

原始记录传递过程中,应当保持信息的真实、准确、完整、可追溯。为确保个例药品不良反应报告的及时性,药品上市许可持有人应当对传递时限进行要求。

3. 信息评估

药品上市许可持有人应当对收集到信息的真实性和准确性进行评估。当信息存疑时,应当核实。

药品上市许可持有人应当对严重药品不良反应报告、非预期不良反应报告中缺失的信息进行随访。随访应当在不延误首次报告的前提下尽快完成。如随访信息无法在首次报告时限内获得,可先提交首次报告,再提交跟踪报告。

4. 预期性评价

药品上市许可持有人应当对药品不良反应的预期性进行评价。当药品不良反应的性质、严重程度、特征或结果与药品上市许可持有人药品说明书中的表述不符时,应当判定为非预期不良反应。

5. 严重性评价

药品上市许可持有人应当对药品不良反应的严重性进行评价。

符合以下情形之一的应当评价为严重药品不良反应:

(1)导致死亡。

(2)危及生命(指发生药品不良反应的当时,患者存在死亡风险,并不是指药品不良反应进一步恶化才可能出现死亡)。

(3)导致住院或住院时间延长。

(4)导致永久或显著的残疾或功能丧失。

(5)导致先天性异常或出生缺陷。

(6)导致其他重要医学事件,若不进行治疗可能出现上述所列情况的。

6. 关联性评价

药品上市许可持有人应当按照国家药品不良反应监测机构发布的药品不良反应关联性分级评价标准,对药品与疑似不良反应之间的关联性进行科学、客观的评价。

对于自发报告,如果报告者未提供关联性评价意见,应当默认药品与疑似不良反应之间存在关联性。

如果初始报告人进行了关联性评价,若无确凿医学证据,药品上市许可持有人原则上不应降级评价。

(三)报告的提交

1. 个例报告的信息

药品上市许可持有人向国家药品不良反应监测系统提交的个例药品不良反应报告,应当至少包含可识别的患者、可识别的报告者、怀疑药品和药品不良反应的相关信息。

2. 有害反应报告

药品上市许可持有人应当报告患者使用药品出现的怀疑与药品存在相关性的有害反应,其中包括可能因药品质量问题引起的或可能与超适应证用药、超剂量用药等相关的有害反应。

3. 报告填写要求

个例药品不良反应报告的填写应当真实、准确、完整、规范,符合相关填写要求。

4. 报告时限

个例药品不良反应报告应当按规定时限要求提交。严重不良反应尽快报告,不迟于获知信息后的十五日,非严重不良反应不迟于获知信息后的三十日。跟踪报告按照个例药品不良反应报告的时限提交。

报告时限的起始日期为药品上市许可持有人首次获知该个例药品不良反应且符合最低报告要求的日期。

5. 文献不良反应的报告

文献报道的药品不良反应,可疑药品为本药品上市许可持有人产品的,应当按个例药品不良反应报告。如果不能确定是否为本药品上市许可持有人产品的,应当在定期安全性更新报告中进行分析,可不作为个例药品不良反应报告。

6. 境外不良反应的报告

境外发生的严重不良反应,药品上市许可持有人应当按照个例药品不良反应报告的要求提交。

因药品不良反应原因被境外药品监督管理部门要求暂停销售、使用或撤市的,药品上市许可持有人应当在获知相关信息后二十四小时内报告国务院药品监督管理部门和药品不良反应监测机构。

7. 关联性评价

对于药品上市后相关研究或有组织的数据收集项目中的疑似不良反应,药品上市许可持有人应当进行关联性评价。对可能存在关联性的,应当按照个例药品不良反应报告提交。

8. 记录未提交原因

未按照个例药品不良反应报告提交的疑似药品不良反应信息,药品上市许可持有人应当记录不提交的原因,并保存原始记录,不得随意删除。

9.不得阻碍报告

药品上市许可持有人不得以任何理由和手段阻碍报告者的报告行为。

五、风险识别与评估

(一)信号检测

1.开展信号检测

药品上市许可持有人应当对各种途径收集的疑似药品不良反应信息开展信号检测,及时发现新的药品安全风险。

2.信号检测方法

药品上市许可持有人应当根据自身情况及产品特点选择适当、科学、有效的信号检测方法。信号检测方法可以是个例药品不良反应报告审阅、病例系列评价、病例报告汇总分析等人工检测方法,也可以是数据挖掘等计算机辅助检测方法。

3.信号检测频率

信号检测频率应当根据药品上市时间、药品特点、风险特征等相关因素合理确定。对于新上市的创新药、改良型新药、省级及以上药品监督管理部门或药品不良反应监测机构要求关注的其他品种等,应当增加信号检测频率。

4.重点关注信号

药品上市许可持有人在开展信号检测时,应当重点关注以下信号:

(1)药品说明书中未提及的药品不良反应,特别是严重的药品不良反应。

(2)药品说明书中已提及的药品不良反应,但发生频率、严重程度等明显增加的。

(3)疑似新的药品与药品、药品与器械、药品与食品间相互作用导致的药品不良反应。

(4)疑似新的特殊人群用药或已知特殊人群用药的变化。

(5)疑似不良反应呈现聚集性特点,不能排除与药品质量存在相关性的。

5.优先级判定

药品上市许可持有人应当对信号进行优先级判定。对于其中可能会影响产品的获益-风险平衡,或对公众健康产生影响的信号予以优先评价。信号优先级判定可考虑以下因素:

(1)药品不良反应的严重性、严重程度、转归、可逆性及可预防性。

(2)患者暴露情况及药品不良反应的预期发生频率。

(3)高风险人群及不同用药模式人群中的患者暴露情况。

(4)中断治疗对患者的影响,以及其他治疗方案的可及性。

(5)预期可能采取的风险控制措施。

(6)适用于其他同类药品的信号。

6.检测信号评价

药品上市许可持有人应当综合汇总相关信息,对检测出的信号开展评价,综合判断信号是否已构成新的药品安全风险。

相关信息包括:个例药品不良反应报告(包括药品不良反应监测机构反馈的报告)、临床研究数据、文献报道、有关药品不良反应或疾病的流行病学信息、非临床研究信息、医药数据库信息、药品监督管理部门或药品不良反应监测机构发布的相关信息等。必要时,药品上市许可持有人可通过开展药品上市后安全性研究等方式获取更多信息。

7. 聚集性信号分析

药品上市许可持有人获知或发现同一批号(或相邻批号)的同一药品在短期内集中出现多例临床表现相似的疑似不良反应,呈现聚集性特点的,应当及时开展病例分析和情况调查。

(二)风险评估

1. 及时评估

药品上市许可持有人应当及时对新的药品安全风险开展评估,分析影响因素,描述风险特征,判定风险类型,评估是否需要采取风险控制措施等。评估应当综合考虑药品的获益-风险平衡。

2. 分析原因

药品上市许可持有人应当分析可能引起药品安全风险、增加风险发生频率或严重程度的原因或影响因素,如患者的生理特征、基础疾病、并用药品,或药物的溶媒、储存条件、使用方式等,为药物警戒计划的制定和更新提供科学依据。

中药、民族药药品上市许可持有人应当根据中医药、民族医药相关理论,分析处方特点(如炮制方式、配伍等)、临床使用(如功能主治、剂量、疗程、禁忌等)、患者机体等影响因素。

3. 风险特征描述

对药品风险特征的描述可包括风险发生机制、频率、严重程度、可预防性、可控性、对患者或公众健康的影响范围,以及风险证据的强度和局限性等。

4. 重要风险优先评估

风险类型分为已识别风险和潜在风险。对于可能会影响产品的获益-风险平衡,或对公众健康产生不利影响的风险,应当作为重要风险予以优先评估。

药品上市许可持有人还应当对可能构成风险的重要缺失信息进行评估。

5. 风险管理措施

药品上市许可持有人应当根据风险评估结果,对已识别风险、潜在风险等采取适当的风险管理措施。

6. 风险评估记录或报告

风险评估应当有记录或报告,其内容一般包括风险概述、原因、过程、结果、风险管理建议等。

7. 风险控制和报告

在药品风险识别和评估的任何阶段,药品上市许可持有人认为风险可能严重危害患者生命安全或公众健康的,应当立即采取暂停生产、销售及召回产品等风险控制措施,并向所在地省级药品监督管理部门报告。

(三)药品上市后安全性研究

1.研究内容

药品上市后开展的以识别、定性或定量描述药品安全风险,研究药品安全性特征,以及评估风险控制措施实施效果为目的的研究均属于药品上市后安全性研究。

2.研究分类

药品上市后安全性研究一般是非干预性研究,也可以是干预性研究,一般不涉及非临床研究。

干预性研究可参照《药物临床试验质量管理规范》的要求开展。

3.主动或按要求开展

药品上市许可持有人应当根据药品风险情况主动开展药品上市后安全性研究,或按照省级及以上药品监督管理部门的要求开展。

药品上市后安全性研究及其活动不得以产品推广为目的。

4.研究目的

开展药品上市后安全性研究的目的包括但不限于:

(1)量化并分析潜在的或已识别的风险及其影响因素(例如描述发生率、严重程度、风险因素等)。

(2)评估药品在安全信息有限或缺失人群中使用的安全性(例如孕妇、特定年龄段、肾功能不全、肝功能不全等人群)。

(3)评估长期用药的安全性。

(4)评估风险控制措施的有效性。

(5)提供药品不存在相关风险的证据。

(6)评估药物使用模式(例如超适应证使用、超剂量使用、合并用药或用药错误)。

(7)评估可能与药品使用有关的其他安全性问题。

5.确保受试者权益

药品上市许可持有人应当遵守伦理和受试者保护的相关法律法规和要求,确保受试者的权益。

6.研究方法

药品上市许可持有人应当根据研究目的、药品风险特征、临床使用情况等选择适宜的药品上市后安全性研究方法。药品上市后安全性研究可以基于本次研究中从医务人员或患者处直接收集的原始数据,也可以基于本次研究前已经发生并且收集的用于其他研究目的的二手数据。

7.研究方案

药品上市许可持有人开展药品上市后安全性研究应当制定书面的研究方案。研究方案应当由具有适当学科背景和实践经验的人员制定,并经药物警戒负责人审核或批准。

研究方案中应当规定研究开展期间疑似药品不良反应信息的收集、评估和报告程序,并在研究报告中进行总结。

研究过程中可根据需要修订或更新研究方案。研究开始后,对研究方案的任何实质性修订(如研究终点和研究人群变更)应当以可追溯和可审查的方式记录在方案中,包括变更原因、变更内容及日期。

对于药品监督管理部门要求开展的药品上市后安全性研究,研究方案和报告应当按照药品监督管理部门的要求提交。

8. 监测安全性信息

药品上市许可持有人应当监测研究期间的安全性信息,发现任何可能影响药品获益-风险平衡的新信息,应当及时开展评估。

9. 风险控制措施

研究中发现可能严重危害患者的生命安全或公众健康的药品安全问题时,药品上市许可持有人应当立即采取暂停生产、销售及召回产品等风险控制措施,并向所在地省级药品监督管理部门报告。

(四)定期安全性更新报告

1. 报告撰写

定期安全性更新报告应当以药品上市许可持有人在报告期内开展的工作为基础进行撰写,对收集到的安全性信息进行全面深入的回顾、汇总和分析,格式和内容应当符合药品定期安全性更新报告撰写规范的要求。

2. 报告提交频率

创新药和改良型新药应当自取得批准证明文件之日起每满一年提交一次定期安全性更新报告,直至首次再注册,之后每五年报告一次。其他类别的药品,一般应当自取得批准证明文件之日起每五年报告一次。药品监督管理部门或药品不良反应监测机构另有要求的,应当按照要求提交。

3. 数据覆盖期

定期安全性更新报告的数据汇总时间以首次取得药品批准证明文件的日期为起点计,也可以将该药物全球首个获得上市批准日期(即国际诞生日)为起点计。定期安全性更新报告数据覆盖期应当保持完整性和连续性。

4. 批准和提交

定期安全性更新报告应当由药物警戒负责人批准同意后,通过国家药品不良反应监测系统提交。

5. 审核意见处理

对定期安全性更新报告的审核意见,药品上市许可持有人应当及时处理并予以回应;其中针对特定安全性问题的分析评估要求,除按药品监督管理部门或药品不良反应监测机构要求单独提交外,还应当在下一次的定期安全性更新报告中进行分析评价。

6. 定期获益-风险评估报告

药品上市许可持有人可以提交定期获益-风险评估报告代替定期安全性更新报告,其撰写格式和递交要求适用国际人用药品注册技术协调会相关指导原则,其他要求同定期安全性更新报告。

7. 风险评估的内容

定期安全性更新报告中对于风险的评估应当基于药品的所有用途。

开展获益-风险评估时,对于有效性的评估应当包括临床试验的数据,以及按照批准的适应证在实际使用中获得的数据。获益-风险的综合评估应当以批准的适应证为基础,结合药品实际使用中的风险开展。

8. 无须更新报告的药品

除药品监督管理部门另有要求外,以下药品或按药品管理的产品不需要提交定期安全性更新报告:原料药、体外诊断试剂、中药材、中药饮片。

六、风险控制

(一)风险控制措施

1. 措施分类

对于已识别的安全风险,药品上市许可持有人应当综合考虑药品风险特征、药品的可替代性、社会经济因素等,采取适宜的风险控制措施。

常规风险控制措施包括修订药品说明书、标签、包装,改变药品包装规格,改变药品管理状态等。

特殊风险控制措施包括开展医务人员和患者的沟通和教育、药品使用环节的限制、患者登记等。

需要紧急控制的,可采取暂停药品生产、销售及召回产品等措施。当评估认为药品风险大于获益的,药品上市许可持有人应当主动申请注销药品注册证书。

2. 措施报告

药品上市许可持有人采取药品使用环节的限制措施,以及暂停药品生产、销售,召回产品等风险控制措施的,应当向所在地省级药品监督管理部门报告,并告知相关药品经营企业和医疗机构停止销售和使用。

3. 聚集性事件报告

药品上市许可持有人发现或获知药品不良反应聚集性事件的,应当立即组织开展调查和处置,必要时应当采取有效的风险控制措施,并将相关情况向所在地省级药品监督管理部门报告。有重要进展应当跟踪报告,采取暂停生产、销售及召回产品等风险控制措施的应当立即报告。委托生产的,药品上市许可持有人应当同时向生产企业所在地省级药品监督管理部门报告。

4. 效果评估

药品上市许可持有人应当对风险控制措施的执行情况和实施效果进行评估,并根据评估结论决定是否采取进一步行动。

(二)风险沟通

1. 沟通对象

药品上市许可持有人应当向医务人员、患者、公众传递药品安全性信息,沟通药品风险。

2．沟通方式

药品上市许可持有人应当根据不同的沟通目的，采用不同的风险沟通方式和渠道，制定有针对性的沟通内容，确保沟通及时、准确、有效。

沟通方式包括发送致医务人员的函、患者安全用药提示以及发布公告、召开发布会等。

致医务人员的函可通过正式信函发送至医务人员，或可通过相关医疗机构、药品生产企业、药品经营企业或行业协会发送，必要时可同时通过医药学专业期刊或报纸、具有互联网医药服务资质的网站等专业媒体发布。

患者安全用药提示可随药品发送至患者，或通过大众媒体进行发布，其内容应当简洁、清晰、通俗易懂。

3．沟通内容

沟通工作应当符合相关法律法规要求，不得包含任何广告或产品推广性质的内容。一般情况下，沟通内容应当基于当前获批的信息。

4．紧急沟通

出现下列情况的，应当紧急开展沟通工作：

(1)药品存在需要紧急告知医务人员和患者的安全风险，但正在流通的产品不能及时更新说明书的。

(2)存在无法通过修订说明书纠正的不合理用药行为，且可能导致严重后果的。

(3)其他可能对患者或公众健康造成重大影响的情况。

(三)药物警戒计划

1.药物警戒计划概念

药物警戒计划作为药品上市后风险管理计划的一部分，是描述上市后药品安全性特征以及如何管理药品安全风险的书面文件。

2．制定和更新

药品上市许可持有人应当根据风险评估结果，对发现存在重要风险的已上市药品，制定并实施药物警戒计划，并根据风险认知的变化及时更新。

3．计划内容

药物警戒计划包括药品安全性概述、药物警戒活动，并对拟采取的风险控制措施、实施时间周期等进行描述。

4．计划审核

药物警戒计划应当报药品上市许可持有人药品安全委员会审核。

七、文件、记录与数据管理

(一)制度和规程文件

1．制定审核

药品上市许可持有人应当制定完善的药物警戒制度和规程文件。

可能涉及药物警戒活动的文件应当经药物警戒部门审核。

2. 操作规程

制度和规程文件应当按照文件管理操作规程进行起草、修订、审核、批准、分发、替换或撤销、复制、保管和销毁等，并有相应的分发、撤销、复制和销毁记录。制度和规程文件应当分类存放、条理分明，便于查阅。

3. 标明内容

制度和规程文件应当标明名称、类别、编号、版本号、审核批准人员及生效日期等，内容描述应当准确、清晰、易懂，附有修订日志。

4. 定期审查

药品上市许可持有人应当对制度和规程文件进行定期审查，确保现行文件持续适宜和有效。制度和规程文件应当根据相关法律法规等要求及时更新。

(二)药物警戒体系主文件

1. 创建和更新

药品上市许可持有人应当创建并维护药物警戒体系主文件，用以描述药物警戒体系及活动情况。

药品上市许可持有人应当及时更新药物警戒体系主文件，确保与现行药物警戒体系及活动情况保持一致，并持续满足相关法律法规和实际工作需要。

2. 主文件内容

药物警戒体系主文件应当至少包括以下内容：

(1)组织机构：描述与药物警戒活动有关的组织架构、职责及相互关系等。

(2)药物警戒负责人的基本信息：包括居住地区、联系方式、简历、职责等。

(3)专职人员配备情况：包括专职人员数量、相关专业背景、职责等。

(4)疑似药品不良反应信息来源：描述疑似药品不良反应信息收集的主要途径、方式等。

(5)信息化工具或系统：描述用于开展药物警戒活动的信息化工具或系统。

(6)管理制度和操作规程：提供药物警戒管理制度的简要描述和药物警戒管理制度及操作规程目录。

(7)药物警戒体系运行情况：描述药品不良反应监测与报告，药品风险的识别、评估和控制等情况。

(8)药物警戒活动委托：列明委托的内容、时限、受托单位等，并提供委托协议清单。

(9)质量管理：描述药物警戒质量管理情况，包括质量目标、质量保证系统、质量控制指标、内审等。

(10)附录：包括制度和操作规程文件、药品清单、委托协议、内审报告、主文件修订日志等。

(三)记录与数据

1. 基本要求

药品上市许可持有人应当规范记录药物警戒活动的过程和结果，妥善管理药物警戒活动产生的记录与数据。记录与数据应当真实、准确、完整，保证药物警戒活动可追溯。关键的药物警戒活动相关记录和数据应当进行确认与复核。

2. 及时填写

记录应当及时填写,载体为纸质的,应当字迹清晰、易读、不易擦除;载体为电子的,应当设定录入权限,定期备份,不得随意更改。

3. 电子记录系统

电子记录系统应当具备记录的创建、审核、批准、版本控制,以及数据的采集与处理、记录的生成、复核、报告、存储及检索等功能。

对电子记录系统应当针对不同的药物警戒活动和操作人员设置不同的权限,保证原始数据的创建、更改和删除可追溯。

使用电子记录系统,应当建立业务操作规程,规定系统安装、设置、权限分配、用户管理、变更控制、数据备份、数据恢复、日常维护与定期回顾的要求。

4. 确保安全保密

在保存和处理药物警戒记录和数据的各个阶段应当采取特定的措施,确保记录和数据的安全性和保密性。

5. 保存期限

药物警戒记录和数据至少保存至药品注册证书注销后十年,并应当采取有效措施防止记录和数据在保存期间损毁、丢失。

6. 委托要求

委托开展药物警戒活动所产生的文件、记录和数据,应当符合《药物警戒质量管理规范》要求。

7. 转让移交

药品上市许可持有人转让药品上市许可的,应当同时移交药物警戒的所有相关记录和数据,确保移交过程中记录和数据不被遗失。

八、临床试验期间药物警戒

(一)基本要求

1. 药物警戒体系

与注册相关的药物临床试验期间,申办者应当积极与临床试验机构等相关方合作,严格落实安全风险管理的主体责任。申办者应当建立药物警戒体系,全面收集安全性信息并开展风险监测、识别、评估和控制,及时发现存在的安全性问题,主动采取必要的风险控制措施,并评估风险控制措施的有效性,确保风险最小化,切实保护好受试者安全。

药物警戒体系及质量管理可参考《药物警戒质量管理规范》前述上市后相关要求,并可根据临床试验期间药物警戒要求进行适当调整。

2. 安全性问题报告

对于药物临床试验期间出现的安全性问题,申办者应当及时将相关风险及风险控制措施报告国家药品审评机构。鼓励申办者、临床试验机构与国家药品审评机构积极进行沟通交流。

3. 申办者职责

申办者应当指定专职人员负责临床试验期间的安全信息监测和严重不良事件报告管理;

应当制订临床试验安全信息监测与严重不良事件报告操作规程,并对相关人员进行培训;应当掌握临床试验过程中最新安全性信息,及时进行安全风险评估,向试验相关方通报有关信息,并负责对可疑且非预期严重不良反应和其他潜在的严重安全性风险信息进行快速报告。

4. 数据监查委员会

开展临床试验,申办者可以建立独立的数据监查委员会(数据和安全监查委员会)。数据监查委员会(数据和安全监查委员会)应当有书面的工作流程,定期对临床试验安全性数据进行评估,并向申办者建议是否继续、调整或停止试验。

5. 受试者保护

临床试验过程中的安全信息报告、风险评估和风险管理及相关处理,应当严格遵守受试者保护原则。申办者和研究者应当在保证受试者安全和利益的前提下,妥善安排相关事宜。

6. 符合质量管理规范

临床试验期间药物警戒活动需要结合《药物临床试验质量管理规范》等要求。

7. 申办者法律责任

申办者为临床试验期间药物警戒责任主体,根据工作需要委托受托方开展药物警戒活动的,相应法律责任由申办者承担。

(二)风险监测、识别、评估与控制

1. 非预期严重不良反应报告

临床试验期间,申办者应当在规定时限内及时向国家药品审评机构提交可疑且非预期严重不良反应个例报告。

对于致死或危及生命的可疑且非预期严重不良反应,申办者应当在首次获知后尽快报告,但不得超过七日,并应在首次报告后的八日内提交信息尽可能完善的随访报告。

对于死亡或危及生命之外的其他可疑且非预期严重不良反应,申办者应当在首次获知后尽快报告,但不得超过十五日。

提交报告后,应当继续跟踪严重不良反应,以随访报告的形式及时报送有关新信息或对前次报告的更改信息等,报告时限为获得新信息起十五日内。

2. 快速报告

申办者和研究者在不良事件与药物因果关系判断中不能达成一致时,其中任一方判断不能排除与试验药物相关的,都应当进行快速报告。

在临床试验结束或随访结束后至获得审评审批结论前发生的严重不良事件,由研究者报告申办者,若属于可疑且非预期严重不良反应,也应当进行快速报告。

从其他来源获得的与试验药物相关的可疑且非预期严重不良反应也应当进行快速报告。

3. 个例安全性报告

个例安全性报告内容应当完整、规范、准确,符合相关要求。

申办者向国家药品审评机构提交个例安全性报告应当采用电子传输方式。

4. 其他潜在的严重安全性风险信息报告

除非预期严重不良反应的个例安全性报告之外,对于其他潜在的严重安全性风险信息,申

办者也应当作出科学判断,同时尽快向国家药品审评机构报告。

一般而言,其他潜在的严重安全性风险信息指明显影响药品获益–风险评估的、可能考虑药品用法改变的或影响总体药品研发进程的信息。

5. 安全性信息分析和评估

申办者应当对安全性信息进行分析和评估,识别安全风险。个例评估考虑患者人群、研究药物适应证、疾病自然史、现有治疗方法以及可能的获益–风险等因素。申办者还应当定期对安全性数据进行汇总分析,评估风险。

6. 安全性更新报告

临床试验期间,申办者应当对报告周期内收集到的与药物相关的安全性信息进行全面深入的年度回顾、汇总和评估,按时提交研发期间安全性更新报告,研发期间安全性更新报告及其附件应当严格按照《研发期间安全性更新报告管理规范》完整撰写,并应包含与所有剂型和规格、所有适应证以及研究中接受试验药物的受试人群相关的数据。

原则上,应当将药物在境内或全球首次获得临床试验许可日期(即国际研发诞生日)作为研发期间安全性更新报告报告周期的起始日期。首次提交研发期间安全性更新报告应当在境内临床试验获准开展后第一个国际研发诞生日后两个月内完成。

当药物在境内外获得上市许可,如申办者需要,可在该药品全球首个获得上市批准日期的基础上准备和提交安全性更新报告。调整后的首次提交,报告周期不应超过一年。

7. 风险控制措施

申办者经评估认为临床试验存在一定安全风险的,应当采取修改临床试验方案、修改研究者手册、修改知情同意书等风险控制措施;评估认为临床试验存在较大安全风险的,应当主动暂停临床试验;评估认为临床试验存在重大安全风险的,应当主动终止临床试验。

修改临床试验方案、主动暂停或终止临床试验等相关信息,应当按照相关要求及时在药物临床试验登记与信息公示平台进行更新。

申办者应当对风险控制措施的执行情况和实施效果进行评估,并根据评估结论决定是否采取进一步行动。

第五节　药品召回管理

2007 年 12 月 10 日,国家食品药品监督管理局颁布并实施了《药品召回管理办法》,自公布之日起施行,旨在为加强药品安全监管,保障公众用药安全,适用于在中国境内销售的药品的召回及其监督管理。

2022 年 10 月 24 日,国家药监局发布修订的《药品召回管理办法》,自 2022 年 11 月 1 日起施行。

一、监管部门

国家药品监督管理局负责指导全国药品召回的管理工作。

省级药品监督管理部门负责本行政区域内药品召回的监督管理工作。

市县级药品监督管理部门负责配合、协助做好药品召回的有关工作,负责行政区域内药品经营企业、药品使用单位协助召回情况的监督管理工作。

国家药品监督管理局和省级药品监督管理部门应当按照药品信息公开有关制度,采取有效途径向社会公布存在质量问题或者其他安全隐患的药品信息和召回信息,必要时向同级卫生健康主管部门通报相关信息。

二、药品召回的界定和分级

药品召回,是指药品上市许可持有人按照规定的程序收回已上市的存在质量问题或者其他安全隐患药品,并采取相应措施,及时控制风险、消除隐患的活动。

质量问题或者其他安全隐患,是指由于研制、生产、储运、标识等原因导致药品不符合法定要求,或者其他可能使药品具有的危及人体健康和生命安全的不合理危险。

根据药品质量问题或者其他安全隐患的严重程度,药品召回分为:

(1)一级召回:使用该药品可能或者已经引起严重健康危害的。

(2)二级召回:使用该药品可能或者已经引起暂时或者可逆的健康危害的。

(3)三级召回:使用该药品一般不会引起健康危害,但由于其他原因需要收回的。

三、药品召回的责任

1.药品上市许可持有人召回责任

药品上市许可持有人是控制风险和消除隐患的责任主体,应当建立并完善药品召回制度,收集药品质量和安全的相关信息,对可能存在的质量问题或者其他安全隐患进行调查、评估,及时召回存在质量问题或者其他安全隐患的药品。药品上市许可持有人应当制定药品召回信息公开制度,依法主动公布药品召回信息。

2. 药品生产企业、药品经营企业、药品使用单位召回责任

药品生产企业、药品经营企业、药品使用单位应当积极协助药品上市许可持有人对可能存在质量问题或者其他安全隐患的药品进行调查、评估,主动配合药品上市许可持有人履行召回义务,按照召回计划及时传达、反馈药品召回信息,控制和收回存在质量问题或者其他安全隐患的药品。

药品生产企业、药品经营企业、药品使用单位发现其生产、销售或者使用的药品可能存在质量问题或者其他安全隐患的,应当及时通知药品上市许可持有人,必要时应当暂停生产、放行、销售、使用,并向所在地省级药品监督管理部门报告,通知和报告的信息应当真实。

3. 药品追溯制度

药品上市许可持有人、药品生产企业、药品经营企业、药品使用单位应当按规定建立并实施药品追溯制度,保存完整的购销记录,保证上市药品的可溯源。

四、调查与评估

1. 开展调查

药品上市许可持有人应当主动收集、记录药品的质量问题、药品不良反应/事件、其他安全风险信息,对可能存在的质量问题或者其他安全隐患进行调查和评估。

药品生产企业、药品经营企业、药品使用单位应当配合药品上市许可持有人对有关药品质

量问题或者其他安全隐患进行调查,并提供有关资料。

2.调查内容

对可能存在质量问题或者其他安全隐患的药品进行调查,应当根据实际情况确定调查内容,可以包括:

(1)已发生药品不良反应/事件的种类、范围及原因。

(2)药品处方、生产工艺等是否符合相应药品标准、核准的生产工艺要求。

(3)药品生产过程是否符合药品生产质量管理规范;生产过程中的变更是否符合药品注册管理和相关变更技术指导原则等规定。

(4)药品储存、运输等是否符合药品经营质量管理规范。

(5)药品使用是否符合药品临床应用指导原则、临床诊疗指南和药品说明书、标签规定等。

(6)药品主要使用人群的构成及比例。

(7)可能存在质量问题或者其他安全隐患的药品批次、数量及流通区域和范围。

(8)其他可能影响药品质量和安全的因素。

3.评估内容

对存在质量问题或者其他安全隐患药品评估的主要内容包括:

(1)该药品引发危害的可能性,以及是否已经对人体健康造成了危害。

(2)对主要使用人群的危害影响。

(3)对特殊人群,尤其是高危人群的危害影响,如老年人、儿童、孕妇、肝肾功能不全者、外科手术病人等。

(5)危害的严重与紧急程度。

(6)危害导致的后果。

4.评估报告和召回计划

药品上市许可持有人应当根据调查、评估结果和药品召回等级,形成调查评估报告,科学制定召回计划。

调查评估报告应当包括以下内容:①召回药品的具体情况,包括名称、规格、批次等基本信息;②实施召回的原因;③调查评估结果;④召回等级。

召回计划应当包括以下内容:①药品生产销售情况及拟召回的数量;②召回措施具体内容,包括实施的组织、范围和时限等;③召回信息的公布途径和范围;④召回的预期效果;⑤药品召回后的处理措施;⑥联系人的姓名及联系方式。

五、主动召回

1.召回信息

药品上市许可持有人经调查评估后,确定药品存在质量问题或者其他安全隐患的,应当立即决定并实施召回,同时通过企业官方网站或者药品相关行业媒体向社会发布召回信息。

召回信息应当包括以下内容:药品名称、规格、批次、药品上市许可持有人、药品生产企业、召回原因、召回等级等。实施一级、二级召回的,药品上市许可持有人还应当申请在所在地省级药品监督管理部门网站依法发布召回信息。

2. 召回通知

药品上市许可持有人作出药品召回决定的,一级召回在一日内,二级召回在三日内,三级召回在七日内,应当发出召回通知,通知到药品生产企业、药品经营企业、药品使用单位等,同时向所在地省级药品监督管理部门备案调查评估报告、召回计划和召回通知。

召回通知应当包括以下内容:①召回药品的具体情况,包括名称、规格、批次等基本信息;②召回的原因;③召回等级;④召回要求,如立即暂停生产、放行、销售、使用,转发召回通知等;⑤召回处理措施,如召回药品外包装标识、隔离存放措施、储运条件、监督销毁等。

3. 召回进展报告

药品上市许可持有人在实施召回过程中,一级召回每日,二级召回每三日,三级召回每七日,向所在地省级药品监督管理部门报告药品召回进展情况。

召回过程中,药品上市许可持有人应当及时评估召回效果,发现召回不彻底的,应当变更召回计划,扩大召回范围或者重新召回。变更召回计划的,应当及时向所在地省级药品监督管理部门备案。

4. 召回药品的处理

药品上市许可持有人应当明确召回药品的标识及存放要求,召回药品的外包装标识、隔离存放措施等,应当与正常药品明显区别,防止差错、混淆。对需要特殊储存条件的,在其储存和转运过程中,应当保证储存条件符合规定。

召回药品需要销毁的,应当在药品上市许可持有人、药品生产企业或者储存召回药品所在地县级以上药品监督管理部门或者公证机构监督下销毁。

对通过更换标签、修改并完善说明书、重新外包装等方式能够消除隐患的,或者对不符合药品标准但尚不影响安全性、有效性的中药饮片,且能够通过返工等方式解决该问题的,可以适当处理后再上市。相关处理操作应当符合相应药品质量管理规范等要求,不得延长药品有效期或者保质期。

药品上市许可持有人对召回药品的处理应当有详细的记录,记录应当保存五年且不得少于药品有效期后一年。

药品上市许可持有人应当在召回完成后十个工作日内,将药品召回和处理情况向所在地省级药品监督管理部门和卫生健康主管部门报告。

药品上市许可持有人应当在药品年度报告中说明报告期内药品召回情况。

5. 境外药品上市许可持有人药品召回

境外生产药品涉及在境内实施召回的,境外药品上市许可持有人指定的在中国境内履行药品上市许可持有人义务的企业法人(以下称境内代理人)应当组织实施召回,并向其所在地省级药品监督管理部门和卫生健康主管部门报告药品召回和处理情况。

境外药品上市许可持有人在境外实施药品召回,经综合评估认为属于下列情形的,其境内代理人应当于境外召回启动后十个工作日内,向所在地省级药品监督管理部门报告召回药品的名称、规格、批次、召回原因等信息:

(1)与境内上市药品为同一品种,但不涉及境内药品规格、批次或者剂型的。

(2)与境内上市药品共用生产线的。

(3)其他需要向药品监督管理部门报告的。

境外药品上市许可持有人应当综合研判境外实施召回情况,如需要在中国境内召回的,应当按照规定组织实施召回。

六、责令召回

1. 责令召回情形

有以下情形之一的,省级药品监督管理部门应当责令药品上市许可持有人召回药品:

(1)药品监督管理部门经过调查评估,认为药品上市许可持有人应当召回药品而未召回的。

(2)药品监督管理部门经对药品上市许可持有人主动召回结果审查,认为药品上市许可持有人召回药品不彻底的。

2. 召回信息

省级药品监督管理部门责令召回药品的,应当向社会公布责令召回药品信息,要求药品上市许可持有人、药品生产企业、药品经营企业和药品使用单位停止生产、放行、销售、使用。

药品上市许可持有人应当按照责令召回要求实施召回,并按照规定向社会发布药品召回信息。

3. 责令召回通知书

省级药品监督管理部门作出责令召回决定,应当将责令召回通知书送达药品上市许可持有人。责令召回通知书应当包括以下内容:①召回药品的具体情况,包括名称、规格、批次等基本信息;②实施召回的原因;③审查评价和/或调查评估结果;④召回等级;⑤召回要求,包括范围和时限等。

4. 药品上市许可持有人实施召回和报告

药品上市许可持有人在收到责令召回通知书后,应当按照规定,通知药品生产企业、药品经营企业和药品使用单位,制定、备案召回计划,并组织实施。

药品上市许可持有人在实施召回过程中,应当按照要求向所在地省级药品监督管理部门报告药品召回进展情况。

药品上市许可持有人应当按照规定做好后续处理和记录,并在完成召回和处理后 10 个工作日内向所在地省级药品监督管理部门和卫生健康主管部门提交药品召回的总结报告。

5. 监管部门审查和评价

省级药品监督管理部门应当自收到总结报告之日起十个工作日内进行审查,并对召回效果进行评价,必要时组织专家进行审查和评价。认为召回尚未有效控制风险或者消除隐患的,应当书面要求药品上市许可持有人重新召回。

第六节　药品包装管理

一、《药品管理法》有关药品包装管理的规定

药品包装应当适合药品质量的要求,方便储存、运输和医疗使用。发运中药材应当有包装。在每件包装上,应当注明品名、产地、日期、供货单位,并附有质量合格的标志。

药品包装应当按照规定印有或者贴有标签并附有说明书。

标签或者说明书应当注明药品的通用名称、成分、规格、上市许可持有人及其地址、生产企业及其地址、批准文号、产品批号、生产日期、有效期、适应证或者功能主治、用法、用量、禁忌、不良反应和注意事项。标签、说明书中的文字应当清晰,生产日期、有效期等事项应当显著标注,容易辨识。

麻醉药品、精神药品、医疗用毒性药品、放射性药品、外用药品和非处方药的标签、说明书,应当印有规定的标志。专有标志见图 6-1。

〔记忆宝〕麻精毒放非外用。

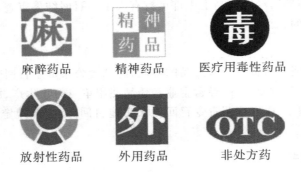

图 6-1　麻醉药品、精神药品、医疗用毒性药品、放射性药品、
外用药品和非处方药品等国家规定有专用标志

二、药品说明书和标签管理

2000 年 10 月,国家药品监督管理局制订发布了《药品包装、标签和说明书管理规定》(暂行)。2006 年 3 月,国家食品药品监督管理局修订发布了《药品说明书和标签管理规定》,自 2006 年 6 月 1 日起施行,旨在规范药品说明书和标签的管理,适用于在中国境内上市销售的药品。

(一)基本要求

药品说明书和标签由国家药品监督管理局予以核准。

药品的标签应当以说明书为依据,其内容不得超出说明书的范围,不得印有暗示疗效、误导使用和不适当宣传产品的文字和标识。

药品包装必须按照规定印有或者贴有标签,不得夹带其他任何介绍或者宣传产品、企业的文字、音像及其他资料。药品生产企业生产供上市销售的最小包装必须附有说明书。

药品说明书和标签中的文字应当清晰易辨,标识应当清楚醒目,不得有印字脱落或者粘贴不牢等现象,不得以粘贴、剪切、涂改等方式进行修改或者补充。

(二)药品说明书

1. 基本要求

药品说明书应当包含药品安全性、有效性的重要科学数据、结论和信息,用以指导安全、合理使用药品。药品说明书的具体格式、内容和书写要求由国家药品监督管理局制定并发布。

2．表述规范

药品说明书对疾病名称、药学专业名词、药品名称、临床检验名称和结果的表述，应当采用国家统一颁布或规范的专用词汇，度量衡单位应当符合国家标准的规定。

3．说明书标题

(1)"×××说明书"，其中的"×××"是指该药品的通用名称。

(2)处方药必须标注："请仔细阅读说明书并在医师指导下使用"，并印制在说明书标题下方。

(3)非处方药必须标注："请仔细阅读说明书并按说明使用或在药师指导下购买和使用"，并印制在说明书标题下方。该忠告语采用加重字体印刷。

4．"警示语"

"警示语"是对药品严重不良反应及其潜在的安全性问题的警告，还可以包括药品禁忌、注意事项，以及剂量过量等需提示用药人群特别注意的事项。有该方面内容的，应当在说明书标题下以醒目的黑体字注明。

5．【药品名称】

按下列顺序列出：通用名称、商品名称、英文名称、汉语拼音。

6．【成分】

(1)化学药品：列出活性成分的化学名称、化学结构式、分子式、分子量。复方制剂可以不列出每个活性成分的化学名称、化学结构式、分子式、分子量内容。本项可以表达为"本品为复方制剂，其组分为："。组分按一个制剂单位(如每片、粒、支、瓶等)分别列出所含的全部活性成分及其量。多组分或者化学结构尚不明确的化学药品或者治疗用生物制品，应当列出主要成分名称，简述活性成分来源。处方中含有可能引起严重不良反应的辅料的，该项下应当列出该辅料名称。注射剂应当列出全部辅料名称。

(2)中药、天然药物处方药：应列出处方中所有的药味或有效部位、有效成分等。注射剂还应列出所用的全部辅料名称；处方中含有可能引起严重不良反应的辅料的，在该项下也应列出该辅料名称。成分排序应与国家批准的该品种药品标准一致，辅料列于成分之后。

7．【性状】

包括药品的外观、臭、味、溶解度以及物理常数等。

8．【适应证】

应当根据该药品的用途，采用准确的表述方式，明确用于预防、治疗、诊断、缓解或者辅助治疗某种疾病(状态)或者症状。

9．【规格】

规格指每支、每片或其他每一单位制剂中含有主药(或效价)的重量或含量或装量。生物制品应标明每支(瓶)有效成分的效价(或含量及效价)及装量(或冻干制剂的复溶后体积)。表示方法一般按照《中国药典》要求规范书写，有两种以上规格的应当分别列出。

10．【用法用量】

应当包括用法和用量两部分。需按疗程用药或者规定用药期限的，必须注明疗程、期限。

应当详细列出该药品的用药方法,准确列出用药的剂量、计量方法、用药次数以及疗程期限,并应当特别注意与规格的关系。

用法上有特殊要求的,应当按实际情况详细说明。

11.【不良反应】

应当实事求是地详细列出该药品的不良反应,并按不良反应的严重程度、发生的频率或症状的系统性列出。

12.【禁忌证】

应当列出禁止应用该药品的人群或者疾病情况。

13.【注意事项】

1)处方药应当列出:

(1)使用时必须注意的问题,包括需要慎用的情况(如肝、肾功能的问题),影响药物疗效的因素(如食物、烟、酒),用药过程中需观察的情况(如过敏反应,定期检查血象、肝功能、肾功能)及用药对于临床检验的影响等。

(2)如有药物滥用或者药物依赖性内容,应在该项下列出。

(3)如有与中医理论有关的证候、配伍、妊娠、饮食等注意事项,应在该项下列出。

(4)处方中如含有可能引起严重不良反应的成分或辅料,应在该项下列出。

(5)注射剂如需进行皮内敏感试验的,应在该项下列出。

(6)中药和化学药品组成的复方制剂,必须列出成分中化学药品的相关内容及注意事项。

2)非处方药应当列出:

(1)使用该药必须注意的问题,包括需要慎用的情况(如肝、肾功能的问题),影响药物疗效的因素(如食物、烟、酒等),孕妇、哺乳期妇女、儿童、老人等特殊人群用药,用药对于临床检验的影响,滥用或药物依赖情况,以及其他保障用药人自我药疗安全用药的有关内容。

(2)必须注明"对本品过敏者禁用,过敏体质者慎用""本品性状发生改变时禁止使用""如正在使用其他药品,使用本品前请咨询医师或药师""请将本品放在儿童不能接触的地方"。

(3)对于可用于儿童的药品必须注明"儿童必须在成人监护下使用"。

(4)处方中含兴奋剂的品种应注明"运动员应在医师指导下使用"。

(5)对于是否适用于孕妇、哺乳期妇女、儿童、老人等特殊人群尚不明确的,必须注明相应人群应在医师指导下使用。

(6)如有与中医理论有关的证候、配伍、饮食等注意事项,应在该项下列出。

(7)中药和化学药品组成的复方制剂,应注明本品含 X X(化学药品通用名称),并列出成分中化学药品的相关内容及注意事项。

(8)国务院药品监督管理部门公布的该药品注意事项内容不得删减,注意事项内容应采用加重字体印刷。

3)预防性生物制品应当列出:

(1)使用的各种注意事项。

(2)以特殊接种途径进行免疫的制品,应明确接种途径,如注明"严禁皮下或肌肉注射"。

(3)使用前检查包装容器、标签、外观、有效期是否符合要求。

(4)疫苗包装容器开启时,对制品使用的要求(如需振摇),冻干制品的重溶时间等。

(5)疫苗开启后应在规定的时间内使用,以及由于接种该制品而出现的紧急情况的应急处理办法等。

(6)减毒活疫苗还需在该项下注明:本品为减毒活疫苗,不推荐在该疾病流行季节使用。

14.【孕妇及哺乳期妇女用药】

该项着重说明该药品对妊娠、分娩及哺乳期母婴的影响,并写明可否应用本品及用药注意事项。未进行该项实验且无可靠参考文献的,应当在该项下予以说明。

15.【儿童用药】

该项主要包括儿童由于生长发育的关系而对于该药品在药理、毒理或药代动力学方面与成人的差异,并写明可否应用本品及用药注意事项。未进行该项实验且无可靠参考文献的,应当在该项下予以说明。

16.【老年用药】

该项主要包括老年人由于机体各种功能衰退的关系而对于该药品在药理、毒理或药代动力学方面与成人的差异,并写明可否应用本品及用药注意事项。未进行该项实验且无可靠参考文献的,应当在该项下予以说明。

17.【药物相互作用】

该项列出与该药产生相互作用的药品或者药品类别,并说明相互作用的结果及合并用药的注意事项。未进行该项实验且无可靠参考文献的,应当在该项下予以说明。

18.【药物过量】

该项详细列出过量应用该药品可能发生的毒性反应、剂量及处理方法。未进行该项实验且无可靠参考文献的,应当在该项下予以说明。

19.【药理毒理】

该项包括药理作用和毒理研究两部分内容。

(1)药理作用为临床药理中药物对人体作用的有关信息,也可列出与临床适应证有关或有助于阐述临床药理作用的体外试验和(或)动物实验的结果。复方制剂的药理作用可以为每一组成成分的药理作用。

(2)毒理研究所涉及的内容是与临床应用相关,有助于判断药物临床安全性的非临床毒理研究结果,应当描述动物种属类型、给药方法(剂量、给药周期、给药途径)和主要毒性表现等重要信息。复方制剂的毒理研究内容应当尽量包括复方给药的毒理研究结果,若无该信息,应当写入单药的相关毒理内容。

未进行该项实验且无可靠参考文献的,应当在该项下予以说明。

20.【药代动力学】

该项应当包括药物在体内吸收、分布、代谢和排泄的全过程及其主要的药代动力学参数,以及特殊人群的药代动力学参数或特征;说明药物是否通过乳汁分泌、是否通过胎盘屏障及血脑屏障等;应以人体临床试验结果为主,如缺乏人体临床试验结果,可列出非临床试验的结果,并加以说明。未进行该项实验且无可靠参考文献的,应当在该项下予以说明。

21.【贮藏】

该项具体条件的表示方法按《中国药典》要求书写,并注明具体温度。如:阴凉处(不超过

20℃）保存。

生物制品应当同时注明制品保存和运输的环境条件,特别应明确具体温度。

22.【包装】

该项包括直接接触药品的包装材料和容器及包装规格,并按该顺序表述。

23.【有效期】

该项以月为单位表述。

24.说明书修改

药品生产企业应当主动跟踪药品上市后的安全性、有效性情况,需要对药品说明书进行修改的,应当及时提出申请。

根据药品不良反应监测、药品再评价结果等信息,国家药品监督管理局也可以要求药品生产企业修改药品说明书。

药品说明书获准修改后,药品生产企业应当将修改的内容立即通知相关药品经营企业、使用单位及其他部门,并按要求及时使用修改后的说明书和标签。

25.药品不良反应信息

药品说明书应当充分包含药品不良反应信息,详细注明药品不良反应。药品生产企业未根据药品上市后的安全性、有效性情况及时修改说明书或者未将药品不良反应在说明书中充分说明的,由此引起的不良后果由该生产企业承担。

26.核准修改日期

药品说明书核准日期和修改日期应当在说明书中醒目标示。

(三)药品标签

1.标签分类

药品的标签是指药品包装上印有或者贴有的内容,分为内标签和外标签。药品内标签指直接接触药品的包装的标签,外标签指内标签以外的其他包装的标签。

2.内标签内容

药品的内标签应当包含药品通用名称、适应证或者功能主治、规格、用法用量、生产日期、产品批号、有效期、生产企业等内容。

包装尺寸过小无法全部标明上述内容的,至少应当标注药品通用名称、规格、产品批号、有效期等内容。

3.外标签内容

药品外标签应当注明药品通用名称、成分、性状、适应证或者功能主治、规格、用法用量、不良反应、禁忌、注意事项、贮藏、生产日期、产品批号、有效期、批准文号、生产企业等内容。适应证或者功能主治、用法用量、不良反应、禁忌、注意事项不能全部注明的,应当标出主要内容并注明"详见说明书"字样。

4.用于运输、储藏的包装的标签

用于运输、储藏的包装的标签,至少应当注明药品通用名称、规格、贮藏、生产日期、产品批号、有效期、批准文号、生产企业,也可以根据需要注明包装数量、运输注意事项或者其他标记等必要内容。

5.原料药标签

原料药的标签应当注明药品名称、贮藏、生产日期、产品批号、有效期、执行标准、批准文号、生产企业,同时还需注明包装数量以及运输注意事项等必要内容。

标签注明的内容比较见表6-1。

表6-1　标签注明的内容

分类	共有内容		特有内容
内标签(直接接触药品包装的标签)	药品通用名称、产品批号、有效期、生产日期、生产企业	规格、适应证或者功能主治、用法用量	—
外标签(内标签以外的其他包装标签)			贮藏、批准文号、不良反应、禁忌、注意事项、成分、性状
运输、储藏包装标签		贮藏、批准文号、包装数量、运输注意事项	规格
原料药标签			执行标准

6.标签明显区别

同一药品生产企业生产的同一药品,药品规格和包装规格均相同的,其标签的内容、格式及颜色必须一致;药品规格或者包装规格不同的,其标签应当明显区别或者规格项明显标注。

同一药品生产企业生产的同一药品,分别按处方药与非处方药管理的,两者的包装颜色应当明显区别。

7.贮藏特殊要求药品的标签

对贮藏有特殊要求的药品,应当在标签的醒目位置注明。

8.有效期标注格式

药品标签中的有效期应当按照年、月、日的顺序标注,年份用四位数字表示,月、日用两位数表示。其具体标注格式为"有效期至××××年××月"或者"有效期至××××年××月××日";也可以用数字和其他符号表示为"有效期至××××.××."或者"有效期至×××× ×/××/××"等。

预防用生物制品有效期的标注按照国家药品监督管理局批准的注册标准执行,治疗用生物制品有效期的标注自分装日期计算,其他药品有效期的标注自生产日期计算。

有效期若标注到日,应当为起算日期对应年月日的前一天,若标注到月,应当为起算月份对应年月的前一月。

(四)药品名称和注册商标的使用

1.命名原则

药品说明书和标签中标注的药品名称必须符合国家药品监督管理局公布的药品通用名称和商品名称的命名原则,并与药品批准证明文件的相应内容一致。

2.药品通用名称

药品通用名称应当显著、突出,其字体、字号和颜色必须一致,并符合以下要求:

(1)对于横版标签,必须在上三分之一范围内显著位置标出;对于竖版标签,必须在右三分之一范围内显著位置标出。

(2)不得选用草书、篆书等不易识别的字体,不得使用斜体、中空、阴影等形式对字体进行修饰。

(3)字体颜色应当使用黑色或者白色,与相应的浅色或者深色背景形成强烈反差。

(4)除因包装尺寸的限制而无法同行书写的,不得分行书写。

3. 药品商品名称

药品商品名称不得与通用名称同行书写,其字体和颜色不得比通用名称更突出和显著,其字体以单字面积计不得大于通用名称所用字体的二分之一。

4. 注册商标

药品说明书和标签中禁止使用未经注册的商标以及其他未经国家药品监督管理局批准的药品名称。

药品标签使用注册商标的,应当印刷在药品标签的边角,含文字的,其字体以单字面积计不得大于通用名称所用字体的四分之一。

药品通用名称、商品名称、注册商标标注的比较见表 6-2。

表 6-2　药品通用名称、商品名称、注册商标的标注比较

项目	药品通用名称	药品商品名称	注册商标
字体与颜色	①应当显著、突出,其字体、字号和颜色必须一致 ②不得选用草书、篆书等不易识别的字体,不得使用斜体、中空、阴影等形式对字体进行修饰 ③字体颜色应当使用黑色或者白色,与相应的浅色或者深色背景形成强烈反差	字体和颜色不得比通用名称更突出和显著	—
位置与面积	除因包装尺寸的限制而无法同行书写的,不得分行书写	①不得与通用名称同行书写; ②字体以单字面积计不得大于通用名称所用字体的二分之一	①印刷在药品标签的边角; ②含文字的,其字体以单字面积计不得大于通用名称所用字体的四分之一

[记忆宝]通名黑白显著不分行,商名 1/2 通名不同行,商标 1/4 边角标。

第七节　药品广告管理

一、《药品管理法》有关药品广告管理的规定

药品广告应当经广告主所在地省级确定的广告审查机关批准;未经批准的,不得发布。

药品广告的内容应当真实、合法,以国务院药品监督管理部门核准的药品说明书为准,不得含有虚假的内容。

药品广告不得含有表示功效、安全性的断言或者保证；不得利用国家机关、科研单位、学术机构、行业协会或者专家、学者、医师、药师、患者等的名义或者形象作推荐、证明。

非药品广告不得有涉及药品的宣传。

二、药品广告审查管理

2019 年 12 月，国家市场监督管理总局发布《药品、医疗器械、保健食品、特殊医学用途配方食品广告审查管理暂行办法》，自 2020 年 3 月 1 日起施行，旨在加强药品、医疗器械、保健食品和特殊医学用途配方食品广告监督管理，规范广告审查工作，维护广告市场秩序，保护消费者合法权益。适用于药品、医疗器械、保健食品和特殊医学用途配方食品广告的审查。

1. 广告的审查部门

国家市场监督管理总局负责组织指导药品广告审查工作。

各省级药品监督管理部门负责药品广告审查，依法可以委托其他行政机关具体实施广告审查。经省级药品监督管理部门审查通过并向社会公开的药品广告，可以依法在全国范围内发布。

药品广告中只宣传产品名称（含药品通用名称和药品商品名称）的，不再对其内容进行审查。

［记忆宝］省批全国发，宣名无须审。

2. 广告真实合法

药品广告应当真实、合法，不得含有虚假或者引人误解的内容。

广告主应当对药品广告内容的真实性和合法性负责。

3. 广告内容要求

药品广告的内容应当以国务院药品监督管理部门核准的说明书为准。药品广告涉及药品名称、药品适应证或者功能主治、药理作用等内容的，不得超出说明书范围。

药品广告应当显著标明禁忌、不良反应，处方药广告还应当显著标明"本广告仅供医学药学专业人士阅读"，非处方药广告还应当显著标明非处方药标识（OTC）和"请按药品说明书或者在药师指导下购买和使用"。药品广告中应当显著标明的内容，其字体和颜色必须清晰可见、易于辨认，在视频广告中应当持续显示。

药品广告不得违反《中华人民共和国广告法》的规定，不得包含下列情形：

（1）使用或者变相使用国家机关、国家机关工作人员、军队单位或者军队人员的名义或者形象，或者利用军队装备、设施等从事广告宣传。

（2）使用科研单位、学术机构、行业协会或者专家、学者、医师、药师、临床营养师、患者等的名义或者形象作推荐、证明。

（3）违反科学规律，明示或者暗示可以治疗所有疾病、适应所有症状、适应所有人群，或者正常生活和治疗病症所必需等内容。

（4）引起公众对所处健康状况和所患疾病产生不必要的担忧和恐惧，或者使公众误解不使用该产品会患某种疾病或者加重病情的内容。

（5）含有"安全""安全无毒副作用""毒副作用小"；明示或者暗示成分为"天然"，因而安全性有保证等内容。

（6）含有"热销、抢购、试用""家庭必备、免费治疗、免费赠送"等诱导性内容，"评比、排序、推荐、指定、选用、获奖"等综合性评价内容，"无效退款、保险公司保险"等保证性内容，怂恿消费者任意、过量使用药品、保健食品和特殊医学用途配方食品的内容。

（7）含有医疗机构的名称、地址、联系方式、诊疗项目、诊疗方法以及有关义诊、医疗咨询电话、开设特约门诊等医疗服务的内容。

（8）法律、行政法规规定不得含有的其他内容。

［记忆宝］国家军队、名义形象、包治百病、患病加重、安全无毒、诱导怂恿、医疗机构。

4.广告的申请

药品注册证明文件持有人及其授权同意的生产、经营企业为广告申请人。申请人可以委托代理人办理药品广告审查申请。

药品广告审查申请应当依法向生产企业或者进口代理人等广告主所在地省级药品监督管理部门提出。

申请药品广告审查，应当依法提交《广告审查表》、与发布内容一致的广告样件，以及下列合法有效的材料：

（1）申请人的主体资格相关材料，或者合法有效的登记文件。

（2）产品注册证明文件或者备案凭证、注册或者备案的产品标签和说明书，以及生产许可文件。

（3）广告中涉及的知识产权相关有效证明材料。

经授权同意作为申请人的生产、经营企业，还应当提交合法的授权文件；委托代理人进行申请的，还应当提交委托书和代理人的主体资格相关材料。

申请人可以到广告审查机关受理窗口提出申请，也可以通过信函、传真、电子邮件或者电子政务平台提交药品广告申请。

5.广告的审批

省级药品监督管理部门收到申请人提交的申请后，应当在五个工作日内作出受理或者不予受理决定。申请材料齐全、符合法定形式的，应当予以受理，出具广告审查受理通知书。申请材料不齐全、不符合法定形式的，应当一次性告知申请人需要补正的全部内容。

省级药品监督管理部门应当对申请人提交的材料进行审查，自受理之日起十个工作日内完成审查工作。经审查，对符合法律规定的广告，应当作出审查批准的决定，编发广告批准文号。

对不符合法律规定的广告，应当作出不予批准的决定，送达申请人并说明理由，同时告知其享有依法申请行政复议或者提起行政诉讼的权利。

经审查批准的药品广告，省级药品监督管理部门应当通过本部门网站以及其他方便公众查询的方式，在十个工作日内向社会公开。公开的信息应当包括广告批准文号、申请人名称、广告发布内容、广告批准文号有效期、广告类别、产品名称、产品注册证明文件等内容。

6.广告批号的有效期

药品广告批准文号的有效期与产品注册证明文件或者生产许可文件最短的有效期一致。

产品注册证明文件或者生产许可文件未规定有效期的，广告批准文号有效期为两年。

［记忆宝］批件一致或2年。

7. 广告批号的注销

申请人有下列情形的,不得继续发布审查批准的广告,并应当主动申请注销药品广告批准文号:

(1)主体资格证照被吊销、撤销、注销的。

(2)产品注册证明文件或者生产许可文件被撤销、注销的。

(3)法律、行政法规规定应当注销的其他情形。

广告审查机关发现申请人有上述情形的,应当依法注销其药品广告批准文号。

8. 广告内容的改动

广告主、广告经营者、广告发布者应当严格按照审查通过的内容发布药品广告,不得进行剪辑、拼接、修改。已经审查通过的广告内容需要改动的,应当重新申请广告审查。

9. 不得发布广告的药品

下列药品不得发布广告:

(1)麻醉药品、精神药品、医疗用毒性药品、放射性药品、药品类易制毒化学品,以及戒毒治疗的药品。

(2)军队特需药品、军队医疗机构配制的制剂。

(3)医疗机构配制的制剂。

(4)依法停止或者禁止生产、销售或者使用的药品。

(5)法律、行政法规禁止发布广告的情形。

[记忆宝]军医禁放麻精毒毒毒。

10. 广告媒体限制

处方药广告只能在国务院卫生健康主管部门和国务院药品监督管理部门共同指定的医学、药学专业刊物上发布。

不得利用处方药名称为各种活动冠名进行广告宣传。不得使用与处方药名称相同的商标、企业字号在医学、药学专业刊物以外的媒介变相发布广告,也不得利用该商标、企业字号为各种活动冠名进行广告宣传。

[记忆宝]处方药医药刊不冠名。

第八节　药品生产违法行为的法律责任

一、生产假药、劣药的法律责任

(一)行政责任

1. 生产、销售假药的行政责任

生产、销售假药的,没收违法生产、销售的药品和违法所得,责令停产停业整顿,吊销药品批准证明文件,并处违法生产、销售的药品货值金额十五倍以上三十倍以下的罚款;货值金额不足十万元的,按十万元计算;情节严重的,吊销药品生产许可证,十年内不受理其相应申请;药品上市许可持有人为境外企业的,十年内禁止其药品进口。

对生产者专门用于生产假药、劣料的原料、辅料、包装材料、生产设备予以没收。

2. 生产、销售劣药的行政责任

生产、销售劣药的,没收违法生产、销售的药品和违法所得,并处违法生产、销售的药品货值金额十倍以上二十倍以下的罚款;违法生产的药品货值金额不足十万元的,按十万元计算;情节严重的,责令停产停业整顿直至吊销药品批准证明文件、药品生产许可证。

生产、销售的中药饮片不符合药品标准,尚不影响安全性、有效性的,责令限期改正,给予警告;可以处十万元以上五十万元以下的罚款。

对生产者专门用于生产劣药的原料、辅料、包装材料、生产设备予以没收。

生产、销售假药、劣药的行政责任比较见表6-3。

表6-3　生产、销售假药、劣药的行政责任比较

责任	生产、销售假药	生产、销售劣药
没收	没收违法生产、销售的药品和违法所得和专门用于生产假药的原料、辅料、包装材料、生产设备	
罚款	并处违法生产、销售的药品货值金额15~30倍的罚款;货值金额不足10万元的,按10万元计算	并处违法生产、销售的药品货值金额10~20倍的罚款;违法生产的药品货值金额不足10万元的,按10万元计算
停产停业	责令停产停业整顿	情节严重的,责令停产停业整顿
撤件吊证	吊销药品批准证明文件;情节严重的,吊销药品生产许可证,10年内不受理其相应申请;药品上市许可持有人为境外企业的,10年内禁止其药品进口	情节严重的,吊销药品批准证明文件、药品生产许可证

[记忆宝]假药15~30倍,10万计,10年禁业;劣药10~20倍,10万计。

3. 生产、销售假药、劣药责任人员的行政责任

生产、销售假药,或者生产、销售劣药且情节严重的,对法定代表人、主要负责人、直接负责的主管人员和其他责任人员,没收违法行为发生期间自本单位所获收入,并处所获收入百分之三十以上三倍以下的罚款,终身禁止从事药品生产经营活动,并可以由公安机关处五日以上十五日以下的拘留。

[记忆宝]责人终身禁业。

4. 生产假药、劣药的性质责任从重处罚

有下列行为之一的,在规定的处罚幅度内从重处罚:

(1)以麻醉药品、精神药品、医疗用毒性药品、放射性药品、药品类易制毒化学品冒充其他药品,或者以其他药品冒充上述药品。

(2)生产、销售以孕产妇、儿童为主要使用对象的假药、劣药。

(3)生产、销售的生物制品属于假药、劣药。

(4)生产、销售假药、劣药,造成人身伤害后果。

(5)生产、销售假药、劣药,经处理后再犯。

(6)拒绝、逃避监督检查,伪造、销毁、隐匿有关证据材料,或者擅自动用查封、扣押物品。

［记忆宝］麻精毒放伤害孕儿，生物再犯逃拒检查。

（二）生产、销售假药、劣药的刑事责任

（1）生产、销售假药的，处三年以下有期徒刑或者拘役，并处罚金。

（2）生产、销售假药、劣药，对人体健康造成严重危害或者有其他严重情节的，处三年以上十年以下有期徒刑，并处罚金。

（3）生产、销售假药致人死亡或者有其他特别严重情节的，处十年以上有期徒刑、无期徒刑或者死刑，并处罚金或者没收财产；生产、销售劣药后果特别严重的，处十年以上有期徒刑或者无期徒刑，并处罚金或者没收财产，没有死刑。

生产、销售假药罪和生产、销售劣药罪的比较见表6-4。

表6-4　生产、销售假药罪和生产、销售劣药罪比较

情节	生产、销售假药罪	生产、销售劣药罪
生产、销售假药	处3年以下有期徒刑或者拘役，并处罚金	—
生产、销售假药、劣药，对人体健康造成严重危害或者有其他严重情节	处3～10年有期徒刑，并处罚金	处3～10年有期徒刑，并处罚金
生产、销售假药，致人死亡或者有其他特别严重情节的/生产、销售劣药，致人死亡或者后果特别严重	处10年以上有期徒刑、无期徒刑或者死刑，并处罚金或者没收财产	处10年以上有期徒刑或者无期徒刑，并处罚金或者没收财产

［记忆宝］假药产销三拘，假劣严重三十；假特重十无死，劣特重十无期。

（三）从重处罚的情形

生产假药、劣药的刑事责任从重处罚情形：

（1）生产、销售的假药、劣药以孕产妇、婴幼儿、儿童或者危重病人为主要使用对象的。

（2）生产、销售的假药、劣药属于麻醉药品、精神药品、医疗用毒性药品、放射性药品、避孕药品、血液制品、疫苗的。

（3）生产、销售的假药、劣药属于注射剂药品、急救药品的。

（4）医疗机构、医疗机构工作人员生产、销售假药、劣药的。

（5）在自然灾害、事故灾难、公共卫生事件、社会安全事件等突发事件期间，生产、销售用于应对突发事件的假药、劣药的。

（6）两年内曾因危害药品安全违法犯罪活动受过行政处罚或者刑事处罚的。

［记忆宝］麻精毒放危孕婴儿，血疫突发2医孕急注。

二、无证生产的法律责任

（1）未取得药品生产许可证生产、销售药品的。

（2）药品上市许可持有人和药品生产企业变更生产地址、生产范围应当经批准而未经批准的。

（3）药品生产许可证超过有效期限仍进行生产的。

责令关闭，没收违法生产、销售的药品和违法所得，并处违法生产、销售的药品货值金额十

五倍以上三十倍以下的罚款；货值金额不足十万元的，按十万元计算。

[记忆宝]无证产销 15～30 倍，不足 10 万计。

三、非法渠道购药的法律责任

药品上市许可持有人、药品生产企业未从药品上市许可持有人或者具有药品生产、经营资格的企业购进药品的，责令改正，没收违法购进的药品和违法所得，并处违法购进药品货值金额二倍以上十倍以下的罚款；情节严重的，并处货值金额十倍以上三十倍以下的罚款，吊销药品批准证明文件、药品生产许可证；货值金额不足五万元的，按五万元计算。

[记忆宝] 非法渠道 2～10 倍，严重 10～30 倍，不足 5 万计。

四、伪造租借许可文件的法律责任

伪造、变造、出租、出借、非法买卖生产许可证或者药品批准证明文件的，没收违法所得，并处违法所得一倍以上五倍以下的罚款；情节严重的，并处违法所得五倍以上十五倍以下的罚款，吊销药品生产许可证或者药品批准证明文件，对法定代表人、主要负责人、直接负责的主管人员和其他责任人员，处二万元以上二十万元以下的罚款，十年内禁止从事药品生产经营活动，并可以由公安机关处五日以上十五日以下的拘留；违法所得不足十万元的，按十万元计算。

[记忆宝]伪证 1～5 倍，严重 5～15 倍，不足 10 万计，严重责人 10 年禁业。

五、骗取许可文件的法律责任

提供虚假的证明、数据、资料、样品或者采取其他手段骗取药品生产许可或者药品注册等许可的，撤销相关许可，十年内不受理其相应申请，并处五十万元以上五百万元以下的罚款；情节严重的，对法定代表人、主要负责人、直接负责的主管人员和其他责任人员，处二万元以上二十万元以下的罚款，十年内禁止从事药品生产经营活动，并可以由公安机关处五日以上十五日以下的拘留。

[记忆宝] 骗证 50～500 万，10 年不申请，严重责人 10 年禁业。

六、未遵守药品生产质量管理规范的法律责任

药品上市许可持有人和药品生产企业未遵守药品生产质量管理规范的要求生产，责令限期改正，给予警告；逾期不改正的，处十万元以上五十万元以下的罚款；情节严重的，处五十万元以上二百万元以下的罚款，责令停产停业整顿直至吊销药品批准证明文件、药品生产许可证、药品经营许可证等，对法定代表人、主要负责人、直接负责的主管人员和其他责任人员，没收违法行为发生期间自本单位所获收入，并处所获收入百分之十以上百分之五十以下的罚款，十年直至终身禁止从事药品生产经营等活动。

[记忆宝] 违反质规 10 万～50 万，严重 50 万～200 万；严重责人 10 年终身禁业。

未遵守药品生产质量管理规范严重情节包括：

(1)未配备专门质量负责人独立负责药品质量管理、监督质量管理规范执行。

(2)药品上市许可持有人未配备专门质量受权人履行药品上市放行责任。

(3)药品生产企业未配备专门质量受权人履行药品出厂放行责任。

(4)质量管理体系不能正常运行，药品生产过程控制、质量控制的记录和数据不真实。

（5）对已识别的风险未及时采取有效的风险控制措施，无法保证产品质量。

（6）其他严重违反药品生产质量管理规范的情形。

辅料、直接接触药品的包装材料和容器的生产企业及供应商未遵守国家药品监督管理局制定的质量管理规范等相关要求，不能确保质量保证体系持续合规的，由所在地省级药品监督管理部门按照上述规定处罚。

七、未开展药品不良反应监测或者报告的法律责任

药品上市许可持有人未按照规定开展药品不良反应监测或者报告疑似药品不良反应的，责令限期改正，给予警告；逾期不改正的，责令停产停业整顿，并处十万元以上一百万元以下的罚款。

［记忆宝］ADR 不报不改 10 万～100 万。

八、拒不召回药品的法律责任

药品上市许可持有人在省级药品监督管理部门责令其召回后，拒不召回的，处应召回药品货值金额五倍以上十倍以下的罚款；货值金额不足十万元的，按十万元计算；情节严重的，吊销药品批准证明文件、药品生产许可证、药品经营许可证，对法定代表人、主要负责人、直接负责的主管人员和其他责任人员，处二万元以上二十万元以下的罚款。

［记忆宝］持有人不召 5～10 倍，不足 10 万计。

九、其他药品生产相关的其他法律责任

药品上市许可持有人和药品生产企业有下列情形之一的，由所在地省级药品监督管理部门处一万元以上三万元以下的罚款：

（1）企业名称、住所（经营场所）、法定代表人未按规定办理登记事项变更。

（2）未按照规定每年对直接接触药品的工作人员进行健康检查并建立健康档案。

（3）未按照规定对列入国家实施停产报告的短缺药品清单的药品进行停产报告。

十、药品包装违法行为的法律责任

1. 使用未经审评包材容器生产药品的法律责任

使用未经审评的直接接触药品的包装材料或者容器生产药品，或者销售该类药品的，没收违法生产、销售的药品和违法所得以及包装材料、容器，责令停产停业整顿，并处五十万元以上五百万元以下的罚款；情节严重的，吊销药品批准证明文件、药品生产许可证、药品经营许可证，对法定代表人、主要负责人、直接负责的主管人员和其他责任人员处二万元以上二十万元以下的罚款，十年直至终身禁止从事药品生产经营活动。

2. 使用未经核准的标签、说明书的法律责任

使用未经核准的标签、说明书的，没收违法生产、销售的药品和违法所得以及包装材料、容器，责令停产停业整顿，并处五十万元以上五百万元以下的罚款；情节严重的，吊销药品批准证明文件、药品生产许可证、药品经营许可证，对法定代表人、主要负责人、直接负责的主管人员和其他责任人员处二万元以上二十万元以下的罚款，十年直至终身禁止从事药品生产经营活动。

3. 其他标签、说明书违法行为的法律责任

除依法应当按照假药、劣药处罚的外,药品包装未按照规定印有、贴有标签或者附有说明书,标签、说明书未按照规定注明相关信息或者印有规定标志的,责令改正,给予警告;情节严重的,吊销药品注册证书。

十一、药品广告违法行为的法律责任

1. 广告未显著标明内容的法律责任

未显著、清晰表示广告中应当显著标明内容的,由市场监督管理部门责令停止发布广告,对广告主处十万元以下的罚款。

2. 无有效批件发布广告的法律责任

未经审查发布药品广告的,广告批准文号已超过有效期仍继续发布药品广告的;未按照审查通过的内容发布药品广告的,由市场监督管理部门责令停止发布广告,责令广告主在相应范围内消除影响,处广告费用一倍以上三倍以下的罚款,广告费用无法计算或者明显偏低的,处十万元以上二十万元以下的罚款,情节严重的,处广告费用三倍以上五倍以下的罚款,广告费用无法计算或者明显偏低的,处二十万元以上一百万元以下的罚款,可以吊销营业执照,并由广告审查机关撤销广告审查批准文件,一年内不受理其广告审查申请。

3. 广告内容违法的法律责任

使用科研单位、学术机构、行业协会或者专家、学者、医师、药师、临床营养师、患者等的名义或者形象作推荐、证明的;违反科学规律,明示或者暗示可以治疗所有疾病、适应所有症状、适应所有人群,或者正常生活和治疗病症所必需等内容的;引起公众对所处健康状况和所患疾病产生不必要的担忧和恐惧,或者使公众误解不使用该产品会患某种疾病或者加重病情内容的;含有"安全""安全无毒副作用""毒副作用小",明示或者暗示成分为"天然",因而安全性有保证等内容的。有以上情形的,由市场监督管理部门责令停止发布广告,责令广告主在相应范围内消除影响,处广告费用一倍以上三倍以下的罚款,广告费用无法计算或者明显偏低的,处十万元以上二十万元以下的罚款,情节严重的,处广告费用三倍以上五倍以下的罚款,广告费用无法计算或者明显偏低的,处二十万元以上一百万元以下的罚款,可以吊销营业执照,并由广告审查机关撤销广告审查批准文件,一年内不受理其广告审查申请。

4. 构成虚假广告的法律责任

药品广告构成虚假广告的,由市场监督管理部门责令停止发布广告,责令广告主在相应范围内消除影响,处广告费用三倍以上五倍以下的罚款,广告费用无法计算或者明显偏低的,处二十万元以上一百万元以下的罚款,二年内有三次以上违法行为或者有其他严重情节的,处广告费用五倍以上十倍以下的罚款,广告费用无法计算或者明显偏低的,处一百万元以上二百万元以下的罚款,可以吊销营业执照,并由广告审查机关撤销广告审查批准文件、一年内不受理其广告审查申请。

★案例 13

A 药业公司与 B 制药公司合同纠纷案件

A 药业公司、B 制药公司双方从 2012 年开始有购销"××叶提取物"业务往来。2013 年至 2015 年,双方签订了多份采购合同、购销合同,约定:A 药业公司(需方或买方)从 B 制药公司(供方或卖方)处购买"××叶提取物";质量要求符合《中国药典》2010 版规定的验收标准及买方企业内控标准;违约责任:合同签订即具有法律效力,双方必须严格遵守,在合同履行过程中任何一方违约按《合同法》有关规定执行,违约方必须承担违约责任。合同签订后,B 制药公司依约向 A 药业公司供应合同标的物即"××叶提取物",并附随检测报告。A 药业公司将"××叶提取物"用于制造药品"××叶片"。

2015 年 6 月 22 日,国家食品药品监督管理总局公布《关于 90 家××叶提取物和××叶药品生产企业自检情况的通告》,载明"……(一)全部批次产品均不合格的企业 55 家,包括:……A 药业公司(××叶片,95 批)……(二)部分批次产品不合格的企业 25 家,包括:……B 制药公司(××叶提取物,8 批不合格,不合格率 25%)。"

2015 年 6 月 26 日,C 省药品检验研究院出具了检验报告书三份,由该机构对 A 药业公司库存中由 B 制药公司供货的"××叶提取物"进行检验,结论为:"本品按照国家食品药品监督管理总局关于发布××叶药品补充检验方法的公告附件检验,结果不符合规定"。

2016 年 2 月 17 日,C 省食品药品监督局作出(2016)×××号行政处罚决定书,载明"被罚处单位:A 药业公司。经查,你单位有如下违法行为:根据国家总局《关于 90 家××叶提取物和××叶药品生产企业自检情况的通告》显示,你公司生产的部分××叶片自检不合格。你公司生产的 31 个批号的××叶片定性为假药。……处罚决定:没收其违法所得 1169983.6 元及违法生产的假药,处货值金额 3189145.95 元两倍罚款 6378291.9 元减轻至一倍,罚没共计 4359129.55 元"。

2016 年 3 月 18 日,国家食品药品监督管理总局发布《关于对 65 家涉嫌生产销售××叶提取物及制剂企业调查依法进行调查处理情况的通告》,载明"……B 制药公司提供虚假申请资料骗取药品生产许可证,且未通过药品 GMP 认证,未取得药品批准证明文件。……被 D 市食品药品监管部门依法吊销药品生产许可证并处罚款。同时,……D 市食品药品监管部门对 B 药业公司依法作出五年内不受理其药品生产、经营等资质申请的处罚。"

A 药业公司提起诉讼,提出如下诉讼请求:判决 B 制药公司赔偿因其产品不合格给 A 药业公司造成的经济损失 10280258.33 元。

思考:1.本案中 A 药业公司和 B 制药公司的责任各占多少?

2.B 制药公司应该对 A 药业公司进行赔偿吗?赔偿多少适宜?

★ 案例 14

A 制药公司与 B 制药公司委托生产纠纷案件

2016 年 11 月 20 日,A 公司与 B 公司签订一份委托生产协议,之后 B 公司依约受 A 公司委托生产包括小柴胡颗粒等产品。

2018 年 7 月 16 日至 20 日,C 市食品药品监督管理局对 B 公司实施药品飞行检查,并形成《药品飞行检查报告》,报告载明:C 市食品药品监督管理局检察人员在现场检查时发现,B 公司存在其受托生产的小柴胡颗粒未按法定处方工艺生产、违法添加黄芩提取物等问题,要求对上述问题进一步调查核实。2018 年 8 月 3 日,C 市食品药品监督管理局对 B 公司涉嫌未按照《药品生产质量管理规范》组织生产药品案进行立案审查。

2018 年 7 月 18 日至 2018 年 12 月 7 日期间,C 市食品药品监督管理局对 B 公司的工作人员等就案件事实做了相关询问笔录。C 市食品药品监督管理局还到 B 公司进行现场检查,提取了相关证据,制作现场检查笔录。

2018 年 7 月 18 日,A 公司发出产品召回通知书,要求各有关药品经销商协助召回 A 公司生产的所有批次小柴胡颗粒产品。2018 年 7 月 19 日,A 公司发出产品召回通知书,要求各有关药品经销商协助召回 A 公司委托 B 公司生产的以下批次小柴胡颗粒产品:170905、170906、171205、171206、171207、171209、171213、180101、180406、180407、180408、180703。

B 公司出具小柴胡颗粒生产情况汇总表,汇总小柴胡颗粒生产情况。2018 年 12 月 7 日,B 公司出具受 A 公司委托生产小柴胡颗粒(添加黄芩提取物)及加工费用相关情况汇总表,载明从 2017 年 9 月至 2018 年 7 月有 16 批次小柴胡颗粒成品、2 批次小柴胡颗粒半成品和 5 批次小柴胡颗粒清膏生产过程中添加黄芩提取物。

思考:1. B 公司受 A 公司委托生产的小柴胡颗粒(添加黄芩提取物)如何定性?

2. 谁应该对涉案的小柴胡颗粒承担法律责任? 如果根据 2019 年版的《药品管理法》,如何处罚?

★ 案例 15

邓某与 A 医院医疗损害责任纠纷案件

2020 年 1 月 8 日,邓某因"胸椎压缩性骨折"入住 A 医院。1 月 9 日,A 医院给邓某行"经皮 T11 椎体骨水泥成形术＋臭氧氧化术微创介入术",发生骨水泥渗漏,出现右下肢麻木、乏力,给予神经节苷脂,1 月 18 日,经诊断为格林-巴利综合征。

1 月 20 日至 2 月 7 日,邓某转院在 B 医院进行治疗,出院诊断为:①格林-巴利综合征;②T11 椎体成形术后骨水泥渗漏等。出院医嘱为转康复医院继续治疗等。

2 月 7 日至 4 月 30 日,邓某转院在 C 医院进行治疗,出院诊断为:①格林-巴利综合征;②T11 椎体成形术后骨水泥渗漏等。出院医嘱为定期复查,不适随诊等。

5月9日、12日，邓某因不适在D医院进行复查。

邓某在A医院住院治疗12天[发生住院费12447.64元(不含医保负担部分)，门诊费132.8元]；在B医院住院治疗18天[发生住院费5149.91元(不含医保负担部分)，门诊费32559.9元]；在C医院住院治疗83天[发生住院费8680.39元(不含医保负担部分)，其他费用168元]；在D医院门诊费1425.26元；在E人民药店药费1550.23元；在F医院门诊费750元。

因邓某认为A医院的诊疗行为存在医疗过错，向法院申请进行司法鉴定。2020年11月，法院委托G司法鉴定中心：

(1)对A医院的诊疗行为是否具有医疗过错以及过错比例进行鉴定。

(2)对A医院的诊疗行为与邓某的损害后果之间是否存在因果关系进行鉴定。

(3)对邓某的伤残等级、护理期、营养期、误工期以及后续治疗费进行鉴定。

2020年12月22日，G司法鉴定中心出具了司法鉴定意见书，鉴定结论：

(1)A医院在对邓某的诊疗过程中存在一定过错，该过错与邓某骨水泥渗漏的后果(九级伤残)存在因果关系，为主要原因。因骨水泥渗漏造成邓某出现右下肢神经症状，有使用神经节苷脂的适应证，神经节苷脂与邓某所患格林巴利综合征的关系评定为可能。

(2)邓某术后出现骨水泥渗漏，构成九级伤残。邓某所患格林-巴利综合征，四肢肌力4级，构成五级伤残。

(3)邓某误工期、护理期、营养期至伤残评定前一日。

(4)给予邓某4个月康复治疗，预计每月费用1500～2000元。如有特殊情况发生，可以另行确定。

邓某向法院提出诉讼请求：

(1)判令A医院支付医疗费64302.76元。

(2)判决A医院支付残疾赔偿金331007.3元，住院伙食补助费20880元，营养费34800元，护理费58116元，误工费211550.34元，后续治疗费8000元，残疾辅助器具费5000元，被抚养人生活费46563.3元。

(3)判决A医院支付交通费2000元。

(4)判决A医院支付精神损害赔偿金60000元。

(5)判决A医院支付鉴定费19200元。

(6)判决A医院支付本案全部诉讼费用。

以上金额合计861419.7元。

思考：1.邓某患格林-巴利综合征，是A医院的医疗过错行为的人为风险，还是药品不良反应的自然风险？

　　　2.A医院应该给邓某赔偿多少元？

★案例 16

A 公司与 B 公司药品召回案件

B公司与A公司于2016年4月27日签订产品大包合同，约定：B公司授权A公司为约定规格产品的生产商,A 公司授权 B 公司的代理期限为 2016 年 6 月 1 日起至 2021 年 5 月 31 日止;B 公司在代理期限内第一年必须完成销售任务 200 万元,以后每年按 10% 递增年任务量;首次提货 1350 件,B 公司第一年销售计划为:××跌打膏,××壮骨膏,×× 止痛膏,××止痛贴膏,××风湿膏,××关节止痛膏,××解痛膏,××橡胶膏,其中除 ××解痛膏每盒为 2.25 元、××橡胶膏每盒为 3 元外,其余产品均为每盒 2.15 元;A 公 司只负责把货物发送至 B 公司指定的唯一到货地点 C;B 公司收到货物后应对其产品数 量、包装等情况进行查验,并回复 A 公司,运输过程中发生的破损、短少等 B 公司应在收 到货物当日内通知 A 公司,并保留相关物品原样和出具运输部门的责任确认书,经 A 公 司核实后予以调换并向有关部门索赔,B 公司如未在当日内提出异议,则 A 公司视为产 品完好和符合条件;A 公司不受理非产品质量问题的退、换货。如有质量问题,B 公司必 须将"产品质量申报"通知 A 公司,由 A 公司审核并提出处理意见,因产品质量引起的责 任由 A 公司承担,非质量问题所产生的费用由 B 公司负责;A 公司同意在包装上使用 B 公司商标和联系电话;本合同未尽事宜双方协商解决,协商不成的,双方约定可向起诉方 人民法院诉讼解决。

合同签订后,B 公司从 2016 年 5 月 17 日开始向 A 公司订货,至 2018 年 3 月 B 公司 共向 A 公司订货价值约 200 余万元。2017 年末,B 公司在销售 A 公司生产的"××刀"系 列膏剂产品时,有客户反映内包装袋开裂,B 公司于 2017 年末向 A 公司反馈内包装袋侧 面开裂的现象,A 公司于 2018 年 3 月 16 日向 B 公司出具了召回通知及召回品种表,载 明:"根据贵公司近期反馈,我司销售的'××刀'系列橡胶膏剂产品存在药品内袋侧面开 裂的现象,产品可能存在质量风险,接到信息后,我司高度重视,经质量评估,裂袋产品存 在质量风险。经向贵公司了解,由于包装裂痕数量较少,平均在千分之二左右,我司请求 派人去贵单位现场,将裂袋产品挑选报废,现贵公司不同意,为了不造成较大损失,我司决 定将附表所列产品实施召回进行排查,将裂袋产品予以全部挑选报废。我司将按《药品管 理法》等法律法规要求,按质量标准检验合格、质量评估没有风险后,将以最快速度将此批 药品邮寄贵公司。请贵公司收到通知后及时将货物发还我司,过程中应保障产品的安全, 避免遗失、污损等情况的发生。"

2018 年 3 月 23 日 A 公司给 B 公司发函,载明:"贵公司于 2018 年 3 月 6 日来函反映 我公司产品有裂痕现象,裂痕率可能在千分之二,根据这一情况我公司迅速作出产品召回 决定,召回通知函已经邮寄送达贵公司。少量包装出现裂痕是事实,给贵公司销售带来影 响是肯定的,我们肯定会负起责任,与贵公司共同协商妥善解决。为了双方不造成较大损 失,也可将召回的产品进行排查,将裂袋产品予以全部挑选报废。我司将按《药品管理法》 等法律法规要求,按质量标准检验合格、质量评估没有风险后,将以最快速度将此批药品 邮寄贵公司,不影响产品销售。"

2018 年 4 月 20 日,A 公司向 B 公司公司发出工作联络函,载明:"2018 年 3 月 10 日 你公司函告我公司,发现我公司生产的膏药内袋侧面有开裂的现象,双方协商沟通后,我 公司于 2018 年 3 月 16 日发函你公司启动召回程序,于 2018 年 3 月 30 日收到你公司发 过来的 8 个品种 20 个批次共计 291879 盒,在第三方监督下进行排查,发现内袋侧面开裂 的数量很少,比例在万分之三左右,收到本函后做好收货准备,我公司将以最快的速度将 排查后的产品发还你公司。"

2018 年 4 月 21 日,B 公司给 A 公司出具"关于 A 工作回复函",载明:B 公司要求 A 公司全额退款被召回药品并赔偿损失。

2018 年 5 月 23 日,A 公司给 B 公司出具工作联系函,载明:"因一直未收到贵公司的正面回复,只是口头表明拒收货物,我公司将备货发往贵公司,请贵公司阅后速以扫描件或电子邮件方式答复是否收货,贵公司如不答复,我公司将视为贵公司默认收货,我公司将于 2018 年 5 月 24 日将产品发还给贵公司,货到时请查收。"

2018 年 8 月 10 日,A 公司给 B 公司出具工作联系函,载明:"我公司于 2018 年 5 月 24 日委托物流公司将该批产品发还给贵公司,但货物到达贵公司仓库后,贵公司一直拒收该批货物,经多方沟通无果后,物流公司又将该批货物返回我公司,现该批药品已近保质期,我公司再次发函,要求贵公司将货物提走。"

因有部分药品出现内袋侧面开裂的现象,2018 年 3 月 30 日 A 公司从 B 公司处总计召回 8 个品种 20 个批次、合计 291879 盒,总计价值 638041.80 元的药品。现上述争议的 291879 盒药品仍在 A 公司处。

B 公司向法院起诉请求:

(1)A 公司向 B 公司退还货款 638041.80 元。

(2)A 公司赔偿 B 公司因向客户赔偿及"××刀"品牌产品导致商业信誉受损产生的各项经济损失 40 万元。

思考:1. A 公司应该向 B 公司退还货款 638041.80 元吗? 应该赔偿经济损失 40 万元吗?

2. A 公司召回的 291879 盒"××刀"系列橡胶膏剂,将裂袋产品全部挑选报废后,剩余产品在有效期内是否可以重新回到市场销售?

3. 包装破损的药品,应当定性为假药还是劣药?

📋⭐案例 17

A 药品连锁公司 B 分店药品广告违法案件

2019 年 6 月 15 日,A 药品连锁公司 B 分店员工在门店内张贴自行设计、手写的 POP 药品画报 3 幅。画报内容分别是:"××益气养血口服液,心悸气短,面色无华,体虚乏力,买三得四";"××药品,头孢克肟胶囊,敏感菌,功能主治:咽喉、扁桃体炎、急慢性支气管炎、中耳炎、尿路感染、单纯性淋病";"××药品,心脑康胶囊买五得六,功能主治:冠心病、活血化瘀、通窍止痛、眩晕头痛"。

A 药品连锁公司 B 分店在张贴画报期间未销售出涉案药品,无违法所得。

2019 年 5 月 31 日,××区市场监管局曾召集辖区的药品企业代表开会,向辖区相关经营者宣传包括违法药品广告的社会危害及法律法规,并安排部署包含药品广告和处方药广专项整治工作。A 药品连锁公司××片区负责人参加了会议并签署了承诺书。

思考:1. A 药品连锁公司 B 分店经营违法行为有哪些?

2. A 药品连锁公司 B 分店无违法所得,应该如何处罚?

第七章

药品经营管理

第一节　药品经营监督管理

《药品管理法》有关药品经营管理作出以下规定。

(一)药品经营许可

从事药品批发活动,应当经所在地省级药品监督管理部门批准,取得药品经营许可证。从事药品零售活动,应当经所在地县级以上地方药品监督管理部门批准,取得药品经营许可证。无药品经营许可证的,不得经营药品。

药品经营许可证应当标明有效期和经营范围,到期重新审查发证。

(二)药品经营的条件

从事药品经营活动应当具备以下条件:

(1)有依法经过资格认定的药师或者其他药学技术人员。

(2)有与所经营药品相适应的营业场所、设备、仓储设施和卫生环境。

(3)有与所经营药品相适应的质量管理机构或者人员。

(4)有保证药品质量的规章制度,并符合《药品经营质量管理规范》要求。

药品监督管理部门实施药品经营许可,除依据上述条件外,还应当遵循方便群众购药的原则。

(三)药品经营质量管理

从事药品经营活动,应当遵守药品经营质量管理规范,建立健全药品经营质量管理体系,保证药品经营全过程持续符合法定要求。

国家鼓励、引导药品零售连锁经营。从事药品零售连锁经营活动的企业总部,应当建立统一的质量管理制度,对所属零售企业的经营活动履行管理责任。

药品经营企业的法定代表人、主要负责人对本企业的药品经营活动全面负责。

(四)药品购进渠道管理

药品上市许可持有人、药品生产企业、药品经营企业和医疗机构应当从药品上市许可持有人或者具有药品生产、经营资格的企业购进药品;但是,购进未实施审批管理的中药材除外。

城乡集市贸易市场可以出售中药材,国务院另有规定的除外。

(五)药品购销管理

1. 进货检查验收制度

药品经营企业购进药品,应当建立并执行进货检查验收制度,验明药品合格证明和其他标识;不符合规定要求的,不得购进和销售。

2. 购销记录

药品经营企业购销药品,应当有真实、完整的购销记录。购销记录应当注明药品的通用名称、剂型、规格、产品批号、有效期、上市许可持有人、生产企业、购销单位、购销数量、购销价格、购销日期及国务院药品监督管理部门规定的其他内容。

3. 零售管理

药品经营企业零售药品应当准确无误,并正确说明用法、用量和注意事项;调配处方应当经过核对,对处方所列药品不得擅自更改或者代用。对有配伍禁忌或者超剂量的处方,应当拒绝调配;必要时,经处方医师更正或者重新签字,方可调配。

药品经营企业销售中药材,应当标明产地。

依法经过资格认定的药师或者其他药学技术人员负责本企业的药品管理、处方审核和调配、合理用药指导等工作。

(六)药品保管制度和检查制度

药品经营企业应当制定和执行药品保管制度,采取必要的冷藏、防冻、防潮、防虫、防鼠等措施,保证药品质量。

药品入库和出库应当执行检查制度

药品经营企业销售中药材,应当标明产地。

(七)网络销售药品管理

1. 遵守药品经营规定

药品上市许可持有人、药品经营企业通过网络销售药品,应当遵守药品经营的有关规定。

2. 不得在网络上销售的药品

疫苗、血液制品、麻醉药品、精神药品、医疗用毒性药品、放射性药品、药品类易制毒化学品等国家实行特殊管理的药品不得在网络上销售。

3. 药品网络交易第三方平台管理

药品网络交易第三方平台提供者应当按照国务院药品监督管理部门的规定,向所在地省级药品监督管理部门备案。

第三方平台提供者应当依法对申请进入平台经营的药品上市许可持有人、药品经营企业的资质等进行审核,保证其符合法定要求,并对发生在平台的药品经营行为进行管理。

第三方平台提供者发现进入平台经营的药品上市许可持有人、药品经营企业有违反法律规定行为的,应当及时制止并立即报告所在地县级药品监督管理部门;发现严重违法行为的,应当立即停止提供网络交易平台服务。

(八)药品进口管理

1. 药材进口批准

新发现和从境外引种的药材,经国务院药品监督管理部门批准后,方可销售。

2. 通关与检验

药品应当从允许药品进口的口岸进口,并由进口药品的企业向口岸所在地药品监督管理部门备案。海关凭药品监督管理部门出具的进口药品通关单办理通关手续。无进口药品通关单的,海关不得放行。

口岸所在地药品监督管理部门应当通知药品检验机构按照国务院药品监督管理部门的规定对进口药品进行抽查检验。

3. 少量药品进口

医疗机构因临床急需进口少量药品的,经国务院药品监督管理部门或者国务院授权的省级批准,可以进口。进口的药品应当在指定医疗机构内用于特定医疗目的。

个人自用携带入境少量药品,按照国家有关规定办理。

4. 麻精药品进口

进口、出口麻醉药品和国家规定范围内的精神药品,应当持有国务院药品监督管理部门颁发的进口准许证、出口准许证。

5. 禁止进口的药品

禁止进口疗效不确切、不良反应大或者因其他原因危害人体健康的药品。

第二节　药品经营质量管理

2000 年 4 月,国家药品监督管理局公布《药品经营质量管理规范》,2012 年 11 月,卫生部修订公布了《药品经营质量管理规范》,自 2013 年 6 月 1 日起施行。《药品经营质量管理规范》在 2015 年 5 月、2016 年 6 月经历两次修订。

《药品经营质量管理规范》是药品经营管理和质量控制的基本准则,旨在加强药品经营质量管理,规范药品经营行为,保障人体用药安全、有效,适用于药品经营企业,以及药品生产企业销售药品、药品流通过程中其他涉及储存与运输药品。

药品经营企业应当在药品采购、储存、销售、运输等环节采取有效的质量控制措施,确保药品质量,并按照国家有关要求建立药品追溯系统,实现药品可追溯。药品经营企业应当坚持诚实守信,依法经营。禁止任何虚假、欺骗行为。

一、药品批发的质量管理

(一)质量管理体系

1. 基本要求

药品批发企业应当依据有关法律法规及《药品经营质量管理规范》的要求建立质量管理体系,确定质量方针,制定质量管理体系文件,开展质量策划、质量控制、质量保证、质量改进和质量风险管理等活动。

药品批发企业制定的质量方针文件应当明确企业总的质量目标和要求,并贯彻到药品经营活动的全过程。

药品批发企业质量管理体系应当与其经营范围和规模相适应,包括组织机构、人员、设施设备、质量管理体系文件及相应的计算机系统等。

2. 内审和改进

药品批发企业应当定期以及在质量管理体系关键要素发生重大变化时,组织开展内审。

药品批发企业应当对内审的情况进行分析,依据分析结论制定相应的质量管理体系改进措施,不断提高质量控制水平,保证质量管理体系持续有效运行。

3．风险管理

药品批发企业应当采用前瞻或者回顾的方式,对药品流通过程中的质量风险进行评估、控制、沟通和审核。

4．购销单位评价

药品批发企业应当对药品供货单位、购货单位的质量管理体系进行评价,确认其质量保证能力和质量信誉,必要时进行实地考察。

5．全员参与质量管理

药品批发企业应当全员参与质量管理。各部门、岗位人员应当正确理解并履行职责,承担相应质量责任。

(二)组织机构与质量管理职责

1．基本要求

药品批发企业应当设立与其经营活动和质量管理相适应的组织机构或者岗位,明确规定其职责、权限及相互关系。

2．负责人

药品批发企业负责人是药品质量的主要责任人,全面负责企业日常管理,负责提供必要的条件,保证质量管理部门和质量管理人员有效履行职责,确保企业实现质量目标并按照《药品生产经营管理规范》要求经营药品。

药品批发企业质量负责人应当由高层管理人员担任,全面负责药品质量管理工作,独立履行职责,在企业内部对药品质量管理具有裁决权。

3．质量管理部门

药品批发企业应当设立质量管理部门,有效开展质量管理工作。质量管理部门的职责不得由其他部门及人员履行。

质量管理部门应当履行以下职责:

(1)督促相关部门和岗位人员执行药品管理的法律法规及《药品生产经营管理规范》。

(2)组织制订质量管理体系文件,并指导、监督文件的执行。

(3)负责对供货单位和购货单位的合法性、购进药品的合法性以及供货单位销售人员、购货单位采购人员的合法资格进行审核,并根据审核内容的变化进行动态管理。

(4)负责质量信息的收集和管理,并建立药品质量档案。

(5)负责药品的验收,指导并监督药品采购、储存、养护、销售、退货、运输等环节的质量管理工作。

(6)负责不合格药品的确认,对不合格药品的处理过程实施监督。

(7)负责药品质量投诉和质量事故的调查、处理及报告。

(8)负责假劣药品的报告。

(9)负责药品质量查询。

(10)负责指导设定计算机系统质量控制功能。

(11)负责计算机系统操作权限的审核和质量管理基础数据的建立及更新。

(12)组织验证、校准相关设施设备。

(13)负责药品召回的管理。

(14)负责药品不良反应的报告。

(15)组织质量管理体系的内审和风险评估。

(16)组织对药品供货单位及购货单位质量管理体系和服务质量的考察和评价。

(17)组织对被委托运输的承运方运输条件和质量保障能力的审查。

(18)协助开展质量管理教育和培训。

(19)其他应当由质量管理部门履行的职责。

(三)人员与培训

1. 基本要求

药品批发企业从事药品经营和质量管理工作的人员,应当符合有关法律法规及《药品经营质量管理规范》规定的资格要求,不得有相关法律法规禁止从业的情形。

2. 负责人

药品批发企业负责人应当具有大学专科以上学历或者中级以上专业技术职称,经过基本的药学专业知识培训,熟悉有关药品管理的法律法规及《药品经营质量管理规范》。

3. 质量负责人

药品批发企业质量负责人应当具有大学本科以上学历、执业药师资格和三年以上药品经营质量管理工作经历,在质量管理工作中具备正确判断和保障实施的能力。

4. 质量管理部门负责人

药品批发企业质量管理部门负责人应当具有执业药师资格和三年以上药品经营质量管理工作经历,能独立解决经营过程中的质量问题。

5. 质量管理、验收及养护人员

药品批发企业应当配备符合以下资格要求的质量管理、验收及养护等岗位人员:

(1)从事质量管理工作的,应当具有药学中专或者医学、生物、化学等相关专业大学专科以上学历或者具有药学初级以上专业技术职称。

(2)从事验收、养护工作的,应当具有药学或者医学、生物、化学等相关专业中专以上学历或者具有药学初级以上专业技术职称。

(3)从事中药材、中药饮片验收工作的,应当具有中药学专业中专以上学历或者具有中药学中级以上专业技术职称;从事中药材、中药饮片养护工作的,应当具有中药学专业中专以上学历或者具有中药学初级以上专业技术职称;直接收购地产中药材的,验收人员应当具有中药学中级以上专业技术职称。

(4)从事疫苗配送的,还应当配备2名以上专业技术人员专门负责疫苗质量管理和验收工作。专业技术人员应当具有预防医学、药学、微生物学或者医学等专业本科以上学历及中级以上专业技术职称,并有三年以上从事疫苗管理或者技术工作经历。

从事质量管理、验收工作的人员应当在职在岗,不得兼职其他业务工作。

6. 采购、销售、储存人员

从事采购工作的人员应当具有药学或者医学、生物、化学等相关专业中专以上学历,从事

销售、储存等工作的人员应当具有高中以上文化程度。

7.岗位培训

药品批发企业应当对各岗位人员进行与其职责和工作内容相关的岗前培训和继续培训，以符合《药品经营质量管理规范》要求。

培训内容应当包括相关法律法规、药品专业知识及技能、质量管理制度、职责及岗位操作规程等。

药品批发企业应当按照培训管理制度制定年度培训计划并开展培训，使相关人员能正确理解并履行职责。培训工作应当做好记录并建立档案。

从事特殊管理的药品和冷藏冷冻药品的储存、运输等工作的人员，应当接受相关法律法规和专业知识培训并经考核合格后方可上岗。

8. 个人卫生管理制度

药品批发企业应当制定员工个人卫生管理制度，储存、运输等岗位人员的着装应当符合劳动保护和产品防护的要求。

9. 健康检查

质量管理、验收、养护、储存等直接接触药品岗位的人员应当进行岗前及年度健康检查，并建立健康档案。患有传染病或者其他可能污染药品的疾病的，不得从事直接接触药品的工作。身体条件不符合相应岗位特定要求的，不得从事相关工作。

(四)质量管理体系文件

1. 基本要求

药品批发企业制定质量管理体系文件应当符合企业实际。文件包括质量管理制度、部门及岗位职责、操作规程、档案、报告、记录和凭证等。

2. 文件管理

文件的起草、修订、审核、批准、分发、保管，以及修改、撤销、替换、销毁等应当按照文件管理操作规程进行，并保存相关记录。

文件应当标明题目、种类、目的以及文件编号和版本号。文字应当准确、清晰、易懂。文件应当分类存放，便于查阅。

药品批发企业应当定期审核、修订文件，使用的文件应当为现行有效的文本，已废止或者失效的文件除留档备查外，不得在工作现场出现。

药品批发企业应当保证各岗位获得与其工作内容相对应的必要文件，并严格按照规定开展工作。

3. 质量管理制度

药品批发质量管理制度应当包括以下内容：

(1)质量管理体系内审的规定。

(2)质量否决权的规定。

(3)质量管理文件的管理。

(4)质量信息的管理。

(5)供货单位、购货单位、供货单位销售人员及购货单位采购人员等资格审核的规定。

(6)药品采购、收货、验收、储存、养护、销售、出库、运输的管理。

(7)特殊管理的药品的规定。

(8)药品有效期的管理。

(9)不合格药品、药品销毁的管理。

(10)药品退货的管理。

(11)药品召回的管理。

(12)质量查询的管理。

(13)质量事故、质量投诉的管理。

(14)药品不良反应报告的规定。

(15)环境卫生、人员健康的规定。

(16)质量方面的教育、培训及考核的规定。

(17)设施设备保管和维护的管理。

(18)设施设备验证和校准的管理。

(19)记录和凭证的管理。

(20)计算机系统的管理。

(21)药品追溯的规定。

(22)其他应当规定的内容。

4. 部门及岗位职责

药品批发企业部门及岗位职责应当包括：

(1)质量管理、采购、储存、销售、运输、财务和信息管理等部门职责。

(2)企业负责人、质量负责人及质量管理、采购、储存、销售、运输、财务和信息管理等部门负责人的岗位职责。

(3)质量管理、采购、收货、验收、储存、养护、销售、出库复核、运输、财务、信息管理等岗位职责。

(4)与药品经营相关的其他岗位职责。

5. 操作规程

药品批发企业应当制定药品采购、收货、验收、储存、养护、销售、出库复核、运输等环节及计算机系统的操作规程。

6. 记录要求

药品批发企业应当建立药品采购、验收、养护、销售、出库复核、销后退回和购进退出、运输、储运温湿度监测、不合格药品处理等相关记录,做到真实、完整、准确、有效和可追溯。

通过计算机系统记录数据时,有关人员应当按照操作规程,通过授权及密码登录后方可进行数据的录入或者复核;数据的更改应当经质量管理部门审核并在其监督下进行,更改过程应当留有记录。

书面记录及凭证应当及时填写,并做到字迹清晰,不得随意涂改,不得撕毁。更改记录的,应当注明理由、日期并签名,保持原有信息清晰可辨。

记录及凭证应当至少保存五年。疫苗、特殊管理的药品的记录及凭证按相关规定保存。

(五)设施与设备

1. 基本要求

药品批发企业应当具有与其药品经营范围、经营规模相适应的经营场所和库房。

2. 库房要求

库房的选址、设计、布局、建造、改造和维护应当符合药品储存的要求,防止药品的污染、交叉污染、混淆和差错。

药品储存作业区、辅助作业区应当与办公区和生活区分开一定距离或者有隔离措施。

库房的规模及条件应当满足药品的合理、安全储存,并达到以下要求,便于开展储存作业:

(1)库房内外环境整洁,无污染源,库区地面硬化或者绿化。

(2)库房内墙、顶光洁,地面平整,门窗结构严密。

(3)库房有可靠的安全防护措施,能够对无关人员进入实行可控管理,防止药品被盗、替换或者混入假药。

(4)有防止室外装卸、搬运、接收、发运等作业受异常天气影响的措施。

库房应当配备以下设施设备:

(1)药品与地面之间有效隔离的设备。

(2)避光、通风、防潮、防虫、防鼠等设备。

(3)有效调控温湿度及室内外空气交换的设备。

(4)自动监测、记录库房温湿度的设备。

(5)符合储存作业要求的照明设备。

(6)用于零货拣选、拼箱发货操作及复核的作业区域和设备。

(7)包装物料的存放场所。

(8)验收、发货、退货的专用场所。

(9)不合格药品专用存放场所。

(10)经营特殊管理的药品有符合国家规定的储存设施。

3. 中药材、中药饮片要求

经营中药材、中药饮片的,应当有专用的库房和养护工作场所,直接收购地产中药材的应当设置中药样品室(柜)。

4. 冷藏、冷冻药品要求

储存、运输冷藏、冷冻药品的,应当配备以下设施设备:

(1)与其经营规模和品种相适应的冷库,储存疫苗的应当配备两个以上独立冷库。

(2)用于冷库温度自动监测、显示、记录、调控、报警的设备。

(3)冷库制冷设备的备用发电机组或者双回路供电系统。

(4)对有特殊低温要求的药品,应当配备符合其储存要求的设施设备。

(5)冷藏车及车载冷藏箱或者保温箱等设备。

5. 运输工具要求

运输药品应当使用封闭式货物运输工具。

运输冷藏、冷冻药品的冷藏车及车载冷藏箱、保温箱应当符合药品运输过程中对温度控制的要求。冷藏车具有自动调控温度、显示温度、存储和读取温度监测数据的功能；冷藏箱及保温箱具有外部显示和采集箱体内温度数据的功能。

6. 检查、清洁和维护

储存、运输设施设备的定期检查、清洁和维护应当由专人负责，并建立记录和档案。

(六)校准与验证

1. 基本要求

药品批发企业应当按照国家有关规定，对计量器具、温湿度监测设备等定期进行校准或者检定。

企业应当对冷库、储运温湿度监测系统以及冷藏运输等设施设备进行使用前验证、定期验证及停用时间超过规定时限的验证。

2. 验证管理制度

药品批发企业应当根据相关验证管理制度，形成验证控制文件，包括验证方案、报告、评价、偏差处理和预防措施等。

3. 验证的实施

验证应当按照预先确定和批准的方案实施，验证报告应当经过审核和批准，验证文件应当存档。

4. 正确使用设施设备

药品批发企业应当根据验证确定的参数及条件，正确、合理使用相关设施设备。

(七)计算机系统

1. 计算机系统要求

药品批发企业应当建立能够符合经营全过程管理及质量控制要求的计算机系统，实现药品可追溯。

药品批发企业计算机系统应当符合以下要求：

(1)有支持系统正常运行的服务器和终端机。

(2)有安全、稳定的网络环境，有固定接入互联网的方式和安全可靠的信息平台。

(3)有实现部门之间、岗位之间信息传输和数据共享的局域网。

(4)有药品经营业务票据生成、打印和管理功能。

(5)有符合《药品经营质量管理规范》要求及企业管理实际需要的应用软件和相关数据库。

2. 数据操作

各类数据的录入、修改、保存等操作应当符合授权范围、操作规程和管理制度的要求，保证数据原始、真实、准确、安全和可追溯。

3. 数据备份

计算机系统运行中涉及企业经营和管理的数据应当采用安全、可靠的方式储存并按日备份，备份数据应当存放在安全场所，记录类数据的保存时限应当符合要求。

(八)采购

1．采购活动要求

药品批发企业的采购活动应当符合以下要求：

(1)确定供货单位的合法资格。

(2)确定所购入药品的合法性。

(3)核实供货单位销售人员的合法资格。

(4)与供货单位签订质量保证协议。

2．首营企业、首营品种采购

采购中涉及的首营企业、首营品种，采购部门应当填写相关申请表格，经过质量管理部门和企业质量负责人的审核批准。必要时应当组织实地考察，对供货单位质量管理体系进行评价。

对首营企业的审核，应当查验加盖其公章原印章的以下资料，确认真实、有效：

(1)药品生产许可证或者药品经营许可证复印件。

(2)营业执照、税务登记、组织机构代码的证件复印件，及上一年度企业年度报告公示情况。

(3)《药品生产质量管理规范》认证证书或者《药品经营质量管理规范》认证证书复印件。

(4)相关印章、随货同行单(票)样式。

(5)开户户名、开户银行及账号。

采购首营品种应当审核药品的合法性，索取加盖供货单位公章原印章的药品生产或者进口批准证明文件复印件并予以审核，审核无误的方可采购。

以上资料应当归入药品质量档案。

3．销售人员资料

药品批发企业应当核实、留存供货单位销售人员以下资料：

(1)加盖供货单位公章原印章的销售人员身份证复印件。

(2)加盖供货单位公章原印章和法定代表人印章或者签名的授权书，授权书应当载明被授权人姓名、身份证号码，以及授权销售的品种、地域、期限。

(3)供货单位及供货品种相关资料。

4．质量保证协议

药品批发企业与供货单位签订的质量保证协议至少包括以下内容：

(1)明确双方质量责任。

(2)供货单位应当提供符合规定的资料且对其真实性、有效性负责。

(3)供货单位应当按照国家规定开具发票。

(4)药品质量符合药品标准等有关要求。

(5)药品包装、标签、说明书符合有关规定。

(6)药品运输的质量保证及责任。

(7)质量保证协议的有效期限。

5．发票要求

采购药品时，药品批发企业应当向供货单位索取发票。发票应当列明药品的通用名称、规格、单位、数量、单价、金额等;不能全部列明的,应当附《销售货物或者提供应税劳务清单》,并加盖供货单位发票专用章原印章、注明税票号码。

发票上的购、销单位名称及金额、品名应当与付款流向及金额、品名一致,并与财务账目内容相对应。发票按有关规定保存。

6. 采购记录

采购药品应当建立采购记录。采购记录应当有药品的通用名称、剂型、规格、生产厂商、供货单位、数量、价格、购货日期等内容,采购中药材、中药饮片的还应当标明产地。

7. 直调药品

发生灾情、疫情、突发事件或者临床紧急救治等特殊情况,以及其他符合国家有关规定的情形,企业可采用直调方式购销药品,将已采购的药品不入本企业仓库,直接从供货单位发送到购货单位,并建立专门的采购记录,保证有效的质量跟踪和追溯。

8. 采购特殊药品

采购特殊管理的药品,应当严格按照国家有关规定进行。

9. 质量评审

药品批发企业应当定期对药品采购的整体情况进行综合质量评审,建立药品质量评审和供货单位质量档案,并进行动态跟踪管理。

(九)收货与验收

1. 基本要求

药品批发企业应当按照规定的程序和要求对到货药品逐批进行收货、验收,防止不合格药品入库。

2. 到货检查

药品到货时,收货人员应当核实运输方式是否符合要求,并对照随货同行单(票)和采购记录核对药品,做到票、账、货相符。

随货同行单(票)应当包括供货单位、生产厂商、药品的通用名称、剂型、规格、批号、数量、收货单位、收货地址、发货日期等内容,并加盖供货单位药品出库专用章原印章。

冷藏、冷冻药品到货时,应当对其运输方式及运输过程的温度记录、运输时间等质量控制状况进行重点检查并记录。不符合温度要求的应当拒收。

4. 准备待验

收货人员对符合收货要求的药品,应当按品种特性要求放于相应待验区域,或者设置状态标志,通知验收。冷藏、冷冻药品应当在冷库内待验。

5. 检验报告书

验收药品应当按照药品批号查验同批号的检验报告书。供货单位为批发企业的,检验报告书应当加盖其质量管理专用章原印章。检验报告书的传递和保存可以采用电子数据形式,但应当保证其合法性和有效性。

6. 逐批抽样

企业应当按照验收规定,对每次到货药品进行逐批抽样验收,抽取的样品应当具有代表性：

（1）同一批号的药品应当至少检查一个最小包装，但生产企业有特殊质量控制要求或者打开最小包装可能影响药品质量的，可不打开最小包装。

（2）破损、污染、渗液、封条损坏等包装异常以及零货、拼箱的，应当开箱检查至最小包装。

（3）外包装及封签完整的原料药、实施批签发管理的生物制品，可不开箱检查。

药品验收抽样比较见表7-1。

表7-1　药品验收抽样

药品	抽样
同一批号的药品	应当至少检查一个最小包装
生产企业有特殊质量控制要求或者打开最小包装可能影响药品质量的	可不打开最小包装
破损、污染、渗液、封条损坏等包装异常以及零货、拼箱的	应当开箱检查至最小包装
外包装及封签完整的原料药、实施批签发管理的生物制品	可不开箱检查

［记忆宝］一批一个最小包，异常零拼最小包，特殊质量不开包，生物原料不开箱。

7．验收内容

验收人员应当对抽样药品的外观、包装、标签、说明书以及相关的证明文件等逐一进行检查、核对；验收结束后，应当将抽取的完好样品放回原包装箱，加封并标示。

8．特殊药品验收

特殊管理的药品应当按照相关规定在专库或者专区内验收。

9．验收记录

验收药品应当做好验收记录，包括药品的通用名称、剂型、规格、批准文号、批号、生产日期、有效期、生产厂商、供货单位、到货数量、到货日期、验收合格数量、验收结果等内容。验收人员应当在验收记录上签署姓名和验收日期。

中药材验收记录应当包括品名、产地、供货单位、到货数量、验收合格数量等内容。中药饮片验收记录应当包括品名、规格、批号、产地、生产日期、生产厂商、供货单位、到货数量、验收合格数量等内容，实施批准文号管理的中药饮片还应当记录批准文号。

验收不合格的还应当注明不合格事项及处置措施。

10．库存管理

药品批发企业应当建立库存记录，验收合格的药品应当及时入库登记；验收不合格的，不得入库，并由质量管理部门处理。

11．直调验收

药品批发企业按规定进行药品直调的，可委托购货单位进行药品验收。购货单位应当严格按照《药品经营质量管理规范》的要求验收药品，并建立专门的直调药品验收记录。验收当日应当将验收记录相关信息传递给直调企业。

（十）储存与养护

1．储存要求

药品批发企业应当根据药品的质量特性对药品进行合理储存，并符合以下要求：

(1)按包装标示的温度要求储存药品,包装上没有标示具体温度的,按照《中国药典》规定的贮藏要求进行储存。

(2)储存药品相对湿度为35%～75%。

(3)在人工作业的库房储存药品,按质量状态实行色标管理,合格药品为绿色,不合格药品为红色,待确定药品为黄色。

(4)储存药品应当按照要求采取避光、遮光、通风、防潮、防虫、防鼠等措施。

(5)搬运和堆码药品应当严格按照外包装标示要求规范操作,堆码高度符合包装图示要求,避免损坏药品包装。

(6)药品按批号堆码,不同批号的药品不得混垛,垛间距不小于5厘米,与库房内墙、顶、温度调控设备及管道等设施间距不小于30厘米,与地面间距不小于10厘米。

(7)药品与非药品、外用药与其他药品分开存放,中药材和中药饮片分库存放。

(8)特殊管理的药品应当按照国家有关规定储存。

(9)拆除外包装的零货药品应当集中存放。

(10)储存药品的货架、托盘等设施设备应当保持清洁,无破损和杂物堆放。

(11)未经批准的人员不得进入储存作业区,储存作业区内的人员不得有影响药品质量和安全的行为。

(12)药品储存作业区内不得存放与储存管理无关的物品。

[记忆宝]湿度3575,合绿不红待黄,药材饮片分库,垛5地10其他30。

2. 养护内容

养护人员应当根据库房条件、外部环境、药品质量特性等对药品进行养护,主要内容是:

(1)指导和督促储存人员对药品进行合理储存与作业。

(2)检查并改善储存条件、防护措施、卫生环境。

(3)对库房温湿度进行有效监测、调控。

(4)按照养护计划对库存药品的外观、包装等质量状况进行检查,并建立养护记录;对储存条件有特殊要求的或者有效期较短的品种应当进行重点养护。

(5)发现有问题的药品应当及时在计算机系统中锁定和记录,并通知质量管理部门处理。

(6)对中药材和中药饮片应当按其特性采取有效方法进行养护并记录,所采取的养护方法不得对药品造成污染。

(7)定期汇总、分析养护信息。

3. 效期管理

药品批发企业应当采用计算机系统对库存药品的有效期进行自动跟踪和控制,采取近效期预警及超过有效期自动锁定等措施,防止过期药品销售。

4. 防止泄漏污染

药品因破损而导致液体、气体、粉末泄漏时,应当迅速采取安全处理措施,防止对储存环境和其他药品造成污染。

5. 质量可疑药品控制

对质量可疑的药品应当立即采取停售措施,并在计算机系统中锁定,同时报告质量管理部门确认。对存在质量问题的药品应当采取以下措施:

(1)存放于标志明显的专用场所,并有效隔离,不得销售。

(2)怀疑为假药的,及时报告药品监督管理部门。

(3)属于特殊管理的药品,按照国家有关规定处理。

(4)不合格药品的处理过程应当有完整的手续和记录。

(5)对不合格药品应当查明并分析原因,及时采取预防措施。

6. 库存药品盘点

药品批发企业应当对库存药品定期盘点,做到账、货相符。

(十一)销售

1. 购货单位审核

药品批发企业应当将药品销售给合法的购货单位,并对购货单位的证明文件、采购人员及提货人员的身份证明进行核实,保证药品销售流向真实、合法。

药品批发企业应当严格审核购货单位的生产范围、经营范围或者诊疗范围,并按照相应的范围销售药品。

2. 开具发票

药品批发企业销售药品,应当如实开具发票,做到票、账、货、款一致。

3. 销售记录

药品批发企业应当做好药品销售记录。

销售记录应当包括药品的通用名称、规格、剂型、批号、有效期、生产厂商、购货单位、销售数量、单价、金额、销售日期等内容。按照规定进行药品直调的,应当建立专门的销售记录。

中药材销售记录应当包括品名、规格、产地、购货单位、销售数量、单价、金额、销售日期等内容;中药饮片销售记录应当包括品名、规格、批号、产地、生产厂商、购货单位、销售数量、单价、金额、销售日期等内容。

4. 销售特殊药品

销售特殊管理的药品以及国家有专门管理要求的药品,应当严格按照国家有关规定执行。

(十二)出库

1. 不得出库情形

出库时应当对照销售记录进行复核。发现以下情况不得出库,并报告质量管理部门处理:

(1)药品包装出现破损、污染、封口不牢、衬垫不实、封条损坏等问题。

(2)包装内有异常响动或者液体渗漏。

(3)标签脱落、字迹模糊不清或者标识内容与实物不符。

(4)药品已超过有效期。

(5)其他异常情况的药品。

2. 出库复核

药品出库复核应当建立记录,包括购货单位、药品的通用名称、剂型、规格、数量、批号、有效期、生产厂商、出库日期、质量状况和复核人员等内容。

特殊管理的药品出库应当按照有关规定进行复核。

3. 拼箱发货

药品拼箱发货的代用包装箱应当有醒目的拼箱标志。

4. 随货同行单(票)

药品出库时，应当附加盖企业药品出库专用章原印章的随货同行单(票)。

企业按照规定直调药品的，直调药品出库时，由供货单位开具两份随货同行单(票)，分别发往直调企业和购货单位。随货同行单(票)的内容应当符合要求，还应当标明直调企业名称。

5. 冷藏、冷冻药品要求

冷藏、冷冻药品的装箱、装车等项作业，应当由专人负责并符合以下要求：

(1)车载冷藏箱或者保温箱在使用前应当达到相应的温度要求。

(2)应当在冷藏环境下完成冷藏、冷冻药品的装箱、封箱工作。

(3)装车前应当检查冷藏车辆的启动、运行状态，达到规定温度后方可装车。

(4)启运时应当做好运输记录，内容包括运输工具和启运时间等。

(十三)运输与配送

1. 基本要求

药品批发企业应当按照质量管理制度的要求，严格执行运输操作规程，并采取有效措施保证运输过程中的药品质量与安全。

2. 运输工具要求

运输药品，应当根据药品的包装、质量特性并针对车况、道路、天气等因素，选用适宜的运输工具，采取相应措施防止出现破损、污染等问题。

发运药品时，应当检查运输工具，发现运输条件不符合规定的，不得发运。运输药品过程中，运载工具应当保持密闭。

3. 搬运装卸药品

药品批发企业应当严格按照外包装标示的要求搬运、装卸药品。

4. 运输温控措施

药品批发企业应当根据药品的温度控制要求，在运输过程中采取必要的保温或者冷藏、冷冻措施。

运输过程中，药品不得直接接触冰袋、冰排等蓄冷剂，防止对药品质量造成影响。

在冷藏、冷冻药品运输途中，应当实时监测并记录冷藏车、冷藏箱或者保温箱内的温度数据。

药品批发企业应当制定冷藏、冷冻药品运输应急预案，对运输途中可能发生的设备故障、异常天气影响、交通拥堵等突发事件，能够采取相应的应对措施。

5. 委托运输管理

药品批发企业委托其他单位运输药品的，应当对承运方运输药品的质量保障能力进行审计，索取运输车辆的相关资料，符合《药品经营质量管理规范》运输设施设备条件和要求的方可委托。

药品批发企业委托运输药品应当与承运方签订运输协议，明确药品质量责任、遵守运输操作规程和在途时限等内容。

药品批发企业委托运输药品应当有记录,实现运输过程的质量追溯。记录至少包括发货时间、发货地址、收货单位、收货地址、货单号、药品件数、运输方式、委托经办人、承运单位,采用车辆运输的还应当载明车牌号,并留存驾驶人员的驾驶证复印件。记录应当至少保存五年。

已装车的药品应当及时发运并尽快送达。委托运输的,企业应当要求并监督承运方严格履行委托运输协议,防止因在途时间过长影响药品质量。

6. 运输安全管理措施

药品批发企业应当采取运输安全管理措施,防止在运输过程中发生药品盗抢、遗失、调换等事故。

7. 特殊药品的运输

特殊管理的药品的运输应当符合国家有关规定。

(十四)售后管理

1. 退货管理

药品批发企业应当加强对退货的管理,保证退货环节药品的质量和安全,防止混入假冒药品。

2. 投诉管理

药品批发企业应当按照质量管理制度的要求,制定投诉管理操作规程,内容包括投诉渠道及方式、档案记录、调查与评估、处理措施、反馈和事后跟踪等。

药品批发企业应当配备专职或者兼职人员负责售后投诉管理,对投诉的质量问题查明原因,采取有效措施及时处理和反馈,并做好记录,必要时应当通知供货单位及药品生产企业。

药品批发企业应当及时将投诉及处理结果等信息记入档案,以便查询和跟踪。

3. 药品严重质量问题处理

药品批发企业发现已售出药品有严重质量问题,应当立即通知购货单位停售、追回并做好记录,同时向药品监督管理部门报告。

4. 协助药品召回

药品批发企业应当协助药品生产企业履行召回义务,按照召回计划的要求及时传达、反馈药品召回信息,控制和收回存在安全隐患的药品,并建立药品召回记录。

5. 药品不良反应监测和报告

药品批发企业质量管理部门应当配备专职或者兼职人员,按照国家有关规定承担药品不良反应监测和报告工作。

二、药品零售的质量管理

(一)质量管理与职责

1. 基本要求

药品零售企业应当按照有关法律法规及《药品经营质量管理规范》的要求制定质量管理文件,开展质量管理活动,确保药品质量。

药品零售企业应当具有与其经营范围和规模相适应的经营条件,包括组织机构、人员、设施设备、质量管理文件,并按照规定设置计算机系统。

2. 负责人

药品零售企业负责人是药品质量的主要责任人,负责企业日常管理,负责提供必要的条件,保证质量管理部门和质量管理人员有效履行职责,确保企业按照《药品经营质量管理规范》要求经营药品。

3. 质量管理部门或质量管理人员

药品零售企业应当设置质量管理部门或者配备质量管理人员,履行以下职责:

(1)督促相关部门和岗位人员执行药品管理的法律法规及《药品经营质量管理规范》。

(2)组织制订质量管理文件,并指导、监督文件的执行。

(3)负责对供货单位及其销售人员资格证明的审核。

(4)负责对所采购药品合法性的审核。

(5)负责药品的验收,指导并监督药品采购、储存、陈列、销售等环节的质量管理工作。

(6)负责药品质量查询及质量信息管理。

(7)负责药品质量投诉和质量事故的调查、处理及报告。

(8)负责对不合格药品的确认及处理。

(9)负责假劣药品的报告。

(10)负责药品不良反应的报告。

(11)开展药品质量管理教育和培训。

(12)负责计算机系统操作权限的审核、控制及质量管理基础数据的维护。

(13)负责组织计量器具的校准及检定工作。

(14)指导并监督药学服务工作。

(15)其他应当由质量管理部门或者质量管理人员履行的职责。

(二)人员管理

1. 基本要求

药品零售企业从事药品经营和质量管理工作的人员,应当符合有关法律法规及《药品经营质量管理规范》规定的资格要求,不得有相关法律法规禁止从业的情形。

2. 执业药师配备

药品零售企业法定代表人或者企业负责人应当具备执业药师资格。

药品零售企业应当按照国家有关规定配备执业药师,负责处方审核,指导合理用药。

3. 质量管理、验收、采购人员

质量管理、验收、采购人员应当具有药学或者医学、生物、化学等相关专业学历或者具有药学专业技术职称。从事中药饮片质量管理、验收、采购人员应当具有中药学中专以上学历或者具有中药学专业初级以上专业技术职称。

4. 营业员、中药饮片调剂人员

营业员应当具有高中以上文化程度或者符合省级药品监督管理部门规定的条件。中药饮片调剂人员应当具有中药学中专以上学历或者具备中药调剂员资格。

药品批发企业和药品零售企业有关人员资质的比较见表7-2。

表7-2　药品批发企业和药品零售企业有关人员资质

相关人员	药品批发企业	药品零售企业
企业负责人	大学专科以上学历或者中级以上专业技术职称,经过基本的药学专业知识培训,熟悉有关药品管理的法律法规及GSP	企业法定代表人或者企业负责人应当具备执业药师资格
质量负责人	大学本科以上学历、执业药师资格和3年以上药品经营质量管理工作经历,在质量管理工作中具备正确判断和保障实施的能力	—
质量管理部门负责人	执业药师资格和3年以上药品经营质量管理工作经历,能独立解决经营过程中的质量问题	—
质量管理人员	药学中专或者医学、生物、化学等相关专业大学专科以上学历或者具有药学初级以上专业技术职称	①质量管理、验收、采购人员应当具有药学或者医学、生物、化学等相关专业学历或者具有药学专业技术职称;②从事中药饮片质量管理、验收、采购人员应当具有中药学中专以上学历或者具有中药学专业初级以上专业技术职称
验收、养护人员	①药学或者医学、生物、化学等相关专业中专以上学历或者具有药学初级以上专业技术职称;②从事中药材、中药饮片验收工作的,中药学专业中专以上学历或者具有中药学中级以上专业技术职称;③从事中药材、中药饮片养护工作的,中药学专业中专以上学历或者具有中药学初级以上专业技术职称;④直接收购地产中药材的验收人员,中药学中级以上专业技术职称	
采购人员	药学或者医学、生物、化学等相关专业中专以上学历	
销售、储存人员	高中以上文化程度	①营业员应当具有高中以上文化程度或者符合省级药品监督管理部门规定的条件;②中药饮片调剂人员应当具有中药学中专以上学历或者具备中药调剂员资格
处方审核人员	—	配备执业药师,负责处方审核,指导合理用药
专职在岗	从事质量管理、验收工作的人员应当在职在岗,不得兼职其他业务工作	质量管理岗位、处方审核岗位不得由其他岗位人员代为履行

［记忆宝］批发负责大专、质量（本）质管负责执业药师、质管药中相关大、验收养护采购中、质管验收不兼职；零售执业药师法负责审处方，质管审方不代履。

5. 岗前培训和继续培训

药品零售企业各岗位人员应当接受相关法律法规及药品专业知识与技能的岗前培训和继续培训，以符合《药品经营质量管理规范》要求。

药品零售企业应当按照培训管理制度制定年度培训计划并开展培训，使相关人员能正确理解并履行职责。培训工作应当做好记录并建立档案。

药品零售企业应当为销售特殊管理的药品、国家有专门管理要求的药品、冷藏药品的人员接受相应培训提供条件，使其掌握相关法律法规和专业知识。

6. 工作人员着装

在营业场所内，企业工作人员应当穿着整洁、卫生的工作服。

7. 岗前及年度健康检查

药品零售企业应当对直接接触药品岗位的人员进行岗前及年度健康检查，并建立健康档案。患有传染病或者其他可能污染药品的疾病的，不得从事直接接触药品的工作。

8. 不影响质量安全

在药品储存、陈列等区域不得存放与经营活动无关的物品及私人用品，在工作区域内不得有影响药品质量和安全的行为。

（三）文件

1. 质量管理文件

药品零售企业应当按照有关法律法规及《药品经营质量管理规范》规定，制定符合企业实际的质量管理文件。文件包括质量管理制度、岗位职责、操作规程、档案、记录和凭证等，并对质量管理文件定期审核、及时修订。

药品零售企业应当采取措施确保各岗位人员正确理解质量管理文件的内容，保证质量管理文件有效执行。

2. 质量管理制度内容

药品零售质量管理制度应当包括以下内容：①药品采购、验收、陈列、销售等环节的管理，设置库房的还应当包括储存、养护的管理；②供货单位和采购品种的审核；③处方药销售的管理；④药品拆零的管理；⑤特殊管理的药品和国家有专门管理要求的药品的管理；⑥记录和凭证的管理；⑦收集和查询质量信息的管理；⑧质量事故、质量投诉的管理；⑨中药饮片处方审核、调配、核对的管理；⑩药品有效期的管理；⑪不合格药品、药品销毁的管理；⑫环境卫生、人员健康的规定；⑬提供用药咨询、指导合理用药等药学服务的管理；⑭人员培训及考核的规定；⑮药品不良反应报告的规定；⑯计算机系统的管理；⑰药品追溯的规定；⑱其他应当规定的内容。

3. 岗位职责

药品零售企业应当明确企业负责人、质量管理、采购、验收、营业员以及处方审核、调配等岗位的职责，设置库房的还应当包括储存、养护等岗位职责。

质量管理岗位、处方审核岗位的职责不得由其他岗位人员代为履行。

4.零售操作规程

药品零售操作规程应当包括：①药品采购、验收、销售；②处方审核、调配、核对；③中药饮片处方审核、调配、核对；④药品拆零销售；⑤特殊管理的药品和国家有专门管理要求的药品的销售；⑥营业场所药品陈列及检查；⑦营业场所冷藏药品的存放；⑧计算机系统的操作和管理；⑨设置库房的还应当包括储存和养护的操作规程。

5．记录要求

药品零售企业应当建立药品采购、验收、销售、陈列检查、温湿度监测、不合格药品处理等相关记录，做到真实、完整、准确、有效和可追溯。

记录及相关凭证应当至少保存五年。特殊管理的药品的记录及凭证按相关规定保存。

通过计算机系统记录数据时，相关岗位人员应当按照操作规程，通过授权及密码登录计算机系统，进行数据的录入，保证数据原始、真实、准确、安全和可追溯。

电子记录数据应当以安全、可靠方式定期备份。

（四）设施与设备

1．基本要求

药品零售企业的营业场所应当与其药品经营范围、经营规模相适应，并与药品储存、办公、生活辅助及其他区域分开。

2．营业场所要求

营业场所应当具有相应设施或者采取其他有效措施，避免药品受室外环境的影响，并做到宽敞、明亮、整洁、卫生。

营业场所应当有以下营业设备：①货架和柜台；②监测、调控温度的设备；③经营中药饮片的，有存放饮片和处方调配的设备；④经营冷藏药品的，有专用冷藏设备；⑤经营第二类精神药品、毒性中药品种和罂粟壳的，有符合安全规定的专用存放设备；⑥药品拆零销售所需的调配工具、包装用品。

3．计算机系统要求

药品零售企业应当建立能够符合经营和质量管理要求的计算机系统，并满足药品追溯的要求。

4．库房要求

药品零售企业设置库房的，应当做到库房内墙、顶光洁，地面平整，门窗结构严密；有可靠的安全防护、防盗等措施。

仓库应当有以下设施设备：

（1）药品与地面之间有效隔离的设备。

（2）避光、通风、防潮、防虫、防鼠等设备。

（3）有效监测和调控温湿度的设备。

（4）符合储存作业要求的照明设备。

（5）验收专用场所。

（6）不合格药品专用存放场所。

（7）经营冷藏药品的，有与其经营品种及经营规模相适应的专用设备。

5. 特殊药品要求

经营特殊管理的药品应当有符合国家规定的储存设施。

6. 中药饮片要求

储存中药饮片应当设立专用库房。

7. 设备校准检定

药品零售企业应当按照国家有关规定,对计量器具、温湿度监测设备等定期进行校准或者检定。

(五)采购与验收

1. 基本要求

药品零售企业采购药品,应当符合药品批发企业的相关规定。

2. 到货检查

药品到货时,收货人员应当按采购记录,对照供货单位的随货同行单(票)核实药品实物,做到票、账、货相符。冷藏药品到货时,应当按照《药品经营质量管理规范》药品批发企业规定进行检查。

3. 逐批验收

药品零售企业应当按规定的程序和要求对到货药品逐批进行验收,并按照药品批发企业规定做好验收记录。验收抽取的样品应当具有代表性。

验收药品应当按照药品批发规定查验药品检验报告书。

4. 特殊药品验收

特殊管理的药品应当按照相关规定进行验收。

5. 验收处理

验收合格的药品应当及时入库或者上架,验收不合格的,不得入库或者上架,并报告质量管理人员处理。

(六)陈列与储存

1. 温度监控

药品零售企业应当对营业场所温度进行监测和调控,以使营业场所的温度符合常温要求。

2. 卫生要求

药品零售企业应当定期进行卫生检查,保持环境整洁。存放、陈列药品的设备应当保持清洁卫生,不得放置与销售活动无关的物品,并采取防虫、防鼠等措施,防止污染药品。

3. 陈列要求

药品的陈列应当符合以下要求:

(1)按剂型、用途以及储存要求分类陈列,并设置醒目标志,类别标签字迹清晰、放置准确。

(2)药品放置于货架(柜),摆放整齐有序,避免阳光直射。

(3)处方药、非处方药分区陈列,并有处方药、非处方药专用标识。

(4)处方药不得采用开架自选的方式陈列和销售。

（5）外用药与其他药品分开摆放。

（6）拆零销售的药品集中存放于拆零专柜或者专区。

（7）第二类精神药品、毒性中药品种和罂粟壳不得陈列。

（8）冷藏药品放置在冷藏设备中，按规定对温度进行监测和记录，并保证存放温度符合要求。

（9）中药饮片柜斗谱的书写应当正名正字；装斗前应当复核，防止错斗、串斗；应当定期清斗，防止饮片生虫、发霉、变质；不同批号的饮片装斗前应当清斗并记录。

（10）经营非药品应当设置专区，与药品区域明显隔离，并有醒目标志。

4. 定期检查

药品零售企业应当定期对陈列、存放的药品进行检查，重点检查拆零药品和易变质、近效期、摆放时间较长的药品以及中药饮片。

发现有质量疑问的药品应当及时撤柜，停止销售，由质量管理人员确认和处理，并保留相关记录。

5. 效期管理

药品零售企业应当对药品的有效期进行跟踪管理，防止近效期药品售出后可能发生的过期使用。

6. 库房储存与养护管理

药品零售企业设置库房的，库房的药品储存与养护管理应当符合药品批发企业的相关规定。

（七）销售管理

1. 悬挂证件

药品零售企业应当在营业场所的显著位置悬挂药品经营许可证、营业执照、执业药师注册证等。

2. 挂牌上岗

营业人员应当佩戴有照片、姓名、岗位等内容的工作牌，是执业药师和药学技术人员的，工作牌还应当标明执业资格或者药学专业技术职称。在岗执业的执业药师应当挂牌明示。

3. 销售要求

销售药品应当符合以下要求：

（1）处方经执业药师审核后方可调配；对处方所列药品不得擅自更改或者代用，对有配伍禁忌或者超剂量的处方，应当拒绝调配，但经处方医师更正或者重新签字确认的，可以调配；调配处方后经过核对方可销售。

［记忆宝］执业药师审方，不得更改代用，拒调禁忌超量。

（2）处方审核、调配、核对人员应当在处方上签字或者盖章，并按照有关规定保存处方或者其复印件。

（3）销售近效期药品应当向顾客告知有效期。

（4）销售中药饮片做到计量准确，并告知煎服方法及注意事项；提供中药饮片代煎服务，应当符合国家有关规定。

4. 销售凭证

药品零售企业销售药品应当开具销售凭证,内容包括药品名称、生产厂商、数量、价格、批号、规格等,并做好销售记录。

5. 拆零销售要求

药品拆零销售应当符合以下要求:

(1)负责拆零销售的人员经过专门培训。

(2)拆零的工作台及工具保持清洁、卫生,防止交叉污染。

(3)做好拆零销售记录,内容包括拆零起始日期、药品的通用名称、规格、批号、生产厂商、有效期、销售数量、销售日期、分拆及复核人员等。

(4)拆零销售应当使用洁净、卫生的包装,包装上注明药品名称、规格、数量、用法、用量、批号、有效期以及药店名称等内容。

(5)提供药品说明书原件或者复印件。

(6)拆零销售期间,保留原包装和说明书。

6. 特殊药品销售

销售特殊管理的药品和国家有专门管理要求的药品,应当严格执行国家有关规定。

7. 药品广告宣传

药品广告宣传应当严格执行国家有关广告管理的规定。

8. 非在职人员不得销售药品

非本企业在职人员不得在营业场所内从事药品销售相关活动。

(八)售后管理

1. 不得退换

除药品质量原因外,药品一经售出,不得退换。

2. 药品质量投诉处理

药品零售企业应当在营业场所公布药品监督管理部门的监督电话,设置顾客意见簿,及时处理顾客对药品质量的投诉。

3. 药品不良反应报告

药品零售企业应当按照国家有关药品不良反应报告制度的规定,收集、报告药品不良反应信息。

4. 药品严重质量问题处理

药品零售企业发现已售出药品有严重质量问题,应当及时采取措施追回药品并做好记录,同时向药品监督管理部门报告。

5. 协助药品召回

药品零售企业应当协助药品生产企业履行召回义务,控制和收回存在安全隐患的药品,并建立药品召回记录。

第三节　处方药与非处方药分类管理

1989 年，WHO 推荐各国实施药品分类管理制度。1999 年 6 月、11 月和 12 月，国家药品监督管理局分别发布《处方药与非处方药分类管理办法》《非处方药专有标识和非处方药专有标识管理规定（暂行）》和《处方药与非处方药流通管理暂行规定》，自 2000 年 1 月 1 日起施行，我国正式开启了药品分类管理。

药品分类管理，是为了加强处方药、非处方药的流通管理，保证人民用药安全、有效、方便、及时。

一、监管部门

国家药品监督管理局负责处方药与非处方药分类管理办法的制定，负责非处方药目录的遴选、审批、发布和调整工作。各级药品监督管理部门负责辖区内处方药与非处方药分类管理的组织实施和监督管理。

二、分类依据

根据药品品种、规格、适应证、剂量及给药途径不同，对药品分别按处方药与非处方药进行管理。

处方药必须凭执业医师或执业助理医师处方才可调配、购买和使用；非处方药不需要凭执业医师或执业助理医师处方即可自行判断、购买和使用。

根据药品的安全性，非处方药分为甲、乙两类。

三、转换限制

1. 处方药不可以转换为非处方药的情形

（1）监测期内的药品。

（2）用于急救和其他患者不宜自我治疗疾病的药品。

（3）消费者不便自我使用的药物剂型。

（4）用药期间需要专业人员进行医学监护和指导的药品。

（5）需要在特殊条件下保存的药品。

（6）作用于全身的抗菌药、激素（避孕药除外）。

（7）含毒性中药材，且不能证明其安全性的药品。

（8）原料药、药用辅料、中药材、饮片。

（9）国家规定的医疗用毒性药品、麻醉药品、精神药品和放射性药品，以及其他特殊管理的药品。

［记忆宝］监测监导急救不便，特保原辅毒材饮片，麻精毒放抗激不孕。

2. 不应作为乙类非处方药的情形

（1）儿童用药（有儿童用法、用量的均包括在内，维生素、矿物质类除外）。

（2）化学药品含抗菌药物、激素等成分的。

（3）中成药含毒性药材（包括大毒和有毒）和重金属的口服制剂、含大毒药材的外用制剂。

（4）严重不良反应发生率达万分之一以上。

（5）中成药组方中包括无国家或省级药品标准药材的（药食同源的除外）。

（6）中西药复方制剂。

（7）辅助用药。

［记忆宝］不良儿童无维矿，无标重金毒药材，抗激复方辅助药。

四、生产经营管理

（一）生产、批发企业销售管理

药品生产、批发企业必须按照分类管理、分类销售的原则和规定向相应的具有合法经营资格的药品零售企业和医疗机构销售处方药和非处方药，并按有关药品监督管理规定保存销售记录备查。

药品生产、批发企业不得以任何方式直接向病患者推荐、销售处方药。

（二）药店零售管理

1. 处方药零售

处方药、非处方药应当分柜摆放。处方药不得采用开架自选销售方式。处方药必须凭执业医师或执业助理医师处方销售、购买和使用。执业药师或药师必须对医师处方进行审核、签字后依据处方正确调配、销售药品。对处方不得擅自更改或代用。对有配伍禁忌或超剂量的处方，应当拒绝调配、销售，必要时，经处方医师更正或重新签字，方可调配、销售。

［记忆宝］审核调配处方、不得更改代用、拒调禁忌超量。

2. 非处方药零售

甲类非处方药、乙类非处方药可不凭医师处方销售、购买和使用，但病患者可以要求在执业药师或药师的指导下进行购买和使用。执业药师或药师应对病患者选购非处方药提供用药指导或提出寻求医师治疗的建议。

（三）不得零售的药品

政策法规明确禁止销售的药品包括：疫苗、血液制品、麻醉药品、精神药品、医疗用毒性药品、放射性药品、药品类易制毒化学品；医疗机构制剂、中药配方颗粒。

其他禁止通过网络零售的药品：

（1）注射剂（降糖类药物除外）。

（2）含麻黄碱类复方制剂（不包括含麻黄的中成药）、含麻醉药品口服复方制剂、含曲马朵口服复方制剂、右美沙芬口服单方制剂。

（3）《兴奋剂目录》所列的蛋白同化制剂和肽类激素（胰岛素除外）。

（4）地高辛、丙吡胺、奎尼丁、哌唑嗪、普鲁卡因胺、普罗帕酮、胺碘酮、奎宁、氨茶碱、胆茶碱、异丙肾上腺素。

苯妥英钠、卡马西平、拉莫三嗪、水合氯醛、达比加群酯、华法林、替格瑞洛、西洛他唑、扑米酮、碳酸锂、异氟烷、七氟烷、恩氟烷、地氟烷、秋水仙碱。

米非司酮、复方米非司酮、环丙孕酮、卡前列甲酯、雌二醇、米索前列醇、地诺前列酮；

法罗培南、夫西地酸、伏立康唑、利奈唑胺、奈诺沙星、泊沙康唑、头孢地尼、伊曲康唑、左奥硝唑、头孢泊肟酯。

五、忠告语、标识和广告管理

1. 忠告语

进入药品流通领域的处方药和非处方药,其相应的警示语或忠告语应由生产企业醒目地印制在药品包装或药品使用说明书上。

相应的警示语或忠告语如下。

(1)处方药:凭医师处方销售、购买和使用!

(2)非处方药:请仔细阅读药品使用说明书并按说明使用或在药师指导下购买和使用!

2. 标识管理

药品标签、使用说明书、内包装、外包装上必须印有非处方药专有标识。未印有非处方药专有标识的非处方药药品一律不准出厂。

非处方药专有标识图案分为红色和绿色,红色专有标识用于甲类非处方药药品,绿色专有标识用于乙类非处方药药品和用作指南性标志。

使用非处方药专有标识时,药品的使用说明书和大包装可以单色印刷,标签和其他包装必须按照国家药品监督管理局公布的色标要求印刷。单色印刷时,非处方药专有标识下方必须标示"甲类"或"乙类"字样。

非处方药专有标识应与药品标签、使用说明书、内包装、外包装一体化印刷,其大小可根据实际需要设定,但必须醒目、清晰,并按照国家药品监督管理局公布的坐标比例使用。

非处方药药品标签、使用说明书和每个销售基本单元包装印有中文药品通用名称(商品名称)的一面(侧),其右上角是非处方药专有标识的固定位置。

3. 广告管理

处方药只准在专业性医药报刊进行广告宣传,非处方药经审批可以在大众传播媒介进行广告宣传。

处方药、甲类非处方药、乙类非处方药的管理比较见表 7-3。

表 7-3　处方药、甲类非处方药、乙类非处方药的管理

项目	处方药	甲类非处方药	乙类非处方药
分类依据	根据品种、规格、适应证、剂量及给药途径不同,对药品分别按照处方药与非处方药进行管理		
	—	根据药品的安全性,将非处方药分为甲、乙两类	
专有标识	—	红色专有标识用于甲类非处方药品	绿色专有标识用于乙类非处方药品和用作指南性标志
		药品的使用说明书和大包装可以单色印刷,单色印刷时,非处方药专有标识下方必须标示"甲类"或"乙类"字样	
遴选原则	—	应用安全、疗效确切、质量稳定、使用方便	

项　目	处方药	甲类非处方药	乙类非处方药
零售药店销售	①零售药店中的处方药与非处方药应当分柜摆放		
	②零售药店的处方药必须凭执业医师或执业助理医师处方销售、购买和使用,不得采用开架自选销售的方式; ③执业药师必须对医师处方进行审核、签字后依据处方正确调配、销售药品;对处方不得擅自更改或代用;对有配伍禁忌或超剂量的处方,应当拒绝调配、销售,必要时,经处方医师更正或重新签字,方可调配、销售	②零售药店的甲类非处方药、乙类非处方药可不凭医师处方销售、购买和使用,但患者可以要求在执业药师或药师的指导下进行购买和使用; ③执业药师或药师应对患者选购非处方药提供用药指导或提出寻求医师治疗的建议	
广告	只能在专业性医药报刊上进行广告宣传,不得在大众媒介上发布广告或者以其他方式进行以公众为对象的广告宣传	可以在大众媒介上进行广告宣传	

六、双跨药品管理

双跨药品是具有双重身份的药品,根据其适应证、剂量和疗程的不同,既可以作为处方药,又可以作为非处方药。

双跨品种分别按处方药和非处方药管理,须分别使用处方药和非处方药两种标签、说明书,其处方药和非处方药的包装颜色应当有明显区别。

药品商品名称不得有夸大宣传、暗示疗效作用。同一药品生产企业生产的同一药品,成分相同但剂型或规格不同的,应当使用同一商品名称。因此,不管是作为处方药还是非处方药管理,双跨药品应当使用同一商品名称,并不得有夸大宣传、暗示疗效作用。

双跨药品销售和广告分别遵循处方药和非处方药管理规定。

第四节　药品网络销售管理

2022 年 8 月 3 日,国家市场监督管理总局公布《药品网络销售监督管理办法》,自 2022 年 12 月 1 日起施行,旨在规范药品网络销售和药品网络交易平台服务活动,保障公众用药安全。

一、监管部门

国家药品监督管理局主管全国药品网络销售的监督管理工作。

省级药品监督管理部门负责本行政区域内药品网络销售的监督管理工作,负责监督管理药品网络交易第三方平台以及药品上市许可持有人、药品批发企业通过网络销售药品的活动。

设区的市级、县级药品监督管理部门负责本行政区域内药品网络销售的监督管理工作,负责监督管理药品零售企业通过网络销售药品的活动。

二、药品网络销售守法要求

从事药品网络销售、提供药品网络交易平台服务,应当遵守药品法律、法规、规章、标准和规范,依法诚信经营,保障药品质量安全;应当采取有效措施保证交易全过程信息真实、准确、完整和可追溯,并遵守国家个人信息保护的有关规定。

三、药品网络销售企业管理

1. 药品网络销售的资质

从事药品网络销售的,应当是具备保证网络销售药品安全能力的药品上市许可持有人或者药品经营企业。

中药饮片生产企业销售其生产的中药饮片,应当履行药品上市许可持有人相关义务。

2. 药品网络销售的范围

药品网络销售企业应当按照经过批准的经营方式和经营范围经营。药品网络销售企业为药品上市许可持有人的,仅能销售其取得药品注册证书的药品。未取得药品零售资质的,不得向个人销售药品。

疫苗、血液制品、麻醉药品、精神药品、医疗用毒性药品、放射性药品、药品类易制毒化学品等国家实行特殊管理的药品不得在网络上销售,具体目录由国家药品监督管理局组织制定。

药品网络零售企业不得违反规定以买药品赠药品、买商品赠药品等方式向个人赠送处方药、甲类非处方药。

3. 网络销售处方药要求

通过网络向个人销售处方药的,应当确保处方来源真实、可靠,并实行实名制。

药品网络零售企业应当与电子处方提供单位签订协议,并严格按照有关规定进行处方审核调配,对已经使用的电子处方进行标记,避免处方重复使用。

第三方平台承接电子处方的,应当对电子处方提供单位的情况进行核实,并签订协议。

药品网络零售企业接收的处方为纸质处方影印版本的,应当采取有效措施避免处方重复使用。

4. 药品网络销售制度要求

药品网络销售企业应当建立并实施药品质量安全管理、风险控制、药品追溯、储存配送管理、不良反应报告、投诉举报处理等制度。

药品网络零售企业还应当建立在线药学服务制度,由依法经过资格认定的药师或者其他药学技术人员开展处方审核调配、指导合理用药等工作。依法经过资格认定的药师或者其他药学技术人员数量应当与经营规模相适应。

5. 药品网络销售企业报告要求

药品网络销售企业应当向药品监督管理部门报告企业名称、网站名称、应用程序名称、IP地址、域名、药品生产许可证或者药品经营许可证等信息。信息发生变化的,应当在十个工作日内报告。

从事药品网络销售的企业通过多个自建网站、网络客户端应用程序(含小程序)等开展经营活动的,应当在报告内容中逐个列明;入驻同个或多个药品网络交易第三方平台开展经营活动的,应当将第三方平台名称、店铺名称、店铺首页链接在报告内容中逐个列明。

药品网络销售企业为药品上市许可持有人或者药品批发企业的,应当向所在地省级药品监督管理部门报告。药品网络销售企业为药品零售企业的,应当向所在地市县级药品监督管理部门报告。

6. 药品网络销售信息展示要求

药品网络销售企业应当在网站首页或者经营活动的主页面显著位置,持续公示其药品生产或者经营许可证信息。药品网络零售企业还应当展示依法配备的药师或者其他药学技术人员的资格认定等信息。上述信息发生变化的,应当在十个工作日内予以更新。

药品网络销售企业展示的药品相关信息应当真实、准确、合法。

从事处方药销售的药品网络零售企业,应当在每个药品展示页面下突出显示"处方药须凭处方在药师指导下购买和使用"等风险警示信息。处方药销售前,应当向消费者充分告知相关风险警示信息,并经消费者确认知情。

药品网络零售企业应当将处方药与非处方药区分展示,并在相关网页上显著标示处方药、非处方药。

药品网络零售企业在处方药销售主页面、首页面不得直接公开展示处方药包装、标签等信息。通过处方审核前,不得展示说明书等信息,不得提供处方药购买的相关服务。

7. 药品网络销售配送要求

药品网络零售企业应当对药品配送的质量与安全负责。配送药品,应当根据药品数量、运输距离、运输时间、温湿度要求等情况,选择适宜的运输工具和设施设备,配送的药品应当放置在独立空间并明显标识,确保符合要求、全程可追溯。

药品网络零售企业委托配送的,应当对受托企业的质量管理体系进行审核,与受托企业签订质量协议,约定药品质量责任、操作规程等内容,并对受托方进行监督。

8. 销售凭证和记录要求

向个人销售药品的,应当按照规定出具销售凭证。销售凭证可以以电子形式出具,药品最小销售单元的销售记录应当清晰留存,确保可追溯。

药品网络销售企业应当完整保存供货企业资质文件、电子交易等记录。销售处方药的药品网络零售企业还应当保存处方、在线药学服务等记录。相关记录保存期限不少于五年,且不少于药品有效期满后一年。

9. 风险控制措施

药品网络销售企业对存在质量问题或者安全隐患的药品,应当依法采取相应的风险控制措施,并及时在网站首页或者经营活动主页面公开相应信息。

四、网络销售第三方平台管理

1. 药品质量安全管理

第三方平台应当建立药品质量安全管理机构,配备药学技术人员承担药品质量安全管理工作,建立并实施药品质量安全、药品信息展示、处方审核、处方药实名购买、药品配送、交易记录保存、不良反应报告、投诉举报处理等管理制度。

第三方平台应当加强检查,对入驻平台的药品网络销售企业的药品信息展示、处方审核、药品销售和配送等行为进行管理,督促其严格履行法定义务。

2. 备案和信息展示

第三方平台应当将企业名称、法定代表人、统一社会信用代码、网站名称以及域名等信息向平台所在地省级药品监督管理部门备案。省级药品监督管理部门应当在备案后七个工作日内向社会公开备案信息。公开的备案信息应包括:企业名称、法定代表人、网站名称、网络客户端应用程序名、网站域名、网站 IP 地址、电信业务经营许可证和非经营性互联网信息服务备案编号、药品网络交易第三方平台备案编号等。

药品网络交易第三方平台的公示备案信息发生变化的,应当在相关信息变化之日起十个工作日内向省级药品监督管理部门办理变更备案;其他备案信息发生变化的,应及时进行更新。

药品网络交易第三方平台不再开展相关业务的,应当提前二十个工作日在平台首页显著位置持续公示有关信息,主动向所在地省级药品监督管理部门办理取消备案。

药品网络交易第三方平台的实际情况与备案信息不符且无法取得联系的,经省级药品监督管理部门公示十个工作日后,仍无法取得联系或无法开展现场检查的,予以取消备案。

第三方平台应当在其网站首页或者从事药品经营活动的主页面显著位置,持续公示营业执照、相关行政许可和备案、联系方式、投诉举报方式等信息或者上述信息的链接标识。第三方平台展示药品信息应当遵守药品网络销售信息展示要求。

3. 登记档案和签订协议

第三方平台应当对申请入驻的药品网络销售企业资质、质量安全保证能力等进行审核,对药品网络销售企业建立登记档案,至少每六个月核验更新一次,确保入驻的药品网络销售企业符合法定要求。

第三方平台应当与药品网络销售企业签订协议,明确双方药品质量安全责任。

4. 信息保存

第三方平台应当保存药品展示、交易记录与投诉举报等信息。保存期限不少于五年,且不少于药品有效期满后一年。第三方平台应当确保有关资料、信息和数据的真实、完整,并为入驻的药品网络销售企业自行保存数据提供便利。

5. 检查监控制度

第三方平台应当对药品网络销售活动建立检查监控制度。发现入驻的药品网络销售企业有违法行为的,应当及时制止并立即向所在地县级药品监督管理部门报告。

6. 停止提供服务

第三方平台发现下列严重违法行为的,应当立即停止提供网络交易平台服务,停止展示药品相关信息:

(1)不具备资质销售药品的。

(2)违反本办法第八条规定销售国家实行特殊管理的药品的。

(3)超过药品经营许可范围销售药品的。

(4)因违法行为被药品监督管理部门责令停止销售、吊销药品批准证明文件或者吊销药品经营许可证的。

(5)其他严重违法行为的。

药品注册证书被依法撤销、注销的,不得展示相关药品的信息。

7. 处置和召回

出现突发公共卫生事件或者其他严重威胁公众健康的紧急事件时,第三方平台、药品网络销售企业应当遵守国家有关应急处置规定,依法采取相应的控制和处置措施。

药品上市许可持有人依法召回药品的,第三方平台、药品网络销售企业应当积极予以配合。

8. 配合监管

药品监督管理部门开展监督检查、案件查办、事件处置等工作时,第三方平台应当予以配合。药品监督管理部门发现药品网络销售企业存在违法行为,依法要求第三方平台采取措施制止的,第三方平台应当及时履行相关义务。

药品监督管理部门依照法律、行政法规要求提供有关平台内销售者、销售记录、药学服务以及追溯等信息的,第三方平台应当及时予以提供。

鼓励第三方平台与药品监督管理部门建立开放数据接口等形式的自动化信息报送机制。

第五节　药品经营违法行为法律责任

一、销售假药、劣药的法律责任

1. 行政责任

(1)销售假药的行政责任:销售假药的,没收违法销售的药品和违法所得,责令停业整顿,处违法销售的药品货值金额十五倍以上三十倍以下的罚款;货值金额不足十万元的,按十万元计算;情节严重的,吊销药品经营许可证,十年内不受理其相应申请。

[记忆宝]假药15～30倍,10万计。

(2)销售劣药的行政责任:销售劣药的,没收违法销售的药品和违法所得,并处违法销售的药品货值金额十倍以上二十倍以下的罚款;违法批发的药品货值金额不足十万元的,按十万元计算,违法零售的药品货值金额不足一万元的,按一万元计算;情节严重的,责令停业整顿直至吊销药品经营许可证。

销售的中药饮片不符合药品标准,尚不影响安全性、有效性的,责令限期改正,给予警告;可以处十万元以上五十万元以下的罚款。

[记忆宝]劣药10～20倍,批发10万计,零售1万计。

(3)销售假药、劣药责任人员的行政责任:销售假药,或者销售劣药且情节严重的,对法定代表人、主要负责人、直接负责的主管人员和其他责任人员,没收违法行为发生期间自本单位所获收入,并处所获收入百分之三十以上三倍以下的罚款,终身禁止从事药品经营活动,并可以由公安机关处五日以上十五日以下的拘留。

[记忆宝]责人终身禁业。

2. 销售假药、劣药的刑事责任

(1)销售假药的,处三年以下有期徒刑或者拘役,并处罚金。

(2)销售假药、劣药,对人体健康造成严重危害或者有其他严重情节的,处三年以上十年以

下有期徒刑,并处罚金。

(3)销售假药致人死亡或者有其他特别严重情节的,处十年以上有期徒刑、无期徒刑或者死刑,并处罚金或者没收财产;销售劣药后果特别严重的,处十年以上有期徒刑或者无期徒刑,并处罚金或者没收财产。

[记忆宝]假药产销三拘,假劣严重三十;假特重十无死,劣特重十无期。

二、无证经营的法律责任

未取得药品经营许可证销售药品的,责令关闭,没收违法销售的药品和违法所得,并处违法销售的药品货值金额十五倍以上三十倍以下的罚款;货值金额不足十万元的,按十万元计算。

[记忆宝]无证销售 15～30 倍,不足 10 万计。

三、非法渠道购药的法律责任

药品经营企业未从药品上市许可持有人或者具有药品生产、经营资格的企业购进药品的,责令改正,没收违法购进的药品和违法所得,并处违法购进药品货值金额二倍以上十倍以下的罚款;情节严重的,并处货值金额十倍以上三十倍以下的罚款,吊销药品经营许可证;货值金额不足五万元的,按五万元计算。

[记忆宝]非法渠道 2～10 倍,严重 10～30 倍,不足 5 万计。

四、伪造租借许可证的法律责任

伪造、变造、出租、出借、非法买卖药品经营许可证的,没收违法所得,并处违法所得一倍以上五倍以下的罚款;情节严重的,并处违法所得五倍以上十五倍以下的罚款,吊销药品经营许可证,对法定代表人、主要负责人、直接负责的主管人员和其他责任人员,处二万元以上二十万元以下的罚款,十年内禁止从事药品经营活动,并可以由公安机关处五日以上十五日以下的拘留;违法所得不足十万元的,按十万元计算。

[记忆宝]伪证 1～5 倍,严重 5～15 倍,不足 10 万计。

五、骗取许可证的法律责任

提供虚假的证明、资料或者采取其他手段骗取药品经营许可的,撤销药品经营许可,十年内不受理其相应申请,并处五十万元以上五百万元以下的罚款;情节严重的,对法定代表人、主要负责人、直接负责的主管人员和其他责任人员,处二万元以上二十万元以下的罚款,十年内禁止从事药品经营活动,并可以由公安机关处五日以上十五日以下的拘留。

[记忆宝]骗证 50 万～500 万,10 年不申请,严重责人 10 年禁业。

六、未遵守药品经营质量管理规范的法律责任

药品经营企业未遵守药品经营质量管理规范的,责令限期改正,给予警告;逾期不改正的,处十万元以上五十万元以下的罚款;情节严重的,处五十万元以上二百万元以下的罚款,责令停业整顿直至吊销药品经营许可证等,对法定代表人、主要负责人、直接负责的主管人员和其他责任人员,没收违法行为发生期间自本单位所获收入,并处所获收入百分之十以上百分之五十以下的罚款,十年直至终身禁止从事药品经营等活动。

[记忆宝] 违反质规 10 万～50 万,严重 50 万～200 万;严重责人 10 年终身禁业。

七、药品网络交易第三方平台的法律责任

药品网络交易第三方平台提供者未履行资质审核、报告、停止提供网络交易平台服务等义务的,责令改正,没收违法所得,并处二十万元以上二百万元以下的罚款;情节严重的,责令停业整顿,并处二百万元以上五百万元以下的罚款。

[记忆宝] 第三方平台 20 万～200 万,严重 200 万～500 万。

八、网络销售药品超出范围的法律责任

通过网络销售国家实行特殊管理的药品,法律、行政法规已有规定的,依照法律、行政法规的规定处罚。法律、行政法规未作规定的,责令限期改正,处五万元以上十万元以下罚款;造成危害后果的,处十万元以上二十万元以下罚款。

[记忆宝] 网络售药超范围 5 万～10 万,危害 10 万～20 万。

九、网络零售药品处方违规的法律责任

通过网络向个人销售处方药的,处方来源不真实、不可靠,未实行实名制的,责令限期改正,处三万元以上五万元以下罚款;情节严重的,处五万元以上十万元以下罚款。

药品网络零售企业未与电子处方提供单位签订协议,未进行处方审核调配,未对已经使用的电子处方进行标记的,责令限期改正,处三万元以上五万元以下罚款;情节严重的,处五万元以上十万元以下罚款。

药品网络零售企业接收的处方为纸质处方影印版本的,未采取有效措施避免处方重复使用的,责令限期改正,处一万元以上三万元以下罚款;情节严重的,处三万元以上五万元以下罚款。

[记忆宝] 网售药品假处方未审方 3 万～5 万,严重 5 万～10 万;影印方重复用 1 万～3 万,严重 3 万～5 万。

十、未报告药品不良反应的法律责任

药品经营企业未按照规定报告疑似药品不良反应的,责令限期改正,给予警告;逾期不改正的,责令停业整顿,并处五万元以上五十万元以下的罚款。

[记忆宝] ADR 不报不改 10 万～100 万。

十一、拒不配合药品召回的法律责任

药品经营企业拒不配合药品召回的,处十万元以上五十万元以下的罚款。

[记忆宝] 不配合召回 10 万～50 万。

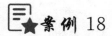 **案例 18**

A 大药房销售××膏案件

A 大药房成立于 2019 年 8 月 30 日,是 B 医药公司的分公司,负责人为王某,经营范围:保健食品经营;销售化妆品、第一类医疗器械;第二、三类医疗器械经营;食品销售。

2020 年 2 月 27 日,C 县市监局执法人员对 A 大药房例行执法检查,发现 30 盒标示"06 年老庄××",标签价格为 2850 元/盒的中国××参(以下简称"06××参",生产厂家:A 公司出品,生产日期:2006 年 09 月 05 日,规格:15 条,内装:7 支,外包装未标注有效期,外包装标注生产日期喷码下方位置有明显擦拭痕迹)及 5 盒标示"99 年老庄××",标签价格为 6690 元/盒的中国××参(以下简称"99××参",生产厂家:B 公司出品,规格:565 克,无生产批号、有效期等信息)。至案发日,上述两种××参均未售出。

2020 年 3 月 25 日,C 县市监局执法人员和 A 大药房工作人员对扣押的中国长白山××参进行了清点确认并抽样,对"06××参""99××参"各抽取 2 盒,其中各 1 盒送"××"商标所有人 D 药业公司进行鉴定。2020 年 4 月 2 日,D 药业公司出具了鉴定证明,鉴定结果如下:

(1)以上 2 盒产品(接收到的实物)是我公司所生产销售的正规产品。

(2)按照《药品管理法》及《中国药典》的相关规定,自 2000 年后公司在产品外包装上加标注有效期等信息,在此之前的产品均未标注有效期相关信息。(规格 15 条 200 克内装 7 支,生产日期为 2006 年 9 月 5 日的外包装喷码内容下面还有一行:有效期至 2011 年 8 月,在此包装上有明显擦拭痕迹)。

2020 年 1 月 23 日 E 省启动公共卫生一级响应,A 大药房仍从事销售劣药的违法行为,危及人民群众生命健康,扰乱市场经济秩序,情节严重,且在案件调查过程中,A 大药房不配合调查工作,不履行接受询问调查的义务。

思考:1. A 大药房销售的"06××参""99××参"如何定性?

2. 根据 2019 年版的《药品管理法》,应该如何对 A 大药房进行处罚?

★案例 19

A 大药房非法渠道购药案件

2019 年 5 月 21 日,进行现场检查时发现,A 大药房 2017 年 12 月被 B 市食品药品监督管理局(后改为 C 区市场监督管理局)撤销 GSP 证书后,未按规定在 6 个月后重新申请认证。自 2017 年 12 月以来,A 大药房因无药品经营质量管理规范认证证书,无法从正规药品批发企业购进药品,为继续经营,其从 B 市 A 大药房二十一部、D 县某诊所等调取大量药品在该店销售。

A 大药房不仅无法提供在其店内销售的药品的药品出库清单、发票及劳务清单等票据,还存在以下违反《药品经营质量管理规范》要求的行为:①销售的药品均未通过药品经营企业计算机系统验收入库;②销售药品时未依法开具小票凭证;③未按规定凭处方销售处方药;④销售特殊药品时,未按规定登记购买者信息,未凭处方销售等。

B 区市监局在该店发现手写销售记录 13 本,执法人员对上述材料进行了先行登记保存并复制。后经询问该药店负责人乔某及营业员安某,确认现场发现的 13 本销售记录本上记的内容为:该药店自 2018 年 5 月 10 日到 2019 年 5 月 19 日的销售明细记录,且本上记录的药品是乔某从 A 大药房二十一部、D 县某诊所等调取的,均无法提供进货出库单、发票及劳务清单等票据。经该药店营业员安某指认,并以红色"△"符号勾画出该店销售的所有药品，C 区市监局计算得出自 2018 年 5 月 10 日到 2019 年 5 月 19 日 A 大药房销售非法渠道购进的药品违法所得为：218161.4 元人民币。

2019 年 5 月 22 日，C 区市监局对 A 大药房经营场所内的所有不能提供合法来源的药品采取了扣押的强制措施，经询问乔某药品单价，计算得出被扣押药品货值总计 26743.3 元人民币。

采取强制措施过程中，乔某出示了个别被扣押药品的合法出库清单，但不能提供相应的发票，所涉药品货值共计 489 元人民币。由于 A 大药房自 2018 年 5 月至今，未建立药品购进登记，也未在药品经营企业计算机系统验收入库，故 C 区市监局可查明 A 大药房从非法渠道购进药品并已销售药品货值为 218161.4 元人民币、未销售药品货值为 26254.3 元人民币。

以上事实证明，A 大药房在未取得药品经营质量管理规范认证证书的情况下，多次从非法渠道购进并销售药品的违法行为，违法购进药品货值共计：244415.7 元人民币，违法所得共计：218161.4 元人民币。

思考：1. A 大药房从非法渠道购进药品并销售，如果根据 2019 年版的《药品管理法》，该如何处罚？

2. GSP 认证取消后，对药品经营和监管有影响吗？

案例 20

A 药店承包经营案件

A 药店向 B 区食品药品监督管理局申请办理药品经营许可证，B 区食品药品监督管理局颁发了药品经营许可证，该药店企业负责人为骆某。

2015 年 10 月 28 日，A 药店负责人骆某（甲方）与林某（乙方）签订药店承包经营合同，双方约定：乙方承包甲方药店费用为第一年 15 万元整，以后每年递增 5%；承包期限为 2015 年 10 月 28 日至 2020 年 10 月 28 日止，合同期 5 年；签订协议后店铺现有的装饰、装修归乙方使用，并由乙方负责维护，营业设备及店内用品（详见附件）折价共计 3.5 万元归乙方所有，款项由乙方支付第一年承包款时一次性支付给甲方。甲方保证现有设备在交付时运行正常。药店现有的营业执照、药品经营许可证、药品经营质量管理规范认证证书、食品流通许可证等所有药房使用的证件，由甲方所有并提供给乙方使用，乙方必须保证合法使用；店内现有药品按进价盘给乙方。合同签订后，乙方支付了甲方的承包费用及药店库存药品、经营设备等款项。林某接手 A 药店后，将药品采购、验收、销售等经营事项交由其母亲蔡某负责，蔡某聘请骆某蓉为药店质量负责人。骆某不再参与药店的经营事务。

B 区食品药品监督管理局执法人员在查办 A 药店涉嫌销售假药案件过程中，于 2017 年 10 月 10 日对该药店现场检查时查获在药店收银台下方存有"××胶囊"（标示中国××药业有限公司生产，规格 0.5 克×60 粒，许可证号：豫卫食证字(2009)第××-××号，批号 20170903）共 12 盒；因该产品标示的信息有功能主治、适宜人群等内容，具有药品的主要基本特征，但未标示药品批准文号，涉嫌非药品冒充药品。B 区食品药品监督管理局制作现场检查笔录并拍摄照片后对上述 12 盒药品予以扣押,同时制作扣押决定书及扣押物品清单,骆某、蔡某在现场检查笔录、扣押决定书及扣押物品清单上签字确认;执法人员同时调取正对该药店收银台的监控探头(1 号)的视频资料,截取部分图像予以打印,蔡某签字确认同时加盖 A 药店公章。

2017 年 10 月 11 日,B 区食品药品监督管理局将 2017 年 10 月 10 日在 A 药店扣押的 1 盒"××胶囊"向 C 市食品药品监督管理局请示,请求对该药品是否为假药予以认定。2017 年 11 月 9 日,C 市食品药品监督管理局对"××胶囊"作出回复,认定该产品所标注的批准文号"[许可证号]豫卫食证字(2009)第××-××号"为虚假批准文号。依据《药品管理法》第四十八条第三款第(二)项之规定,"××胶囊"应按假药论处。

B 区食品药品监督管理局在对 A 药店现场检查后,又对蔡某、彭某、林某、骆某、骆某蓉等进行了调查询问。蔡某陈述,2017 年 9 月 27 日其从徐某处购进"××胶囊"20 盒,购进单价 9 元/盒,在 2017 年 10 月 1 日至 2017 年 10 月 9 日期间,药店分 4 次出售"××胶囊"8 盒,销售单价 25 元/盒,其知道"××胶囊"不合法。

思考:1. A 药店负责人骆某与林某签订《药店承包经营合同》是否合法？ 如果违法,按照 2019 年版《药品管理法》,该如何处罚？

2. 针对 A 药店销售假药的违法行为,应当追究谁的法律责任？

★ 案例 21

姜某、张某非法行医案件

姜某系 C 村卫生所负责人,其于 2003 年 10 月取得乡村医生资格,注册执业地点位于 C 村。姜某与其妻子张某经营 B 药店(药店登记所有者系范某)。

2015 年 8 月 17 日上午 8 时许,周某甲与其妻子刘某来到 B 药店求诊,姜某诊断周某甲为上呼吸道感染,其在未取得医疗机构执业许可证的情况下,给周某甲开处方,让周某甲购买并使用 B 药店对外出售的"克林霉素""炎琥宁""清开灵"三种药物治疗其上呼吸道感染。张某将上述三种药物用氯化钠注射液溶解后,给周某甲进行了静脉滴注。姜某、张某让周某甲夫妇二人到 B 药店的二楼进行输液,周某甲先静脉滴注了"克林霉素"和"炎琥宁"两种药物,后其在静脉滴注"清开灵"时,其妻子刘某因回家做饭离开 B 药店。

后来,张某发现周某甲出现不良反应,便停止给周某甲静脉滴注"清开灵",并与姜某一起将周某甲送至 A 县中医院进行抢救,周某甲经 A 县中医院医生抢救无效死亡。经法医鉴定:周某甲系在生前患有冠心病(冠状动脉节段性粥样硬化Ⅳ级)、心肌梗死疾病基础上,因输液增加心脏负担,诱发心脏破裂出血,致急性心包填塞死亡。受害人周某甲出生于 1960 年 10 月 15 日,死亡时未满六十周岁。

姜某、张某于案发当日向公安机关投案,二人均如实供述自己的主要罪行。

2016 年 5 月 27 日,经法院主持调解,姜某、张某赔偿附带刘某、周某乙、周某丙死亡赔偿金、丧葬费、周某甲近亲属办理周某甲丧葬事宜产生的交通费、伙食补助费、住宿费、周某误工费、尸检费、尸体存放费、被扶养人刘某生活费等各项经济损失合计人民币 350000 元。此款已提存至××中级人民法院。刘某、周某乙、周某丙放弃对姜某、张某的其他全部诉讼请求,并对姜某、张某表示谅解,建议人民法院对姜某、张某从轻处罚,并适用缓刑。

　　根据二人犯罪的事实、情节、社会危害程度及悔罪表现,判决如下:

　　一、姜某犯非法行医罪,判处有期徒刑三年,缓刑五年,并处罚金人民币 10000 元(已交纳);

　　二、张某犯非法行医罪,判处有期徒刑三年,缓刑四年,并处罚金 5000 元(已交纳)。

　　思考:1.零售药店可以开展疾病诊疗和输液业务吗?

　　　　　2.姜某和周某甲的死亡有因果关系吗?

　　　　　3.如果案件发生在合法的诊所,姜某和张某也持有执业医师证,可以避免周某甲死亡的悲剧发生吗?

★案例 22

张某与 A 大药房生命权、健康权、身体权纠纷案件

　　2019 年 12 月 27 日 19 时许,张某前往 A 大药房,周某陪同张某一起前往。张某首先要求购买避孕药,药店销售记录记载向张某出售"左炔诺孕酮片"一瓶,金额为 42 元。后张某向销售人员询问因近期"失眠",希望购买助眠的药物,销售人员向其推荐药物,张某感觉价格高,遂主动要求购买"氯氮平",金额是 9.8 元。销售人员向其出售一瓶"氯氮平"。两种药物都是通过周某支付宝支付的。张某出示氯氮平的药瓶,显示为××药业公司的产品,一瓶共 100 片,每片 25mg。

　　A 大药房对于张某出具的 2 笔支付记录认可,认可张某购买的以 42 元价格出售避孕药的事实,但因为找不到销售小票,不清楚张某以 9.8 元购买的是什么药品。对此,A 大药房出示从药物批发平台打印的购销记录,证明从未进过"氯氮平"这种药,更不可能销售给张某。此外,A 大药房出示其他药店出售氯氮平的价格截图,××药业生产的氯氮平的零售价格为 24 元,不可能以 9.8 元价格销售。因此,对于张某从其药店购买氯氮平的事实不认可。

　　张某自称数日前和家人争吵,心情不好,购药当晚把一瓶氯氮平药片全部吞服,后自感难受,给周某打电话。周某呼叫"120"急救车将其送医。当庭,向张某询问吃一瓶是不是因"轻生"念头,张某表示承认。

　　××医院病历记载患者口服过量"氯氮平 1 小时余,约 100 片",查体:双侧瞳孔2mm,对光反射迟钝,双肺呼吸音粗,未及啰音,心律齐,腹软,双下肢无浮肿。处理:心电图、洗胃、入抢救室。临床诊断:药物中毒、应激性溃疡伴出血、肺部感染、低钾血症、黄疸、肝功能衰竭、肺炎。张某出示的医疗费单据经点算金额共计 15167.72 元。张某称现在遗留胸腔隔膜疼痛的症状。

　　张某提出诉讼请求:请求判令 A 大药房赔偿医疗费 15167.72 元、交通费 667.86 元、护理费 990 元、营养费 5000 元。

　　思考:1.A 大药房应当赔偿张某有关费用吗?

　　　　　2.张某服药自杀造成的危害后果和 A 大药房有因果关系吗?

　　　　　3.谁应当承担"氯氮平"零售的举证责任?

第八章

医疗机构药事管理

2002年1月,卫生部、国家中医药管理局共同制定发布《医疗机构药事管理暂行规定》。2011年1月,卫生部、国家中医药管理局和总后勤部卫生部共同修订制定了《医疗机构药事管理规定》,自2011年3月1日起施行,旨在加强医疗机构药事管理,促进药物合理应用,保障公众身体健康。

第一节 医疗机构药事相关部门

医疗机构药事管理,是指医疗机构以病人为中心,以临床药学为基础,对临床用药全过程进行有效的组织实施与管理,促进临床科学、合理用药的药学技术服务和相关的药品管理工作。医疗机构药事管理和药学工作是医疗工作的重要组成部分。医疗机构应当根据规定设置药事管理组织和药学部门。

一、药事管理与药物治疗学委员会(组)

1. 药事管理与药物治疗学委员会(组)组成

二级以上医院应当设立药事管理与药物治疗学委员会;其他医疗机构应当成立药事管理与药物治疗学组。

二级以上医院药事管理与药物治疗学委员会委员由具有高级技术职务任职资格的药学、临床医学、护理和医院感染管理、医疗行政管理等人员组成。

成立医疗机构药事管理与药物治疗学组的医疗机构由药学、医务、护理、医院感染、临床科室等部门负责人和具有药师、医师以上专业技术职务任职资格人员组成。

医疗机构负责人任药事管理与药物治疗学委员会(组)主任委员,药学和医务部门负责人任药事管理与药物治疗学委员会(组)副主任委员。

药事管理与药物治疗学委员会(组)组成比较见表8-1。

表 8-1 药事管理与药物治疗学委员会(组)组成

机构	名称	职称	组成
二级以上医院	药事管理与药物治疗学委员会	高级技术职务	药学、临床医学、护理和医院感染管理、医疗行政管理人员
其他医疗机构	药事管理与药物治疗学组	药师、医师以上专业技术职务	药学、医务、护理、医院感染、临床科室等部门负责人

[记忆宝] 二级委员会其他组,二级高级其他医药师。

2. 药事管理与药物治疗学委员会(组)职责

(1)贯彻执行医疗卫生及药事管理等有关法律、法规、规章。

(2)审核制定本医疗机构药事管理和药学工作规章制度,并监督实施。

(3)制定本医疗机构药品处方集和基本用药供应目录。

(4)推动药物治疗相关临床诊疗指南和药物临床应用指导原则的制定与实施,监测、评估本医疗机构药物使用情况,提出干预和改进措施,指导临床合理用药。

(5)分析、评估用药风险和药品不良反应、药品损害事件,并提供咨询与指导。

(6)建立药品遴选制度,审核本机构临床科室申请的新购入药品、调整药品品种或者供应企业和申报医院制剂等事宜。

(7)监督、指导麻醉药品、精神药品、医疗用毒性药品及放射性药品的临床使用与规范化管理。

(8)对医务人员进行有关药事管理法律法规、规章制度和合理用药知识教育培训。

(9)向公众宣传安全用药知识等。

[记忆宝] 贯彻法律,制定制度,确定用药,合理用药,用药安全,审核购药,审核制剂,管理特药,培训宣传。

二、医疗机构药学部门

医疗机构应当根据本机构功能、任务、规模设置相应的药学部门,配备和提供与药学部门工作任务相适应的专业技术人员、设备和设施。

三级医院设置药学部,并可根据实际情况设置二级科室;二级医院设置药剂科;其他医疗机构设置药房。

药学部门具体负责药品管理、药学专业技术服务和药事管理工作,开展以病人为中心,以合理用药为核心的临床药学工作,组织药师参与临床药物治疗,提供药学专业技术服务。药学部门应当建立健全相应的工作制度、操作规程和工作记录,并组织实施。

二级以上医院药学部门负责人应当具有高等学校药学专业或者临床药学专业本科以上学历,及本专业高级技术职务任职资格;除诊所、卫生所、医务室、卫生保健所、卫生站以外的其他医疗机构药学部门负责人应当具有高等学校药学专业专科以上,或者中等学校药学专业毕业学历及药师以上专业技术职务任职资格。

医院药学部门负责人资质比较见表8-2。

表8-2　医院药学部门负责人资质

负责人	学历要求	职称要求
二级以上医院药学部门负责人	药学专业或者临床药学专业本科以上学历	本专业高级技术职务任职资格
除诊所、卫生所、医务室、卫生保健所、卫生站以外的其他医疗机构药学部门负责人	药学专业专科以上或者中等学校药学专业毕业学历	药师以上专业技术职务任职资格

第二节　医疗机构药品管理

一、《药品管理法》有关医疗机构药品管理的规定

1. 药品进货检查验收制度

医疗机构购进药品,应当建立并执行进货检查验收制度,验明药品合格证明和其他标识;不符合规定要求的,不得购进和使用。

2. 药品保管制度

医疗机构应当有与所使用药品相适应的场所、设备、仓储设施和卫生环境,制定和执行药品保管制度,采取必要的冷藏、防冻、防潮、防虫、防鼠等措施,保证药品质量。

3. 用药原则

医疗机构应当坚持安全有效、经济合理的用药原则,遵循药品临床应用指导原则、临床诊疗指南和药品说明书等合理用药,对医师处方、用药医嘱的适宜性进行审核。

医疗机构以外的其他药品使用单位,应当遵守《药品管理法》有关医疗机构使用药品的规定。

4. 处方调剂

依法经过资格认定的药师或者其他药学技术人员调配处方,应当进行核对,对处方所列药品不得擅自更改或者代用。对有配伍禁忌或者超剂量的处方,应当拒绝调配;必要时,经处方医师更正或者重新签字,方可调配。

二、医疗机构药品监督管理

2011年10月11日,国家食品药品监督管理局制定公布了《医疗机构药品监督管理办法(试行)》,自发布之日起施行,旨在加强医疗机构药品质量监督管理,保障人体用药安全、有效,适用于中国境内医疗机构药品质量的监督管理,医疗机构购进、储存、调配及使用药品。

(一)医疗机构药品质量监管部门

国家药品监督管理局主管全国医疗机构药品质量监督管理工作,地方各级药品监督管理部门主管本行政区域内医疗机构药品质量监督管理工作。

(二)医疗机构药品质量管理

1. 药品质量管理体系

医疗机构应当建立健全药品质量管理体系,完善药品购进、验收、储存、养护、调配及使用等环节的质量管理制度,做好质量跟踪工作,并明确各环节中工作人员的岗位责任。

2. 质量管理专门部门或人员

医疗机构应当有专门的部门负责药品质量的日常管理工作;未设专门部门的,应当指定专人负责药品质量管理。

3. 质量管理年度自查报告

医疗机构应当向所在地药品监督管理部门提交药品质量管理年度自查报告,自查报告应

当包括以下内容：

    (1)药品质量管理制度的执行情况。

    (2)医疗机构制剂配制的变化情况。

    (3)接受药品监督管理部门的监督检查及整改落实情况。

    (4)对药品监督管理部门的意见和建议。

自查报告应当在本年度 12 月 31 日前提交。

(三)医疗机构药品购进管理

1. 购进渠道

医疗机构必须从具有药品生产、经营资格的企业购进药品。

2. 制订用药目录

医疗机构应当根据《国家基本药物目录》《处方管理办法》《国家处方集》《药品采购供应质量管理规范》等制订本机构《药品处方集》和《基本用药供应目录》，编制药品采购计划，按规定购入药品。

3. 采购流程和制度

医疗机构应当制订本机构药品采购工作流程；建立健全药品成本核算和账务管理制度；严格执行药品购入检查、验收制度；不得购入和使用不符合规定的药品。

4. 采购品种

医疗机构应当按照经药品监督管理部门批准并公布的药品通用名称购进药品。同一通用名称药品的品种，其注射剂型和口服剂型各不得超过 2 种，处方组成类同的复方制剂 1 或 2 种。因特殊诊疗需要使用其他剂型和剂量规格药品的情况除外。

5. 统一采购

医疗机构临床使用的药品应当由药学部门统一采购供应。经药事管理与药物治疗学委员会(组)审核同意，核医学科可以购用、调剂本专业所需的放射性药品。其他科室或者部门不得从事药品的采购、调剂活动，不得在临床使用非药学部门采购供应的药品。

6. 临床急需少量药品进口

医疗机构因临床急需进口少量药品的，应当按照《药品管理法》及其实施条例的有关规定办理。

7. 购进查验证明文件

医疗机构购进药品，应当查验供货单位的药品生产许可证或者药品经营许可证和《营业执照》、所销售药品的批准证明文件等相关证明文件，并核实销售人员持有的授权书原件和身份证原件。

医疗机构应当妥善保存首次购进药品加盖供货单位原印章的前述证明文件的复印件，保存期不得少于五年。

8. 合法票据和购进记录

医疗机构购进药品时应当索取、留存供货单位的合法票据，并建立购进记录，做到票、账、货相符。合法票据包括税票及详细清单，清单上必须载明供货单位名称、药品名称、生产厂商、批号、数量、价格等内容,票据保存期不得少于三年。

9．进货验收制度

医疗机构必须建立和执行进货验收制度,购进药品应当逐批验收,并建立真实、完整的药品验收记录。

医疗机构接受捐赠药品、从其他医疗机构调入急救药品也应当遵守上述规定。

10．验收记录

药品验收记录应当包括药品通用名称、生产厂商、规格、剂型、批号、生产日期、有效期、批准文号、供货单位、数量、价格、购进日期、验收日期、验收结论等内容。

验收记录必须保存至超过药品有效期一年,但不得少于三年。

11．中药饮片采购制度

医疗机构应当建立健全中药饮片采购制度,按照国家有关规定购进中药饮片。

(四)医疗机构药品储存管理

1．储存设施设备

医疗机构应当有专用的场所和设施、设备储存药品。药品的存放应当符合药品说明书标明的条件。

医疗机构需要在急诊室、病区护士站等场所临时存放药品的,应当配备符合药品存放条件的专柜。有特殊存放要求的,应当配备相应设备。

2．储存要求

医疗机构储存药品,应当按照药品属性和类别分库、分区、分垛存放,并实行色标管理。药品与非药品分开存放;中药饮片、中成药、化学药品分别储存、分类存放;过期、变质、被污染等药品应当放置在不合格库(区)。

3．养护管理制度

医疗机构应当制定和执行药品保管、养护管理制度,并采取必要的控温、防潮、避光、通风、防火、防虫、防鼠、防污染等措施,保证药品质量。

医疗机构应当配备药品养护人员,定期对储存药品进行质量检查和养护,监测和记录储存区域的温湿度,维护储存设施设备,并建立相应的养护档案。

4．效期管理制度

医疗机构应当建立药品效期管理制度。药品发放应当遵循"近效期先出"的原则。

5．药品分类存放

化学药品、生物制品、中成药和中药饮片应当分别储存,分类定位存放。易燃、易爆、强腐蚀性等危险性药品应当另设仓库单独储存,并设置必要的安全设施,制订相关的工作制度和应急预案。

麻醉药品、精神药品、医疗用毒性药品、放射性药品应当严格按照相关行政法规的规定存放,并具有相应的安全保障措施。

(五)药品调配和供应管理

1．处方的审核、调配人员

医疗机构应当配备与药品调配和使用相适应的、依法经资格认定的药学技术人员负责处方的审核、调配工作。

从事处方审核的药学专业技术人员应当满足以下条件：

(1)取得药师及以上药学专业技术职务任职资格。

(2)具有三年及以上门急诊或病区处方调剂工作经验，接受过处方审核相应岗位的专业知识培训并考核合格。

2．调配硬件要求

医疗机构用于调配药品的工具、设施、包装用品以及调配药品的区域，应当符合卫生要求及相应的调配要求。

3．拆零调配管理制度

医疗机构应当建立最小包装药品拆零调配管理制度，保证药品质量可追溯。

4．药品调配供应

医疗机构门/急诊药品调剂室应当实行大窗口或者柜台式发药。住院(病房)药品调剂室对注射剂按日剂量配发，对口服制剂药品实行单剂量调剂配发。肠外营养液、危害药品静脉用药应当实行集中调配供应。

医疗机构根据临床需要建立静脉用药调配中心(室)，实行集中调配供应。静脉用药调配中心(室)应当符合静脉用药集中调配质量管理规范，由所在地设区的市级以上卫生健康主管部门组织技术审核、验收，合格后方可集中调配静脉用药。在静脉用药调配中心(室)以外调配静脉用药，参照静脉用药集中调配质量管理规范执行。医疗机构建立的静脉用药调配中心(室)应当报省级卫生健康主管部门备案。

5．特殊药品使用

麻醉药品、精神药品、医疗用毒性药品、放射性药品等特殊管理的药品，应当按照有关法律、法规、规章的相关规定进行管理和监督使用。

6．医疗机构制剂管理

医疗机构配制的制剂只能供本单位使用。未经省级以上药品监督管理部门批准，医疗机构不得使用其他医疗机构配制的制剂，也不得向其他医疗机构提供本单位配制的制剂。

7．质量监测、报告和召回

医疗机构应当加强对使用药品的质量监测。发现假药、劣药的，应当立即停止使用、就地封存并妥善保管，及时向所在地药品监督管理部门报告。在药品监督管理部门做出决定之前，医疗机构不得擅自处理。

医疗机构发现存在安全隐患的药品，应当立即停止使用，并通知药品生产企业或者供货商，及时向所在地药品监督管理部门报告。需要召回的，医疗机构应当协助药品生产企业履行药品召回义务。

8．处方药禁止销售方式

医疗机构不得采用邮售、互联网交易、柜台开架自选等方式直接向公众销售处方药。

9. 药品追溯系统

医疗机构应当逐步建立覆盖药品购进、储存、调配、使用全过程质量控制的追溯系统，实现药品来源可追溯、去向可查清，并与国家药品追溯系统对接。

10. 年度健康检查

医疗机构应当每年组织直接接触药品人员进行健康检查，并建立健康档案。患有传染病或者其他可能污染药品的疾病的，不得从事直接接触药品的工作。

11. 定期培训

医疗机构应当定期组织从事药品购进、保管、养护、验收、调配、使用的人员参加药事法规和药学专业知识的培训，并建立培训档案。

（六）药物临床应用管理

1. 药物临床应用管理的概念

药物临床应用管理是对医疗机构临床诊断、预防和治疗疾病用药全过程实施监督管理。

2. 合理用药原则

医疗机构应当遵循安全、有效、经济的合理用药原则，尊重患者对药品使用的知情权和隐私权。

3. 基本药物和抗菌药物管理

医疗机构应当依据国家基本药物制度、抗菌药物临床应用指导原则和中成药临床应用指导原则，制定本机构基本药物临床应用管理办法，建立并落实抗菌药物临床应用分级管理制度。

4. 临床治疗团队

医疗机构应当建立由医师、临床药师和护士组成的临床治疗团队，开展临床合理用药工作。

医疗机构应当配备临床药师。临床药师，是指以系统药学专业知识为基础，并具有一定医学和相关专业基础知识与技能，直接参与临床用药，促进药物合理应用和保护患者用药安全的药学专业技术人员。

临床药师应当全职参与临床药物治疗工作，对患者进行用药教育，指导患者安全用药。

5. 安全合理用药

医疗机构应当遵循有关药物临床应用指导原则、临床路径、临床诊疗指南和药品说明书等合理使用药物。

药学专业技术人员应当严格按照《药品管理法》《处方管理办法》、药品调剂质量管理规范等法律、法规、规章制度和技术操作规程，认真审核处方或者用药医嘱，经适宜性审核后调剂配发药品。发出药品时应当告知患者用法用量和注意事项，指导患者合理用药。

为保障患者用药安全，除药品质量原因外，药品一经发出，不得退换。

6. 处方点评与干预

医疗机构应当建立临床用药监测、评价和超常预警制度，对药物临床使用安全性、有效性和经济性进行监测、分析、评估，实施处方和用药医嘱点评与干预。

7. 监测报告制度

医疗机构应当建立药品不良反应、用药错误和药品损害事件监测报告制度。医疗机构临床科室发现药品不良反应、用药错误和药品损害事件后,应当积极救治患者,立即向药学部门报告,并做好观察与记录。医疗机构应当按照国家有关规定向相关部门报告药品不良反应,用药错误和药品损害事件应当立即向所在地县级卫生健康主管部门报告。

药品不良反应,是指合格药品在正常用法、用量下出现的与用药目的无关的或意外的有害反应。

用药错误,是指合格药品在临床使用全过程中出现的、任何可以防范的用药不当。

药品损害,是指由于药品质量不符合国家药品标准造成的对患者的损害。

8. 临床药学和药学研究

医疗机构应当结合临床和药物治疗,开展临床药学和药学研究工作,并提供必要的工作条件,制订相应管理制度,加强领导与管理。

临床药学,是指药学与临床相结合,直接面向患者,以病人为中心,研究与实践临床药物治疗,提高药物治疗水平的综合性应用学科。

第三节　处方管理

2004 年、2005 年,卫生部制定发布了《处方管理办法(试行)》《麻醉药品、精神药品处方管理规定》。2007 年 2 月,卫生部修订颁布了《处方管理办法》,自 2007 年 5 月 1 日起施行,旨在规范处方管理,提高处方质量,促进合理用药,保障医疗安全,适用于与处方开具、调剂、保管相关的医疗机构及其人员。

2018 年 6 月 29 日,国家卫生健康委员会、国家中医药管理局、中央军委后勤保障部三部门联合制定了《医疗机构处方审核规范》,自发布之日起施行,旨在规范医疗机构处方审核工作,促进合理用药,保障患者用药安全。

一、处方管理的一般规定

1. 处方的概念

处方,是指由注册的执业医师和执业助理医师在诊疗活动中为患者开具的、由取得药学专业技术职务任职资格的药学专业技术人员审核、调配、核对,并作为患者用药凭证的医疗文书;处方包括医疗机构病区用药医嘱单。处方药应当凭医师处方销售、调剂和使用。

2. 处方监管部门

国家卫生健康主管部门负责全国处方开具、调剂、保管相关工作的监督管理。县级以上地方卫生健康主管部门负责本行政区域内处方开具、调剂、保管相关工作的监督管理。

处方标准由国家卫生健康主管部门统一规定,处方格式由省、自治区、直辖市卫生健康主管部门统一制定,处方由医疗机构按照规定的标准和格式印制。

3. 处方颜色

(1)普通处方印刷用纸为白色。

(2)急诊处方印刷用纸为淡黄色,右上角标注"急诊"。

（3）儿科处方印刷用纸为淡绿色,右上角标注"儿科"。

（4）麻醉药品和第一类精神药品处方印刷用纸为淡红色,右上角标注"麻、精一"。

（5）第二类精神药品处方印刷用纸为白色,右上角标注"精二"。

［记忆宝］普二精白,麻一精红,儿绿急黄。

4. 处方内容

处方包括前记、正文和后记三部分。处方内容见表8-3。

表8-3 处方内容

部分	内容
前记	前记包括医疗机构名称、费别、患者姓名、性别、年龄、门诊或住院病历号,科别或病区和床位号、临床诊断、开具日期等;麻醉药品和第一类精神药品处方还应当包括患者身份证明编号,代办人姓名、身份证明编号
正文	正文以 Rp 或 R 标示,分列药品名称、剂型、规格、数量、用法用量
后记	后记包括医师签名或者加盖专用签章,药品金额以及审核、调配,核对、发药药师签名或者加盖专用签章

［记忆宝］前记患者,正文药品,后记签名。

5. 处方书写规则

处方书写应当符合的规则见表8-4。

表8-4 处方书写规则

书写规则	内容
清晰完整	患者一般情况、临床诊断填写清晰、完整,并与病历记载相一致
限一患者	每张处方限于一名患者的用药
涂改签名	字迹清楚,不得涂改;如需修改,应当在修改处签名并注明修改日期
书写规范	药品名称应当使用规范的中文名称书写,没有中文名称的可以使用规范的英文名称书写;医疗机构或者医师、药师不得自行编制药品缩写名称或者使用代号;书写药品名称、剂量、规格、用法、用量要准确规范,药品用法可用规范的中文、英文、拉丁文或者缩写体书写,但不得使用"遵医嘱""自用"等含糊不清字句
日月年龄	患者年龄应当填写实足年龄,新生儿、婴幼儿写日、月龄,必要时要注明体重
中西药分合	西药和中成药可以分别开具处方,也可以开具一张处方,中药饮片应当单独开具处方
限5种药	开具西药、中成药处方,每一种药品应当另起一行,每张处方不得超过5种药品
饮片书写	中药饮片处方的书写,一般应当按照"君、臣、佐、使"的顺序排列;调剂、煎煮的特殊要求注明在药品右上方,并加括号,如布包、先煎、后下等;对饮片的产地、炮制有特殊要求的,应当在药品名称之前写明
用法用量	药品用法用量应当按照药品说明书规定的常规用法用量使用,特殊情况需要超剂量使用时,应当注明原因并再次签名
临床诊断	除特殊情况外,应当注明临床诊断
空白斜线	开具处方后的空白处划一斜线以示处方完毕

书写规则	内容
签名签章	处方医师的签名式样和专用签章应当与院内药学部门留样备查的式样相一致,不得任意改动,否则应当重新登记留样备案

[记忆宝]名中英用加拉缩,新生婴儿日月重,成药限五分饮片,超量使用再签名。

6. 处方剂量与单位

药品剂量与数量用阿拉伯数字书写。剂量应当使用法定剂量单位;重量以克(g)、毫克(mg)、微克(μg)、纳克(ng)为单位;容量以升(L)、毫升(ml)为单位;国际单位(IU)、单位(U);中药饮片以克(g)为单位。

片剂、丸剂、胶囊剂、颗粒剂分别以片、丸、粒、袋为单位;溶液剂以支、瓶为单位;软膏及乳膏剂以支、盒为单位;注射剂以支、瓶为单位,应当注明含量;中药饮片以剂为单位。

二、处方权和调剂资格的取得

1. 普通药品

经注册的执业医师在执业地点取得相应的处方权。经注册的执业助理医师在医疗机构开具的处方,应当经所在执业地点执业医师签名或加盖专用签章后方有效。试用期人员开具处方,应当经所在医疗机构有处方权的执业医师审核、签名或加盖专用签章后方有效。进修医师由接收进修的医疗机构对其胜任本专业工作的实际情况进行认定后授予相应的处方权。

经注册的执业助理医师在乡、民族乡、镇、村的医疗机构独立从事一般的执业活动,可以在注册的执业地点取得相应的处方权。

医师应当在注册的医疗机构签名留样或者专用签章备案后,方可开具处方。

药师在执业的医疗机构取得处方调剂资格。

2. 麻醉药品和第一类精神药品

医疗机构对本机构执业医师和药师进行麻醉药品和精神药品使用知识和规范化管理的培训。执业医师经考核合格后取得麻醉药品和第一类精神药品的处方权,药师经考核合格后取得麻醉药品和第一类精神药品调剂资格。医师取得麻醉药品和第一类精神药品处方权后,方可在本机构开具麻醉药品和第一类精神药品处方,但不得为自己开具该类药品处方。

药师取得麻醉药品和第一类精神药品调剂资格后,方可在本机构调剂麻醉药品和第一类精神药品。

3. 抗菌药物

二级以上医院医师经本机构培训并考核合格后,方可获得相应的处方权;其他医疗机构依法享有处方权的医师、乡村医生由县级以上地方卫生健康主管部门组织相关培训、考核,经考核合格的,授予相应的抗菌药物处方权。

二级以上医院药师经本机构培训并考核合格后,方可获得抗菌药物调剂资格;其他医疗机构从事处方调剂工作的药师,由县级以上地方卫生健康主管部门组织相关培训、考核,经考核合格的,授予抗菌药物调剂资格。

药品处方权和调剂资格取得的比较见表 8 - 5。

表 8 - 5　药品处方权和调剂资格取得

药品类型	处方权的取得	调剂资格的取得
普通药品	①注册的执业医师在执业地点取得相应的处方权；签名留样或者专用签章备案后，方可开具处方；②注册的执业助理医师开具的处方，应当经所在执业地点执业医师签名或加盖专用签章后方有效；③试用期人员开具的处方，应当经所在医疗机构有处方权的执业医师审核、签名或加盖专用签章后方有效	药师在执业的医疗机构取得处方调剂资格
麻醉药品和第一类精神药品	执业医师经本机构考核合格后取得麻醉药品和第一类精神药品处方权，但不得为自己开具该类药品处方	药师经本机构考核合格后取得麻醉药品和第一类精神药品调剂资格
抗菌药物	二级以上医院医师经本机构培训并考核合格，授予抗菌药物处方权	二级以上医院药师经本机构培训并考核合格，授予抗菌药物调剂资格
	其他医疗机构医师、乡村医生经县级以上地方卫生健康主管部门培训、考核合格，授予抗菌药物处方权	其他医疗机构药师经县级以上地方卫生健康主管部门培训、考核合格，授予抗菌药物调剂资格

［记忆宝］普药医师药师；麻一医院授权；抗菌二上医院。

三、处方的开具

（一）开具处方要求

1. 基本要求

医师开具处方和药师调剂处方应当遵循安全、有效、经济的原则。

医师应当根据医疗、预防、保健需要，按照诊疗规范、药品说明书中的药品适应证、药理作用、用法、用量、禁忌、不良反应和注意事项等开具处方。

2. 处方药品名称

医师开具处方应当使用经药品监督管理部门批准并公布的药品通用名称、新活性化合物的专利药品名称和复方制剂药品名称。

医师开具院内制剂处方时应当使用经省级卫生健康主管部门审核、药品监督管理部门批准的名称。

医师可以使用由卫生部公布的药品习惯名称开具处方。

3. 处方效期

处方开具当日有效。特殊情况下需延长有效期的，由开具处方的医师注明有效期限，但有效期最长不得超过三天。

［记忆宝］处方当日有效不超三。

4. 处方用量

处方一般不得超过七日用量；急诊处方一般不得超过三日用量；对于某些慢性病、老年病或特殊情况,处方用量可适当延长,但医师应当注明理由。

　　[记忆宝] 急三普七老特慢量延长。

(二)麻精药品处方

　　医师应当按照卫生部制定的麻醉药品和精神药品临床应用指导原则,开具麻醉药品、第一类精神药品处方。

1. 普通患者麻精药品处方用量

　　为门(急)诊患者开具的麻醉药品注射剂,每张处方为一次常用量;控缓释制剂,每张处方不得超过七日常用量;其他剂型,每张处方不得超过三日常用量。

　　第一类精神药品注射剂,每张处方为一次常用量;控缓释制剂,每张处方不得超过七日常用量;其他剂型,每张处方不得超过三日常用量。哌醋甲酯用于治疗儿童多动症时,每张处方不得超过十五日常用量。

　　第二类精神药品一般每张处方不得超过七日常用量;对于慢性病或某些特殊情况的患者,处方用量可以适当延长,医师应当注明理由。

2. 癌痛及中、重度慢性疼痛患者麻精药品处方用量

　　为门(急)诊癌症疼痛患者和中、重度慢性疼痛患者开具的麻醉药品、第一类精神药品注射剂,每张处方不得超过三日常用量;控缓释制剂,每张处方不得超过十五日常用量;其他剂型,每张处方不得超过七日常用量。

3. 住院患者麻精药品处方用量

　　为住院患者开具的麻醉药品和第一类精神药品处方应当逐日开具,每张处方为一日常用量。

4. 麻精药品处方用量的特殊情况

　　对于需要特别加强管制的麻醉药品,盐酸二氢埃托啡处方为一次常用量,仅限于二级以上医院内使用;盐酸哌替啶处方为一次常用量,仅限于医疗机构内使用。

5. 癌痛、中重度慢痛患者特殊情况

　　除需长期使用麻醉药品和第一类精神药品的门(急)诊癌症疼痛患者和中、重度慢性疼痛患者外,麻醉药品注射剂仅限于医疗机构内使用。

　　长期使用麻醉药品和第一类精神药品的门(急)诊癌症患者和中、重度慢性疼痛患者,每三个月复诊或者随诊一次。

　　麻醉药品、精神药品处方用量比较见表 8-6。

表 8-6　麻醉药品、精神药品处方用量

药品类型	剂型	一般患者	癌痛患者 中、重度慢痛患者	住院患者
麻醉药品、 第一类 精神药品	注射剂	1 次用量	不得超过 3 日常用量	1 日常用量
	其他剂型	不得超过 3 日常用量	不得超过 7 日常用量	
	控缓释制剂	不得超过 7 日常用量	不得超过 15 日常用量	

续表 8 – 6

药品类型	剂型	一般患者	癌痛患者 中、重度慢痛患者	住院患者
第二类 精神药品	所有剂型	不得超过 7 日常用量； 慢性病或某些特殊情况，可适当延长，医师要注明理由		
特例	①哌醋甲酯用于治疗儿童多动症时，每张处方不得超过 15 日常用量； ②盐酸二氢埃托啡处方为 1 次常用量，仅限于二级以上医疗机构内使用； ③盐酸哌替啶处方为 1 次常用量，仅限于医疗机构内使用			

[记忆宝]急 3 普 7 二精 7，住院麻精皆为 1；麻一精 137 癌痛 3715；哌儿 15 哌二 1。

（三）电子处方管理

医师利用计算机开具、传递普通处方时，应当同时打印出纸质处方，其格式与手写处方一致；打印的纸质处方经签名或者加盖签章后有效。药师核发药品时，应当核对打印的纸质处方，无误后发给药品，并将打印的纸质处方与计算机传递处方同时收存备查。

四、处方的调剂

1. 调剂资格

取得药学专业技术职务任职资格的人员方可从事处方调剂工作。药师在执业的医疗机构取得处方调剂资格。药师签名或者专用签章式样应当在本机构留样备查。

具有药师以上专业技术职务任职资格的人员负责处方审核、评估、核对、发药以及安全用药指导；药士从事处方调配工作。

2. 调剂要求和流程

药师应当凭医师处方调剂处方药品，非经医师处方不得调剂。药师对于不规范处方或者不能判定其合法性的处方，不得调剂。

（1）收方：从患者处接收由医师开写的处方，或从病房医护人员处接收处方或药品请领单。

（2）审查处方：药师应当认真逐项检查处方前记、正文和后记书写是否清晰、完整，并确认处方的合法性；药师应当对处方用药适宜性进行审核，重点审查药品名称、用药剂量、用药方法、药物配伍变化和合理用药等。

（3）调配处方：根据审查后的正确处方调配药品或取出药品。

（4）包装与贴标签：正确书写药袋或粘贴标签，注明患者姓名和药品名称、用法、用量，包装。

（5）核对处方：核对处方与调配的药品、规格、剂量、用法、用量是否一致，逐个检查药品的外观质量是否合格，有效期等均应正确无误，检查人员签字。

（6）发药与指导用药：发药时应呼唤患者全名，向患者交付药品时，按照药品说明书或者处方用法，进行发药交代与用药指导，包括每种药品的用法、用量、注意事项等，并答复询问。

[记忆宝]收审调包核发。

3. 限制外配

除麻醉药品、精神药品、医疗用毒性药品和儿科处方外，医疗机构不得限制门诊就诊人员持处方到药品零售企业购药。

[记忆宝]麻精毒儿不外配。

4. 处方的保存

处方由调剂处方药品的医疗机构妥善保存。普通处方、急诊处方、儿科处方保存期限为一年,医疗用毒性药品、第二类精神药品处方保存期限为二年,麻醉药品和第一类精神药品处方保存期限为三年。

处方保存期满后,经医疗机构主要负责人批准、登记备案,方可销毁。

[记忆宝]一儿普急,二毒二精,三麻一精。

处方颜色、标记、用量、效期、外配和保存的比较见表8-7。

表8-7　处方颜色、标记、用量、效期、外配和保存比较

项目	普通处方	急诊处方	儿科处方	医疗用毒性药品	第二类精神药品	麻醉药品和第一类精神药品
颜色	白色	淡黄色	淡绿色	—	白色	淡红色
右上角标	—	急诊	儿科	—	精二	麻、精一
一般用量	不超过7日用量	不超过3日用量	—	不超过2日极量	不超过7日常用量	略
有效期	当日有效,延长不超过3日					
限制外配	—	—	限制	限制	限制	限制
保存年限	1年	1年	1年	2年	2年	3年

五、处方审核管理

(一)处方审核基础

1. 处方审核的概念

处方审核是指药学专业技术人员运用专业知识与实践技能,根据相关法律法规、规章制度与技术规范等,对医师在诊疗活动中为患者开具的处方,进行合法性、规范性和适宜性审核,并作出是否同意调配发药决定的药学技术服务。审核的处方包括纸质处方、电子处方和医疗机构病区用药医嘱单。

2. 基本要求

所有处方均应当经审核通过后方可进入划价收费和调配环节,未经审核通过的处方不得收费和调配。

3. 药师审核责任

药师是处方审核工作的第一责任人。药师应当对处方各项内容进行逐一审核。医疗机构可以通过相关信息系统辅助药师开展处方审核。对信息系统筛选出的不合理处方及信息系统不能审核的部分,应当由药师进行人工审核。

经药师审核后,认为存在用药不适宜时,应当告知处方医师,建议其修改或者重新开具处方;药师发现不合理用药,处方医师不同意修改时,药师应当作好记录并纳入处方点评;药师发现严重不合理用药或者用药错误时，应当拒绝调配，及时告知处方医师并记录，按照有关规定报告。

4. 处方审核依据

处方审核常用临床用药依据：国家药品管理相关法律法规和规范性文件，临床诊疗规范、指南，临床路径，药品说明书，国家处方集等。

医疗机构可以结合实际，由药事管理与药物治疗学委员会充分考虑患者用药安全性、有效性、经济性、依从性等综合因素，参考专业学（协）会及临床专家认可的临床规范、指南等，制订适合本机构的临床用药规范、指南，为处方审核提供依据。

5. 处方审核流程

（1）药师接收待审核处方，对处方进行合法性、规范性、适宜性审核。

（2）若经审核判定为合理处方，药师在纸质处方上手写签名（或加盖专用印章）、在电子处方上进行电子签名，处方经药师签名后进入收费和调配环节。

（3）若经审核判定为不合理处方，由药师负责联系处方医师，请其确认或重新开具处方，并再次进入处方审核流程。

（二）处方审核内容

1. 合法性审核

药师应当认真逐项检查处方前记、正文和后记书写是否清晰、完整，并确认处方的合法性。

（1）处方开具人是否根据《执业医师法》取得医师资格，并执业注册。

（2）处方开具时，处方医师是否根据《处方管理办法》在执业地点取得处方权。

（3）麻醉药品、第一类精神药品、医疗用毒性药品、放射性药品、抗菌药物等药品处方，是否由具有相应处方权的医师开具。

［记忆宝］医师资格，处方权。

2. 规范性审核

（1）处方是否符合规定的标准和格式，处方医师签名或加盖的专用签章有无备案，电子处方是否有处方医师的电子签名。

（2）处方前记、正文和后记是否符合《处方管理办法》等有关规定，文字是否正确、清晰、完整。

（3）条目是否规范：①年龄应当为实足年龄，新生儿、婴幼儿应当写日、月龄，必要时要注明体重；②中药饮片、中药注射剂要单独开具处方；③开具西药、中成药处方，每一种药品应当另起一行，每张处方不得超过 5 种药品；④药品名称应当使用经药品监督管理部门批准并公布的药品通用名称、新活性化合物的专利药品名称和复方制剂药品名称，或使用由原卫生部公布的药品习惯名称；医院制剂应当使用药品监督管理部门正式批准的名称；⑤药品剂量、规格、用法、用量准确清楚，符合《处方管理办法》规定，不得使用"遵医嘱""自用"等含糊不清字句；⑥普通药品处方量及处方效期符合《处方管理办法》的规定，抗菌药物、麻醉药品、精神药品、医疗用毒性药品、放射药品、易制毒化学品等的使用符合相关管理规定；⑦中药饮片、中成药的处方书写应当符合《中药处方格式及书写规范》。

［记忆宝］签名签章，前正后记，日月年龄，饮片中注，不超 5 种，药品名称，用法用量，限量效期，中药处方。

3. 适宜性审核

(1)西药及中成药处方,应当审核以下项目:①处方用药与诊断是否相符;②规定必须做皮试的药品,是否注明过敏试验及结果的判定;③处方剂量、用法是否正确,单次处方总量是否符合规定;④选用剂型与给药途径是否适宜;⑤是否有重复给药和相互作用情况,包括西药、中成药、中成药与西药、中成药与中药饮片之间是否存在重复给药和有临床意义的相互作用;⑥是否存在配伍禁忌;⑦是否有用药禁忌:儿童、老年人、孕妇及哺乳期妇女、脏器功能不全患者用药是否有禁忌使用的药物,患者用药是否有食物及药物过敏史禁忌证、诊断禁忌证、疾病史禁忌证与性别禁忌证;⑧溶媒的选择、用法用量是否适宜,静脉输注的药品给药速度是否适宜;⑨是否存在其他用药不适宜情况。

(2)中药饮片处方,应当审核以下项目:①中药饮片处方用药与中医诊断(病名和证型)是否相符;②饮片的名称、炮制品选用是否正确,煎法、用法、脚注等是否完整、准确;③麻贵细饮片是否按规定开方;④特殊人群如儿童、老年人、孕妇及哺乳期妇女、脏器功能不全患者用药是否有禁忌使用的药物;⑤是否存在其他用药不适宜情况。

西药、中成药处方和中药饮片处方适宜性审核内容的比较见表8-8。

表8-8　西药、中成药处方和中药饮片处方适宜性审核内容比较

审核内容	西药及中成药处方	中药饮片处方
药诊相符	处方用药与诊断是否相符	中药饮片处方用药与中医诊断(病名和证型)是否相符
皮试结果	规定必须做皮试的药品,是否注明过敏试验及结果的判定	—
剂量用法	处方剂量、用法是否正确,单次处方总量是否符合规定	煎法、用法、脚注等是否完整、准确
剂途合理	选用剂型与给药途径是否适宜	—
重复给药	是否有重复给药和相互作用情况:包括西药、中成药、中成药与西药、中成药与中药饮片之间是否存在重复给药和有临床意义的相互作用	
配伍禁忌	是否存在配伍禁忌	—
用药禁忌	儿童、老年人、孕妇及哺乳期妇女、脏器功能不全患者用药是否有禁忌使用的药物,患者用药是否有食物及药物过敏史禁忌证、诊断禁忌证、疾病史禁忌证与性别禁忌证	特殊人群如儿童、老年人、孕妇及哺乳期妇女、脏器功能不全患者用药是否有禁忌使用的药物
溶媒静输	溶媒的选择、用法用量是否适宜,静脉输注的药品给药速度是否适宜	—
饮片名称	—	饮片的名称、炮制品选用是否正确
毒麻贵细	—	毒麻贵细饮片是否按规定开方

[记忆宝]药诊相符,皮试结果,剂量用法,剂途合理,重复给药,配伍禁忌,溶媒静输,饮片名称,毒麻贵细。

(三)药师培训

医疗机构应当组织对从事处方审核的药师进行定期培训和考核。培训内容应当包括：

(1)相关法律、法规、政策，职业道德，工作制度和岗位职责，本岗位的特殊要求及操作规程等。

(2)药学基本理论、基本知识和基本技能；从事中药处方审核的药师，还应当培训中医药基本理论、基本知识和基本技能。

(3)其他培训，如参与临床药物治疗、查房、会诊、疑难危重病例、死亡病例讨论以及临床疾病诊疗知识培训，参加院内、外举办的相关会议、学术论坛及培训班等。

负责处方审核的药师应当接受继续教育，不断更新、补充、拓展知识和能力，提高处方审核水平。

六、处方点评

(一)处方点评的概念

处方点评是根据相关法规、技术规范，对处方书写的规范性及药物临床使用的适宜性(用药适应证、药物选择、给药途径、用法用量、药物相互作用、配伍禁忌等)进行评价，发现存在或潜在的问题，制定并实施干预和改进措施，促进临床药物合理应用的过程。

医院应当加强处方质量和药物临床应用管理，规范医师处方行为，落实处方审核、发药、核对与用药交代等相关规定。

(二)组织管理

医院处方点评工作在医院药物与治疗学委员会(组)和医疗质量管理委员会领导下，由医院医疗管理部门和药学部门共同组织实施。

医院应当根据本医院的性质、功能、任务、科室设置等情况，在药物与治疗学委员会(组)下建立由医院药学、临床医学、临床微生物学、医疗管理等多学科专家组成的处方点评专家组，为处方点评工作提供专业技术咨询。

医院药学部门成立处方点评工作小组，负责处方点评的具体工作。

(三)处方点评的实施

(1)抽样方法和抽样率：医院药学部门应当会同医疗管理部门，根据医院诊疗科目、科室设置、技术水平、诊疗量等实际情况，确定具体抽样方法和抽样率，其中门急诊处方的抽样率不应少于总处方量的 1‰，且每月点评处方绝对数不应少于 100 张；病房(区)医嘱单的抽样率(按出院病历数计)不应少于 1‰，且每月点评出院病历绝对数不应少于 30 份。

(2)专项处方点评制度：三级以上医院应当逐步建立健全专项处方点评制度。专项处方点评是医院根据药事管理和药物临床应用管理的现状和存在的问题，确定点评的范围和内容，对特定的药物或特定疾病的药物(如国家基本药物、血液制品、中药注射剂、肠外营养制剂、抗菌药物、辅助治疗药物、激素等临床使用及超说明书用药、肿瘤患者和围手术期用药等)使用情况进行的处方点评。

(3)处方点评处理：处方点评工作应坚持科学、公正、务实的原则，有完整、准确的书面记录，并通报临床科室和当事人。处方点评小组在处方点评工作过程中发现不合理处方，应当及时通知医疗管理部门和药学部门。

(四)处方点评的结果

处方点评结果分为合理处方和不合理处方。

不合理处方包括不规范处方、用药不适宜处方及超常处方。

1. 不规范处方

(1)处方的前记、正文、后记内容缺项,书写不规范或者字迹难以辨认的。

(2)医师签名、签章不规范或者与签名、签章的留样不一致的。

(3)药师未对处方进行适宜性审核的(处方后记的审核、调配、核对、发药栏目无审核调配药师及核对发药药师签名,或者单人值班调剂未执行双签名规定)。

(4)新生儿、婴幼儿处方未写明日、月龄的。

(5)西药、中成药与中药饮片未分别开具处方的。

(6)未使用药品规范名称开具处方的。

(7)药品的剂量、规格、数量、单位等书写不规范或不清楚的。

(8)用法、用量使用"遵医嘱""自用"等含糊不清字句的。

(9)处方修改未签名并注明修改日期,或药品超剂量使用未注明原因和再次签名的。

(10)开具处方未写临床诊断或临床诊断书写不全的。

(11)单张门急诊处方超过五种药品的。

(12)无特殊情况下,门诊处方超过七日用量,急诊处方超过三日用量,慢性病、老年病或特殊情况下需要适当延长处方用量未注明理由的。

(13)开具麻醉药品、精神药品、医疗用毒性药品、放射性药品等特殊管理药品处方未执行国家有关规定的。

(14)医师未按照抗菌药物临床应用管理规定开具抗菌药物处方的。

(15)中药饮片处方药物未按照"君、臣、佐、使"的顺序排列,或未按要求标注药物调剂、煎煮等特殊要求的。

2. 用药不适宜处方

有下列情况之一的,应当判定为用药不适宜处方:①适应证不适宜的;②遴选的药品不适宜的;③药品剂型或给药途径不适宜的;④无正当理由不首选国家基本药物的;⑤用法、用量不适宜的;⑥联合用药不适宜的;⑦重复给药的;⑧有配伍禁忌或者不良相互作用的;⑨其他用药不适宜情况的。

3. 超常处方

有下列情况之一的,应当判定为超常处方:①无适应证用药;②无正当理由开具高价药的;③无正当理由超说明书用药的;④无正当理由为同一患者同时开具 2 种以上药理作用相同药物的。

(五)点评结果与持续改进

医院药学部门应当会同医疗管理部门对处方点评小组提交的点评结果进行审核,定期公布处方点评结果,通报不合理处方;根据处方点评结果,对医院在药事管理、处方管理和临床用药方面存在的问题,进行汇总和综合分析评价,提出质量改进建议,并向医院药物与治疗学委员会(组)和医疗质量管理委员会报告;发现可能造成患者损害的,应当及时采取措施,防止损害发生。

医院药物与治疗学委员会(组)和医疗质量管理委员会应当根据药学部门会同医疗管理部门提交的质量改进建议,研究制定有针对性的临床用药质量管理和药事管理改进措施,并责成相关部门和科室落实质量改进措施,提高合理用药水平,保证患者用药安全。

七、长期处方管理

为规范长期处方管理,推进分级诊疗,保障医疗质量和医疗安全,满足慢性病患者的长期用药需求,2021年8月10日,国家卫生健康委员会、国家医保局组织发布实施了《长期处方管理规范(试行)》。

长期处方是指具备条件的医师按照规定,对符合条件的慢性病患者开具的处方用量适当增加的处方。长期处方适用于临床诊断明确、用药方案稳定、依从性良好、病情控制平稳、需长期药物治疗的慢性病患者。

1. 长期处方范围和用量

治疗慢性病的一般常用药品可用于长期处方。医疗用毒性药品、放射性药品、易制毒药品、麻醉药品、第一类和第二类精神药品、抗微生物药物(治疗结核等慢性细菌真菌感染性疾病的药物除外),以及对储存条件有特殊要求的药品不得用于长期处方。

根据患者诊疗需要,长期处方的处方量一般在4周内;根据慢性病特点,病情稳定的患者适当延长,最长不超过12周。超过4周的长期处方,医师应当严格评估,强化患者教育,并在病历中记录,患者通过签字等方式确认。

2. 组织管理

开具长期处方的医疗机构,应当配备具有评估患者病情能力的医师、能够审核调剂长期处方的药师(含其他药学技术人员)以及相应的设备设施等条件。基层医疗卫生机构不具备相应条件的,可以通过远程会诊、互联网复诊、医院会诊等途径在医联体内具备条件的上级医疗机构指导下开具。

医疗机构应当按照卫生健康主管部门制定的长期处方适用疾病病种及长期处方用药范围,为符合条件的患者提供长期处方服务。医疗机构可以在普通内科、老年医学、全科医学等科室,为患有多种疾病的老年患者提供"一站式"长期处方服务,解决老年患者多科室就医取药问题。

医疗机构开具长期处方,鼓励优先选择国家基本药物、国家组织集中采购中选药品以及国家医保目录药品。基层医疗卫生机构应当加强长期处方用药的配备,确保患者长期用药可及、稳定。

3. 长期处方开具与终止

对提出长期处方申请的患者,医师必须亲自诊查并对其是否符合长期处方条件作出判断。医师在诊疗活动中,可以向符合条件的患者主动提出长期处方建议。医师应当向患者说明使用长期处方的注意事项,并由其自愿选择是否使用;对不符合条件的患者,应当向患者说明原因。

首次开具长期处方前,医师应当对患者的既往史、现病史、用药方案、依从性、病情控制情况等进行全面评估,在确定当前用药方案安全、有效、稳定的情况下,方可为患者开具长期处方。首次开具长期处方,应当在患者病历中详细记录有关信息。

原则上,首次长期处方应当由二级以上医疗机构具有与疾病相关专业的中级以上专业技术职务任职资格的医师开具,或由基层医疗卫生机构具有中级以上专业技术职务任职资格的医师开具。再次开具长期处方时,应当由二级以上医疗机构疾病相关专业医师,或基层医疗卫生机构医师开具。鼓励患者通过基层医疗卫生机构签约家庭医生开具长期处方。

医师应当根据患者病历信息中的首次开具的长期处方信息和健康档案,对患者进行评估。经评估认为患者病情稳定并达到长期用药管理目标的,可以再次开具长期处方,并在患者病历中记录;不符合条件的,终止使用长期处方。停用后再次使用长期处方的,应当按照首次开具长期处方进行管理。

出现以下情况,需要重新评估患者病情,判断是否终止长期处方:①患者长期用药管理未达预期目标;②罹患其他疾病需其他药物治疗;③患者因任何原因住院治疗;④其他需要终止长期处方的情况。

4. 长期处方调剂

医师开具长期处方后,患者可以自主选择在医疗机构或者社会零售药店进行调剂取药。

药师对长期处方进行审核,并对患者进行用药指导和用药教育,发放用药教育材料。基层医疗卫生机构不具备条件的,应当由医联体内上级医院的药师通过互联网远程进行处方审核或提供用药指导服务。

药师在审核长期处方、提供咨询服务、调剂药品工作时,如发现药物治疗相关问题或患者存在用药安全隐患,需要进行长期处方调整、药物重整等干预时,应当立即与医师沟通进行处理。

5. 长期处方用药管理

医疗机构应当对长期处方定期开展合理性评价工作,持续提高长期处方合理用药水平。

基层医疗卫生机构应当将本机构开具的长期处方信息纳入患者健康档案,详细记录患者诊疗和用药记录。家庭医生团队应当对患者进行定期随访管理,对患者病情变化、用药依从性和药物不良反应等进行评估,必要时及时调整或终止长期处方,并在患者健康档案及病历中注明。

医疗机构应当建立安全用药监测与报告制度。发生药品严重不良事件后,应当积极救治患者,立即向医务和药学部门报告,做好观察与记录。按照有关规定向有关部门报告药品不良反应等信息。

医疗机构应当加强对使用长期处方患者的用药教育,增加其合理用药知识,提高自我用药管理能力和用药依从性,并告知患者在用药过程中出现任何不适,应当及时就诊。

医疗机构应当指导使用长期处方患者对药物治疗效果指标进行自我监测并作好记录。鼓励使用医疗器械类穿戴设备,提高药物治疗效果指标监测的信息化水平。在保障数据和隐私安全的前提下,可以探索通过接入互联网的远程监测设备开展监测。

医疗机构应当指导使用长期处方患者,按照要求保存药品,确保药品质量。

第四节 医疗机构药学门诊服务管理

进一步规范发展药学服务,提升药学服务水平,促进合理用药,2021年10月9日,国家卫生健康委办公厅发布实施了医疗机构药学门诊服务规范、医疗机构药物重整服务规范、医疗机构用药教育服务规范、医疗机构药学监护服务规范、居家药学服务规范等。

一、医疗机构药学门诊服务规范

药学门诊服务是指医疗机构药师在门诊为患者提供的用药评估、用药咨询、用药教育、用药方案调整建议等一系列专业化药学服务。

(一)基本要求

1. 组织管理

药学门诊纳入医疗机构门诊统一管理，由药学部门负责实施。医疗机构应当建立完善药学门诊服务相关管理制度、人员培训制度等，并为药学门诊提供相应软硬件支持。

2. 人员要求

医疗机构药学部门应当对从事药学门诊服务的药师进行条件审核，由本机构医疗管理部门进行备案管理。从事药学门诊服务的药师应当符合以下条件之一：

(1)具有主管药师及以上专业技术职务任职资格、从事临床药学工作 3 年及以上。

(2)具有副主任药师及以上专业技术职务任职资格、从事临床药学工作 2 年及以上。

3. 软硬件设备

药学门诊应当纳入医疗机构信息系统管理，药师可以查询患者诊断、检验检查、用药等诊疗记录，并记录药学门诊相关信息。药学门诊应当符合诊室的硬件设施要求。

(二)服务管理

1. 服务对象

药学门诊服务对象主要是诊断明确、对用药有疑问的患者，可以包括：

(1)患有一种或多种慢性病，接受多系统药物或多专科治疗的患者。

(2)同时使用多种药物的患者。

(3)正在使用特定药物的患者，特定药物包括：特殊管理药品、高警示药品、糖皮质激素、特殊剂型药物、特殊给药装置的药物等。

(4)特殊人群：老年人、儿童、妊娠期与哺乳期妇女、肝肾功能不全患者等。

(5)疑似发生药品不良反应的患者。

(6)需要药师解读治疗药物监测(如血药浓度和药物基因检测)结果的患者。

(7)其他有药学服务需求的患者。

2. 工作内容

药学门诊服务内容包括了解患者信息、评估患者用药情况、提供用药咨询、开展用药教育、提出用药方案调整建议等。

(1)了解患者信息：通过询问、查阅患者病历等方式，了解患者用药相关信息，包括患者基本信息(年龄、性别、职业、住址、文化程度、医保等)、健康信息(个人史、家族史、生育史、既往史、现病史、生活习惯等)、用药信息(用药史、药品不良反应史、免疫接种史等)、需求信息(药物治疗、健康状况、药学服务等)等。

(2)评估患者用药情况：根据患者用药后的反应等，可从药物治疗适应证、有效性、安全性、经济性、依从性等方面进行评估，基于循证证据及患者具体情况进行综合分析。重点关注患者的治疗需求,解决个体化用药及其他合理用药相关问题。

(3)提供用药咨询:解答患者存在的用药疑问。

(4)开展用药教育:采取口头、书面材料、实物演示等方式为患者提供教育指导,包括药品的适应证、禁忌证、用法用量、用药时间、用药疗程、注意事项、药品不良反应,以及生活方式指导等。通过询问或请其复述等方式,确认患者或其照护人已理解相关内容,并接受所提建议。具体可参照《医疗机构用药教育服务规范》。

(5)提出用药方案调整建议等:经评估后发现患者存在用药不适宜问题的,药师应当提出用药方案调整建议等。药师提出的建议作为临床用药的有益参考,最终用药方案由医师确定。

3. 沟通技巧

药师应当注意沟通技巧,注意特殊患者的沟通方式,如听力障碍患者、视力障碍患者、语言障碍患者等,对未成年人或无自主行为能力人员要与其监护人进行沟通。

4. 医疗文书管理

药师提供药学门诊服务应当书写医疗文书,该文书纳入门诊病历管理。

二、医疗机构药物重整服务规范

药物重整是指药师在住院患者入院、转科或出院等重要环节,通过与患者沟通、查看相关资料等方式,了解患者用药情况,比较目前正在使用的所有药物与用药医嘱是否合理一致,给出用药方案调整建议,并与医疗团队共同对不适宜用药进行调整的过程。

(一)基本要求

1. 组织管理

药物重整服务应当由药学部门负责实施并管理。医疗机构应当建立适合本机构的药物重整服务工作制度等。

2. 人员要求

医疗机构从事药物重整服务的药师应当符合以下条件之一:

(1)具有主管药师及以上专业技术职务任职资格、从事临床药学工作3年及以上。

(2)具有副主任药师及以上专业技术职务任职资格、从事临床药学工作2年及以上。

(二)服务管理

1. 服务对象

药物重整的服务对象为住院患者,重点面向以下患者:

(1)接受多系统、多专科同时治疗的慢性病患者,如慢性肾脏病、高血压、糖尿病、高脂血症、冠心病、脑卒中等患者。

(2)同时使用5种及以上药物的患者。

(3)医师提出有药物重整需求的患者。

2. 工作内容

药物重整服务主要包括以下内容:

(1)入院患者药物重整服务:通过与患者或其家属面谈、查阅患者既往病历及处方信息等方式,采集既往用药史、药物及食物过敏史、药品不良反应等相关信息。具体包括目前正在使用药物、既往使用过的与疾病密切相关药物和保健品的名称、剂型规格、用法用量、用药起止时间、停药原因、依从性等。药师根据诊断及采集的用药信息,对比患者正在使用的药物与医嘱的差异。如正在使用的药物与医嘱存在不适宜用药或出现不一致情况,药师应当提出用药方案调整建议,并与经治医师沟通,由医师确认后调整。

药师根据上述信息建立药物重整记录表,由患者或其家属确认、经治医师签字。

(2)转科、出院患者药物重整服务:药师根据转科或出院医嘱,对比正在使用的药物与医嘱的差异。如正在使用的药物与医嘱存在不适宜用药或出现不一致情况,药师应当提出用药方案调整建议,并与经治医师沟通,由医师确认后调整。药师建立药物重整记录表。

3. 关注重点

药物重整服务应当重点关注以下要点:

(1)核查用药适应证及禁忌证。

(2)核查是否存在重复用药。

(3)核查用法用量是否正确。

(4)关注特殊剂型/装置药物给药方法是否恰当。

(5)核查是否需要调整用药剂量,重点关注需根据肝肾功能调整剂量的药物。

(6)关注有潜在临床意义相互作用、发生不良反应的药品,考虑是否需要调整药物治疗方案。

(7)关注有症状缓解作用的药品,明确此类药品是否需要长期使用。

(8)关注特殊人群用药,如老年人、儿童、妊娠期与哺乳期妇女、肝肾功能不全者、精神疾病患者等,综合考虑患者药物治疗的安全性、有效性、经济性、适宜性及依从性。

(9)核查拟行特殊检查或医疗操作前是否需要临时停用某些药物,检查或操作结束后,需评估是否续用。

(10)关注静脉药物及有明确疗程的药物是否需继续使用。

4. 医疗文书管理

药师应当书写药物重整记录表,并纳入住院病历管理。

三、医疗机构用药教育服务规范

用药教育是指药师对患者提供合理用药指导、普及合理用药知识等药学服务的过程,以提高患者用药知识水平,提高用药依从性,降低用药错误发生率,保障医疗质量和医疗安全。

(一)基本要求

1. 组织管理

用药教育服务应当由医疗机构药学部门负责实施并管理。医疗机构应当建立适合本机构的用药教育服务工作制度等。

2. 人员要求

医疗机构从事用药教育服务的药师应当具有药师及以上专业技术职务任职资格。

3. 软硬件设备

用药教育环境应当安全、舒适,便于交流;有条件的医疗机构可提供专门场地,以保护患者隐私。医疗机构应当提供能够检索专业数据库、中英文期刊的电子设备和各种形式的用药教育材料。

(二)服务管理

1. 服务方式

用药教育方式包括口头、书面材料、实物演示、视频音频、宣教讲座、电话或互联网教育等。

对于发药窗口的患者,药师应当以语言、视频音频、用药注意事项标签等适宜方式提供用药交代;当发药窗口药师无法满足患者需求时,应当引导患者至相对独立、适于交流的环境中做详细的用药教育。对于住院患者,应当在患者床旁以口头、书面材料、实物演示、视频演示等方式进行用药教育。对于社区患者,可采取集中宣教讲座、科普视频宣教、电话或互联网等方式进行用药教育。

2. 工作内容

用药教育内容可包括:

(1)药物(或药物装置)的通用名、商品名或其他常用名称,以及药物的分类、用途及预期疗效。

(2)药物剂型、给药途径、剂量、用药时间和疗程,主要的用药注意事项。

(3)药物的特殊剂型、特殊装置、特殊配制方法的给药说明。

(4)用药期间应当监测的症状体征、检验指标及监测频率,解释药物可能对相关临床检验结果的干扰以及对排泄物颜色可能造成的改变。

(5)可能出现的常见和严重不良反应,可采取的预防措施及发生不良反应后应当采取的应急措施,发生用药错误(如漏服药物)时可能产生的结果以及应对措施。

(6)潜在的药物-药物、药物-食物/保健品、药物-疾病及药物-环境相互作用或禁忌。

(7)药品的适宜贮存条件,过期药或废弃装置的处理。

(8)患者对药物和疾病的认知,提高患者的依从性。

(9)饮食、运动等健康生活方式指导。

(10)患者如何做好用药记录和自我监测,以及如何及时联系到医师、药师。

对特殊人群,如老年人、儿童、妊娠期与哺乳期妇女、肝肾功能不全者、多重用药患者以及认知、听力或视力受损的患者等,应当根据其病理、生理特点及药物代谢动力学、药效学等情况,制定个体化的用药教育方案,保障患者用药安全、有效。

3. 工作步骤

住院患者用药教育步骤:

(1)向患者自我介绍,说明此次教育的目的和预计时间。

(2)收集患者疾病史、用药史、文化程度等信息,根据初步掌握情况,确定用药教育的方式,充分考虑患者的特殊情况,如视力障碍、听力障碍、语言不通等。

(3)评估患者对自身健康问题和用药情况的了解及期望、能正确使用药物的能力以及对治疗的依从性。

(4)通过询问,了解患者对用药目的、药物服用方法、剂量、疗程、用药注意事项、常见不良反应等的掌握程度,制定个体化用药教育方案。

(5)结合患者实际情况,采取口头、书面材料、实物演示等方式进行用药教育,使者充分了解药物治疗的重要性和药品的正确使用方法。

（6）用药教育结束前，通过询问患者或请其复述等方式，确认患者对药物使用知识的掌握程度；掌握情况欠佳的，应当再次进行用药教育。

（7）如实填写用药教育记录。

非住院患者的用药教育步骤，可参考"住院患者用药教育步骤"，并根据服务场所、患者实际情况等进行适当简化。

4. 信息记录

医疗机构应当建立用药教育记录并可追溯，记录书写应当客观、规范、及时。用药教育记录内容应包含：

（1）患者基本信息及药物治疗相关信息。

（2）用药教育的药品信息。

（3）主要的用药教育内容。

（4）患者对用药教育的结果是否理解并接受。

（5）药师签名并标注用药教育的时间。

四、医疗机构药学监护服务规范

药学监护是指药师应用药学专业知识为住院患者提供直接的、与药物使用相关的药学服务，以提高药物治疗的安全性、有效性与经济性。

（一）基本要求

1. 组织管理

药学监护服务应当由药学部门负责实施并管理。医疗机构应当建立适合本机构的药学监护服务工作制度等。

2. 人员要求

医疗机构从事药学监护服务的药师应符合以下条件之一：

（1）符合本机构相应要求的从事临床药学工作的药师。

（2）具有临床药学工作经验的副主任药师及以上专业技术职务任职资格的药师。

3. 软硬件设备

医疗机构应配备合适的工作场所和软硬件设施条件。软件设施包括查看医嘱和病历的医疗信息系统及相应权限、检索药学信息软件等。

（二）服务管理

1. 服务对象

药学监护的服务对象为住院患者，重点服务下列患者和疾病情况：

（1）病理生理状态：存在脏器功能损害、儿童、老年人、存在合并症的患者、妊娠及哺乳期患者。

（2）疾病特点：重症感染、高血压危象、急性心衰、急性心肌梗死、哮喘持续状态、癫痫持续状态、甲状腺危象、酮症酸中毒、凝血功能障碍、出现临床检验危急值的患者、慢性心力衰竭、慢性阻塞性肺疾病、药物中毒患者等，既往有药物过敏史、上消化道出血史或癫痫史等。

(3)用药情况:应用治疗窗窄的药物、抗感染药物、抗肿瘤药物、免疫抑制剂、血液制品等,接受溶栓治疗,有基础病的患者围手术期用药,血药浓度监测值异常,出现严重药品不良反应,联合应用有明确相互作用的药物,联合用药 5 种及以上,接受静脉泵入给药、鼻饲或首次接受特殊剂型药物治疗。

(4)特殊治疗情况:接受血液透析、血液滤过、血浆置换、体外膜肺氧合的患者。

2. 工作内容

住院患者药学监护服务应贯穿于患者药物治疗的全过程,从确认患者为监护对象开始,至治疗目标完成、转科或出院为止。如患者有转科,再次转回病区后,应重新评估是否将其列为药学监护对象。对患者开展药学监护服务的要点如下:

(1)用药方案合理性的评估:包括药物的适应证、禁忌证、用法用量、配伍禁忌、相互作用、用药疗程等;针对不合理的药物治疗方案,药师应给出专业性的调整意见并及时将具体建议、参考依据向医师/护士反馈。对于共性问题,药学部门应定期与临床科室进行沟通纠正,记录沟通过程和改正效果。

(2)用药方案疗效监护:判断药物治疗的效果,若疗效不佳或无效,药师应协助医师分析原因并讨论重新调整药物治疗方案。

(3)药品不良反应监护:对可能发生的药品不良反应进行预防和监测,及时发现、判断并予以处置。

(4)药物治疗过程监护:关注用药方案的正确实施,包括输液治疗的安全性监护和首次使用特殊剂型药物的用药指导。

(5)患者依从性监护:对患者执行治疗方案的情况进行监护。

(6)药师应对药物基因检测、治疗药物监测等结果进行解读,并根据结果实施药学监护。

3. 文书要求

药师应当书写药学监护记录表。可根据药学监护对象的疾病特征、用药情况和其他个体化需求设计表格并准备相应资料。

五、居家药学服务规范

居家药学服务是指药师为居家药物治疗患者上门提供普及健康知识,开展用药评估和用药教育,指导贮存和使用药品,进行家庭药箱管理,提高患者用药依从性等个体化、全程、连续的药学服务。

(一)基本要求

1. 组织管理

居家药学服务宜纳入本机构家庭医生签约服务管理,并在家庭医生签约服务协议中明确药学服务内容,由药学部门负责实施。

2. 人员要求

基层医疗卫生机构从事居家药学服务的药师应当纳入家庭医生签约团队管理,具有药师及以上专业技术职务任职资格,并具有 2 年及以上药学服务工作经验。

3. 软硬件设备

基层医疗卫生机构应当为开展居家药学服务工作配备必要的软硬件设备,如:服务设备、药学信息软件、参考书籍、防护用品等。此外,可依据药学服务需求配备分药盒、药物教具等。

基层医疗卫生机构应当利用信息化手段对居家药学服务开展提供支撑,建立居家患者用药档案,记录、归纳药物治疗相关问题,保证全程可追溯。

(二)服务管理

1. 服务对象

居家药学服务的对象应当为与家庭医生团队签约的居家患者,包括慢性病患者、反复就诊患者、合并用药种类多的患者、特殊人群患者等。

2. 工作内容

服务内容至少包括以下方面:

(1)评估居家患者药物治疗需求:评估依据包括患者性别、年龄、患病种数、身体状况(包括体重指数、意识情况及是否具备完整吞咽药物的能力)、过敏史、药品不良反应史、全年就诊次数、药物使用种类数、用药依从情况、使用的药品中是否含有需使用特殊给药途径的药品和/或高警示药品、最近是否有较大用药调整、家中是否余药较多并存在过期用药风险等。药师应当依据评估结果,与居家患者共同制定药学服务计划。

(2)用药清单的整理和制作:对于反复就诊患者,以及用药种数多的患者,药师可协助整理和制作用药清单。

(3)用药咨询:居家患者对所用药物有疑问时,药师宜提供用药咨询服务。

(4)用药教育:药师应当了解居家患者的用药依从性,进行药物的使用目的、用法用量、注意事项等教育。可参见《医疗机构用药教育服务规范》。

(5)整理家庭药箱:药师可指导有需要的居家患者清理家庭药箱,关注家中药品的有效期、性状和储存条件等,对居家患者进行药品整理、分类存放、过期或变质药品清理提供服务指导等。

(6)药品不良反应筛查:药师对居家患者所用药品的常见不良反应进行询问和筛查。

(7)药物相互作用筛查:药师通过对居家患者所用药品的整理,判断是否存在药物相互作用。

(8)用药方案调整建议:若访视中发现居家患者存在药物治疗问题,药师应及时与家庭医生沟通,由家庭医生确定是否需要调整药物治疗方案。

3. 信息记录

药师应当对主要服务内容进行记录、填写访视表;涉及用药方案调整的,最终用药方案由家庭医生确认并签字。若药师对居家患者进行了用药清单的整理和制作,应当将整理后的用药清单原件或副本提供给患者参照执行。

4. 礼仪礼节

上门服务应提前预约,尊重患者的风俗习惯。

第五节　抗菌药物临床应用管理

2012 年 4 月,卫生部制定发布了《抗菌药物临床应用管理办法》,自 2012 年 8 月 1 日起施行,旨在加强医疗机构抗菌药物临床应用管理,规范抗菌药物临床应用行为,提高抗菌药物临床应用水平,促进临床合理应用抗菌药物,控制细菌耐药,保障医疗质量和医疗安全。《抗菌药物临床应用管理办法》适用于各级各类医疗机构抗菌药物临床应用管理工作。

一、监管部门和组织机构

1. 监管部门

卫生健康委员会负责全国医疗机构抗菌药物临床应用的监督管理。

县级以上地方卫生健康主管部门负责本行政区域内医疗机构抗菌药物临床应用的监督管理。

2. 组织机构

医疗机构主要负责人是本机构抗菌药物临床应用管理的第一责任人。医疗机构应当设立抗菌药物管理工作机构或者配备专(兼)职人员负责本机构的抗菌药物管理工作。

二级以上的医院、妇幼保健院及专科疾病防治机构应当在药事管理与药物治疗学委员会下设立抗菌药物管理工作组。抗菌药物管理工作组由医务、药学、感染性疾病、临床微生物、护理、医院感染管理等部门负责人和具有相关专业高级技术职务任职资格的人员组成,医务、药学等部门共同负责日常管理工作。

其他医疗机构设立抗菌药物管理工作小组或者指定专(兼)职人员,负责具体管理工作。

医疗机构抗菌药物管理工作机构或者专(兼)职人员的主要职责是:

(1)贯彻执行抗菌药物管理相关的法律、法规、规章,制定本机构抗菌药物管理制度并组织实施。

(2)审议本机构抗菌药物供应目录,制定抗菌药物临床应用相关技术性文件,并组织实施。

(3)对本机构抗菌药物临床应用与细菌耐药情况进行监测,定期分析、评估、上报监测数据并发布相关信息,提出干预和改进措施。

(4)对医务人员进行抗菌药物管理相关法律、法规、规章制度和技术规范培训,组织对患者合理使用抗菌药物的宣传教育。

二、抗菌药物概念和分级管理

1. 抗菌药物的概念

抗菌药物是指治疗细菌、支原体、衣原体、立克次体、螺旋体、真菌等病原微生物所致感染性疾病病原的药物,不包括治疗结核病、寄生虫病和各种病毒所致感染性疾病的药物以及具有抗菌作用的中药制剂。

2. 抗菌药物分级管理

抗菌药物临床应用实行分级管理。根据安全性、疗效、细菌耐药性、价格等因素,将抗菌药物分为三级:非限制使用级、限制使用级与特殊使用级。具体划分标准如下:

(1)非限制使用级抗菌药物是指经长期临床应用证明安全、有效,对细菌耐药性影响较小,价格相对较低的抗菌药物。

(2)限制使用级抗菌药物是指经长期临床应用证明安全、有效,对细菌耐药性影响较大,或者价格相对较高的抗菌药物。

(3)特殊使用级抗菌药物是指具有以下情形之一的抗菌药物:①具有明显或者严重不良反应,不宜随意使用的抗菌药物;②需要严格控制使用,避免细菌过快产生耐药的抗菌药物;③疗效、安全性方面的临床资料较少的抗菌药物；④价格昂贵的抗菌药物。

〔记忆宝〕非低小，限高大，特快贵不少。

三、抗菌药物临床应用管理

1. 分级目录

抗菌药物分级管理目录由各省级卫生健康主管部门制定，报卫生健康委员会备案。

医疗机构应当按照省级卫生健康主管部门制定的抗菌药物分级管理目录，制定本机构抗菌药物供应目录，并向核发其《医疗机构执业许可证》的卫生健康主管部门备案。医疗机构抗菌药物供应目录包括采购抗菌药物的品种、品规。未经备案的抗菌药物品种、品规，医疗机构不得采购。

医疗机构应当严格控制本机构抗菌药物供应目录的品种数量。同一通用名称抗菌药物品种，注射剂型和口服剂型各不得超过 2 种。具有相似或者相同药理学特征的抗菌药物不得重复列入供应目录。

医疗机构应当按照国务院药品监督管理部门批准并公布的药品通用名称购进抗菌药物，优先选用《国家基本药物目录》《国家处方集》和《国家基本医疗保险、工伤保险和生育保险药品目录》收录的抗菌药物品种。基层医疗卫生机构只能选用基本药物（包括各省区市增补品种）中的抗菌药物品种。

2. 采购管理

医疗机构抗菌药物应当由药学部门统一采购供应，其他科室或者部门不得从事抗菌药物的采购、调剂活动。临床上不得使用非药学部门采购供应的抗菌药物。

因特殊治疗需要，医疗机构需使用本机构抗菌药物供应目录以外抗菌药物的，可以启动临时采购程序。临时采购应当由临床科室提出申请，说明申请购入抗菌药物名称、剂型、规格、数量、使用对象和使用理由，经本机构抗菌药物管理工作组审核同意后，由药学部门临时一次性购入使用。

医疗机构应当严格控制临时采购抗菌药物品种和数量，同一通用名抗菌药物品种启动临时采购程序原则上每年不得超过 5 例次。如果超过 5 例次，应当讨论是否列入本机构抗菌药物供应目录。调整后的抗菌药物供应目录总品种数不得增加。

医疗机构应当每半年将抗菌药物临时采购情况向核发其《医疗机构执业许可证》的卫生健康主管部门备案。

3. 遴选、更换和清退

医疗机构应当建立抗菌药物遴选和定期评估制度。

医疗机构遴选和新引进抗菌药物品种，应当由临床科室提交申请报告，经药学部门提出意见后，由抗菌药物管理工作组审议。

抗菌药物管理工作组三分之二以上成员审议同意，并经药事管理与药物治疗学委员会三分之二以上委员审核同意后方可列入采购供应目录。

抗菌药物品种或者品规存在安全隐患、疗效不确定、耐药率高、性价比差或者违规使用等情况的，临床科室、药学部门、抗菌药物管理工作组可以提出清退或者更换意见。清退意见经抗菌药物管理工作组二分之一以上成员同意后执行，并报药事管理与药物治疗学委员会备案；

更换意见经药事管理与药物治疗学委员会讨论通过后执行。

清退或者更换的抗菌药物品种或者品规原则上十二个月内不得重新进入本机构抗菌药物供应目录。

4. 分级处方权

具有高级专业技术职务任职资格的医师，可授予特殊使用级抗菌药物处方权；具有中级以上专业技术职务任职资格的医师，可授予限制使用级抗菌药物处方权；具有初级专业技术职务任职资格的医师，在乡、民族乡、镇、村的医疗机构独立从事一般执业活动的执业助理医师以及乡村医生，可授予非限制使用级抗菌药物处方权。药师经培训并考核合格后，方可获得抗菌药物调剂资格。

［记忆宝］非初限中特高。

5. 培训和考核

抗菌类药物临床应用知识和规范化管理培训、考核内容应当包括：

(1)《药品管理法》《执业医师法》《抗菌药物临床应用管理办法》《处方管理办法》《医疗机构药事管理规定》《抗菌药物临床应用指导原则》《国家基本药物处方集》《国家处方集》和《医院处方点评管理规范（试行）》等相关法律、法规、规章和规范性文件。

(2)抗菌药物临床应用及管理制度。

(3)常用抗菌药物的药理学特点与注意事项。

(4)常见细菌的耐药趋势与控制方法。

(5)抗菌药物不良反应的防治。

6. 分级使用

医疗机构和医务人员应当严格掌握使用抗菌药物预防感染的指证。

(1)预防感染、治疗轻度或者局部感染应当首选非限制使用级抗菌药物。

(2)严重感染、免疫功能低下合并感染或者病原菌只对限制使用级抗菌药物敏感时，方可选用限制使用级抗菌药物。

(3)严格控制特殊使用级抗菌药物使用。特殊使用级抗菌药物不得在门诊使用。临床应用特殊使用级抗菌药物应当严格掌握用药指证，经抗菌药物管理工作组指定的专业技术人员会诊同意后，由具有相应处方权医师开具处方。

(4)因抢救生命垂危的患者等紧急情况，医师可以越级使用抗菌药物。越级使用抗菌药物应当详细记录用药指证，并应当于二十四小时内补办越级使用抗菌药物的必要手续。

［记忆宝］非轻限重特会诊，生命垂危越级用。

抗菌药物划分标准、分级使用和处方权比较见表 8-9。

表 8-9 抗菌药物划分标准、分级使用和处方权比较

分级	划分标准	分级使用	处方权
非限制使用级抗菌药物	经长期临床应用证明安全、有效，对细菌耐药性影响较小，价格相对较低的抗菌药物	预防感染、治疗轻度或者局部感染应当首选	具有初级专业技术职务任职资格的医师，执业助理医师以及乡村医生

分级	划分标准	分级使用	处方权
限制使用级抗菌药物	经长期临床应用证明安全、有效,对细菌耐药性影响较大,或者价格相对较高的抗菌药物	严重感染、免疫功能低下合并感染或者病原菌只对限制使用级抗菌药物敏感时可选用	中级以上专业技术职务任职资格的医师
特殊使用级抗菌药物	①具有明显或者严重不良反应,不宜随意使用的抗菌药物;②需要严格控制使用,避免细菌过快产生耐药的抗菌药物;③疗效、安全性方面的临床资料较少的抗菌药物;④价格昂贵的抗菌药物	①不得在门诊使用;②经抗菌药物管理工作组指定的专业技术人员会诊同意后,由具有相应处方权医师开具处方;③因抢救生命垂危的患者等紧急情况,医师可以越级使用抗菌药物	高级专业技术职务任职资格的医师

7. 静脉输注管理

医疗机构应当制定并严格控制门诊患者静脉输注使用抗菌药物比例。

村卫生室、诊所和社区卫生服务站使用抗菌药物开展静脉输注活动,应当经县级卫生健康主管部门核准。

8. 临床应用监测

医疗机构应当开展抗菌药物临床应用监测工作,分析本机构及临床各专业科室抗菌药物使用情况,评估抗菌药物使用适宜性;对抗菌药物使用趋势进行分析,对抗菌药物不合理使用情况应当及时采取有效干预措施。

9. 微生物检测

医疗机构应当根据临床微生物标本检测结果合理选用抗菌药物。临床微生物标本检测结果未出具前,医疗机构可以根据当地和本机构细菌耐药监测情况经验选用抗菌药物,临床微生物标本检测结果出具后根据检测结果进行相应调整。

10. 耐药监测与预警机制

医疗机构应当开展细菌耐药监测工作,建立细菌耐药预警机制,并采取下列相应措施:

(1)主要目标细菌耐药率超过 30% 的抗菌药物,应当及时将预警信息通报本机构医务人员。

(2)主要目标细菌耐药率超过 40% 的抗菌药物,应当慎重经验用药。

(3)主要目标细菌耐药率超过 50% 的抗菌药物,应当参照药敏试验结果选用。

(4)主要目标细菌耐药率超过 75% 的抗菌药物,应当暂停针对此目标细菌的临床应用,根据追踪细菌耐药监测结果,再决定是否恢复临床应用。

[记忆宝] 30 通报,40 慎用,50 选用,75 停用。

11. 临床应用异常情况调查

医疗机构应当对以下抗菌药物临床应用异常情况开展调查,并根据不同情况作出处理:①使用量异常增长的抗菌药物;②半年内使用量始终居于前列的抗菌药物;③经常超适应证、超剂量使用的抗菌药物;④企业违规销售的抗菌药物;⑤频繁发生严重不良事件的抗菌药物。

[记忆宝] 量增居前,超用违售,频发事件。

12. 销售行为管理

医疗机构应当加强对抗菌药物生产、经营企业在本机构销售行为的管理,对存在不正当销售行为的企业,应当及时采取暂停进药、清退等措施。

13. 取消处方权和调剂资格

医师出现下列情形之一的,医疗机构应当取消其处方权:①抗菌药物考核不合格的;②限制处方权后,仍出现超常处方且无正当理由的;③未按照规定开具抗菌药物处方,造成严重后果的;④未按照规定使用抗菌药物,造成严重后果的;⑤开具抗菌药物处方牟取不正当利益的。

药师未按照规定审核抗菌药物处方与用药医嘱,造成严重后果的,或者发现处方不适宜、超常处方等情况未进行干预且无正当理由的,医疗机构应当取消其药物调剂资格。

医师处方权和药师药物调剂资格取消后,在六个月内不得恢复其处方权和药物调剂资格。

第六节　医疗机构制剂管理

为加强医疗机构制剂的质量,2001 年 3 月 13 日,参照《药品生产质量管理规范》的基本原则,国家药品监督管理局颁布《医疗机构制剂配制质量管理规范》(试行),自发布之日起施行。该办法是医疗机构制剂配制和质量管理的基本准则,适用于制剂配制的全过程。

为加强医疗机构制剂配制的监督管理,2005 年 4 月 14 日,国家食品药品监督管理局颁布了《医疗机构制剂配制监督管理办法》(试行),并于 2005 年 6 月 1 日起施行。该办法适用于医疗机构制剂的配制及其监督管理。

为加强医疗机构制剂的管理,规范医疗机构制剂的申报与审批,2005 年 6 月 22 日,国家食品药品监督管理局颁布了《医疗机构制剂注册管理办法》(试行),并于 2005 年 8 月 1 日起施行。该办法适用于在中国境内申请医疗机构制剂的配制、调剂使用,以及进行相关的审批、检验和监督管理。

医疗机构制剂,是指医疗机构根据本单位临床需要经批准而配制、自用的固定处方制剂。

一、医疗机构制剂管理

(一)监管部门

国家药品监督管理局负责全国医疗机构制剂的监督管理工作。

省级药品监督管理部门负责本辖区医疗机构制剂的审批和监督管理工作。

(二)前许可后批准

1. 医疗机构制剂许可证

医疗机构获得医疗机构制剂许可证后,取得配制制剂的资格。医疗机构配制制剂,应当有能够保证制剂质量的设施、管理制度、检验仪器和卫生环境。

医疗机构配制制剂,应当按照经核准的工艺进行,所需的原料、辅料和包装材料等应当符合药用要求。

医疗机构制剂许可证由省级药品监督管理部门核发,有效期为五年,有效期届满,需要继续配制制剂的,应当在许可证有效期届满前六个月,提出换证申请。

　　医疗机构制剂许可证变更分为许可事项变更和登记事项变更。许可事项变更是指制剂室负责人、配制地址、配制范围的变更。登记事项变更是指医疗机构名称、医疗机构类别、法定代表人、注册地址等事项的变更。

2. 医疗机构制剂批准文号

　　如果要进行某种制剂的配制,还必须取得相应制剂的批准文号,法律对配制中药制剂另有规定的除外。

　　医疗机构制剂批准文号也由省级药品监督管理部门审批核发,有效期为三年,有效期届满需要继续配制的,应当在有效期届满前三个月按照原申请配制程序提出再注册申请。

　　医疗机构制剂批准文号的格式为:X 药制字 H(Z)＋4 位年号＋4 位流水号。其中,X 为省、自治区、直辖市简称;H 为化学制剂;Z 为中药制剂。

　　医疗机构制剂许可证和制剂批准文号比较见表 8-10。

表 8-10　医疗机构制剂许可证和制剂批准文号

项目	医疗机构制剂许可证	医疗机构制剂批准文号
核发部门	省级卫生健康主管部门审核同意,省级药品监督管理部门批准	省级药品监督管理部门批准
有效期	有效期 5 年	有效期 3 年
换发/再注册期限	有效期届满前 6 个月	有效期届满前 3 个月

(三)临床需无供应

　　医疗机构制剂仅限于临床需要而市场上没有供应的品种。

(四)不得申报品种

　　有下列情形之一的,不得作为医疗机构制剂申报:①市场上已有供应的品种;②含有未经国家药品监督管理局批准的活性成分的品种;③除变态反应原外的生物制品;④中药注射剂;⑤中药、化学药组成的复方制剂;⑥医疗用毒性药品、放射性药品;⑦其他不符合国家有关规定的制剂。

　　[记忆宝]生物复方放毒,中注已有未批。

(五)自用不售广告

　　医疗机构制剂凭执业医师或者执业助理医师的处方在本单位内部使用,并与医疗机构执业许可证所载明的诊疗范围一致。

　　医疗机构配制的制剂不得在市场上销售,不得发布医疗机构制剂广告。

　　发生灾情、疫情、突发事件或者临床急需而市场没有供应时,经国家或者省级药品监督管理部门批准,医疗机构配制的制剂可以在规定的期限内、在指定的医疗机构之间调剂使用。

(六)药学部门自配

　　医疗机构制剂只能由医院的药学部门配制,其他科室不得配制供应制剂。

(七)内部质检合格

　　医疗机构制剂需按规定进行质量检验,质量检验一般由医疗机构的药检室负责,检验合格后,凭医师处方使用。

　　[记忆宝]需无供不广售,自配自检自用。

医疗机构制剂管理要点见表8-11。

表 8-11　医疗机构制剂管理要点

要点	内容
前许可后批准	医疗机构获得医疗机构制剂许可证后,取得配制制剂的资格;如果要进行某种制剂的配制,还必须取得相应制剂的批准文号
临床需无供应	医疗机构制剂仅限于临床需要而市场上没有供应的品种
自用不售广告	医疗机构制剂凭执业医师或者执业助理医师的处方在本单位内部使用,并与医疗机构执业许可证所载明的诊疗范围一致;不得在市场上销售或者变相销售,不得发布医疗机构制剂广告;特殊情况下,经国家或省级药品监督管理部门批准,可在指定的医疗机构之间调剂使用
药学部门自配	医疗机构制剂只能由医院的药学部门配制,其他科室不得配制供应制剂
内部质检合格	医疗机构制剂需按要求进行质量检验,质量检验一般由医疗机构的药检室负责,检验合格后,凭医师处方使用

二、医疗机构中药制剂配制管理

医疗机构配制中药制剂,应当取得医疗机构制剂许可证,或者委托取得药品生产许可证的药品生产企业、取得医疗机构制剂许可证的其他医疗机构配制中药制剂。

医疗机构委托配制中药制剂,应当向委托方所在地省级药品监督管理部门备案。

医疗机构配制的中药制剂品种,应当依法取得制剂批准文号;仅应用传统工艺配制的中药制剂品种,向医疗机构所在地省级药品监督管理部门备案后即可配制,不需要取得制剂批准文号。

[记忆宝]中剂省批,传艺省备,委托省备。

第七节　医疗机构药事违法行为的法律责任

一、无证生产、销售制剂的法律责任

未取得医疗机构制剂许可证生产、销售药品的,责令关闭,没收违法生产、销售的制剂和违法所得,并处违法生产、销售的药品货值金额十五倍以上三十倍以下的罚款;货值金额不足十万元的,按十万元计算。

二、使用假药、劣药的法律责任

医疗机构生产、销售、使用假药的,没收违法生产、销售、使用的药品和违法所得,处违法生产、销售、使用的药品货值金额十五倍以上三十倍以下的罚款;货值金额不足十万元的,按十万元计算;情节严重的,吊销医疗机构制剂许可证,十年内不受理其相应申请。

医疗机构生产、销售、使用劣药的,没收违法生产、销售、使用的药品和违法所得,并处违法生产、销售、使用的药品货值金额十倍以上二十倍以下的罚款;货值金额不足一万元的,按一万元计算;情节严重的,吊销医疗机构制剂许可证。

　　医疗机构使用的中药饮片不符合药品标准，尚不影响安全性、有效性的，责令限期改正，给予警告；可以处十万元以上五十万元以下的罚款。

　　医疗机构使用假药，或者使用劣药且情节严重的，对法定代表人、主要负责人、直接负责的主管人员和其他责任人员，没收违法行为发生期间自本单位所获收入，并处所获收入百分之三十以上三倍以下的罚款，终身禁止从事药品生产经营活动，并可以由公安机关处五日以上十五日以下的拘留。法定代表人、主要负责人、直接负责的主管人员和其他责任人员有医疗卫生人员执业证书的，还应当吊销执业证书。

三、非法渠道购药的法律责任

　　医疗机构未从药品上市许可持有人或者具有药品生产、经营资格的企业购进药品的，责令改正，没收违法购进的药品和违法所得，并处违法购进药品货值金额二倍以上十倍以下的罚款；情节严重的，并处货值金额十倍以上三十倍以下的罚款，吊销医疗机构执业许可证；货值金额不足五万元的，按五万元计算。

　　医疗机构其他科室和医务人员自行采购药品的，责令医疗机构给予相应处理；确认为假劣药品的，按销售假药、劣药处罚。

四、擅自使用其他医疗机构制剂的法律责任

　　医疗机构擅自使用其他医疗机构配制的制剂的，责令改正，没收违法购进的制剂和违法所得，并处违法购进制剂货值金额二倍以上十倍以下的罚款；情节严重的，并处货值金额十倍以上三十倍以下的罚款，吊销医疗机构执业许可证；货值金额不足五万元的，按五万元计算。

五、医疗机构将制剂在市场上销售的法律责任

　　医疗机构将其配制的制剂在市场上销售的，责令改正，没收违法销售的制剂和违法所得，并处违法销售制剂货值金额二倍以上五倍以下的罚款；情节严重的，并处货值金额五倍以上十五倍以下的罚款；货值金额不足五万元的，按五万元计算。

六、未经批准向其他医疗机构提供制剂的法律责任

　　医疗机构未经批准向其他医疗机构提供本单位配制的制剂的，责令改正，没收违法供应的制剂和违法所得，并处违法供应制剂货值金额二倍以上五倍以下的罚款；情节严重的，并处货值金额五倍以上十五倍以下的罚款；货值金额不足五万元的，按五万元计算。

七、骗取医疗机构制剂许可的法律责任

　　提供虚假的证明、数据、资料、样品或者采取其他手段骗取医疗机构制剂许可的，撤销相关许可，十年内不受理其相应申请，并处五十万元以上五百万元以下的罚款；情节严重的，对法定代表人、主要负责人、直接负责的主管人员和其他责任人员，处二万元以上二十万元以下的罚款，十年内禁止从事药品生产经营活动，并可以由公安机关处五日以上十五日以下的拘留。

八、医疗机构未报告疑似药品不良反应的法律责任

　　医疗机构未按照规定报告疑似药品不良反应的，责令限期改正，给予警告；逾期不改正的，处五万元以上五十万元以下的罚款。

九、医疗机构不配合召回的法律责任

医疗机构拒不配合召回的,处十万元以上五十万元以下的罚款。

十、药师违反调剂规定的法律责任

药师未按照规定调剂处方药品,情节严重的,由县级以上卫生健康主管部门责令改正、通报批评,给予警告;并由所在医疗机构或者其上级单位给予纪律处分。

处方的调配人、核对人违反规定未对麻醉药品和第一类精神药品处方进行核对,造成严重后果的,由原发证部门吊销其执业证书。

案例 23

阚某与 A 大学第一医院医疗损害责任纠纷案件

高某因突发剧烈头痛四小时,意识不清一小时于 2018 年 10 月 19 日 17 时由 B 市中医院到 A 大学第一医院处治疗。A 大学第一医院对高某进行检查后,家属经慎重考虑后要求行急诊手术治疗,A 大学第一医院向阚某告知风险后,当晚行"幕上开颅脑室外引流术、动脉瘤夹闭术及去骨瓣减压术"。

住院中主要诊断为"左侧后交通动脉起始处动脉瘤",其他诊断为"右侧颈内动脉眼段动脉瘤、脑积水、脑梗死、蛛网膜下腔出血、高血压 3 级(极高危险组)、肺炎"。术后复查头部显示未见迟发出血及梗死,脑室系统未见明显扩张;术后患者意识蒙眬,呼唤可睁眼,双侧瞳孔等大同圆,直径约 3.0 mm,对光反射存在,左侧上肢偶可配合握手,右侧病理征阳性;项强三横指。减压窗张力不高,脑室外引流管引流通畅。

2018 年 10 月 23 日,患者呼吸困难、血氧饱和度较低,与家属沟通后于 2018 年 10 月 23 日急诊行气管切开术,当日因病情需要为患者打人血白蛋白药物。2018 年 10 月 25 日 19:16 左右患者出现右侧瞳孔放大直径约 5.0 mm,双侧瞳孔均无对光反射,考虑梗死加重可能性,又复查脑 CT 显示颅内未见出血,但双侧大脑半球大面积梗死,右侧侧脑室受压明显,中线结构向左侧移位,向患者家属交代病情、建议手术治疗,但手术预后较差,家属表示知情了解,慎重考虑后要求出院转往当地医院,签字后给予办理出院手续。

2018 年 10 月 25 日,高某从 A 大学第一医院处出院后即入住 B 市中心医院,该院病历显示,主要诊断:蛛网膜下腔出血,其他诊断:脑梗死、高血压病 3 级(极高危)、低钾血症、低钙血症、低蛋白血症。2018 年 10 月 27 日,高某家属经商议后放弃继续治疗,患者于 17:11 心跳、呼吸停止,双瞳孔散大、边缘固定,对光反射消失,双肺未闻及呼吸音,未闻及心音,未扪及大动脉搏动,脑干反射消失,达临床死亡。

2018 年 10 月 23 日,高某在 A 大学第一医院处住院治疗期间,因治疗需要注射药物人血白蛋白,A 大学第一医院处暂时没有,经 A 大学第一医院单位医生赵某向阚某告知,并由阚某在应用自备药品医疗风险知情书上签字,该知情书中载明"我是外科 600－2 床患者高某家属阚某,身份证号 22×○10,在此我因个人原因要求在住院期间应用自备药品,药物名称、生产厂家、批号及有效期如下:药物名称及剂量:人血白蛋白 10g。生产厂家:德国××××。批号及有效期:2022.10、M2244411A,医护人员已反复向我(或亲属)

交代：应用自备药品，无论针剂或口服药物，可能因其来源渠道不正规、生产工艺差、药品质量得不到保证，也可能由于气候的变化及个人体质的不同等原因导致在应用此类自备药物过程中或之后出现输液反应、过敏等不良反应，导致病情加重，甚至可危及生命。我对上述情况已充分了解，经仔细考虑我仍坚持应用上述自备药品。在此我郑重承诺：因应用上述自备药品所发生的一切不良后果由本人承担，与院方无关，决不以此为由追究医院或者医生的责任，也不会以此为由拒绝缴纳住院费用。以上治疗项目因病情需要，于住院期间需多次实施，故不再反复签署。"患者家属处由阚某签字，告知医生处由赵某签字，科主任处由朱某签字。

高某去世后，阚某因质疑 A 大学第一医院向 C 区卫生局投诉，并于 2018 年 12 月 18 日与 A 大学第一医院签订协议书一份，载明："患者高某，女，54 岁，于 2018 年 10 月 19 日至 10 月 25 日，因动脉瘤、脑积水、脑梗死、蛛网膜下腔出血等症，在 A 大学第一医院二部神经外科住院治疗。阚某系患者高某丈夫，因质疑 A 大学第一医院二部神经外科，将问题诉至××区卫生局。现医患双方经过沟通，患方确认在治疗过程中存在误解，并认可所投诉问题不属实。由于上述问题给患者家属带来巨大影响，A 大学第一医院二部神经外科针对患者家属误解等问题表示理解，同时同意给予经济补偿。高某丈夫阚某在完全自愿的情况下达成此协议，同意签订该协议并收到经济补偿款后向 C 区卫生局撤销投诉，此后不再就此纠纷采取其他途径提出其他权利主张或赔偿。此协议一式两份，系双方真实意思表示，自双方签字后即生效，具有相同法律效力。上述内容知晓清楚，同意签字"。阚某在协议书上签字和捺印，同时 A 大学第一医院支付经济补偿款 5 万元。

阚某提起上诉，要求法院判决：

（1）A 大学第一医院在给高某诊疗中存在医疗过错（医生违法私自买药存在医疗过错，买药没开处方存在医疗过错，把"可能药品质量得不到保证"的药给高某注射是严重医疗过错），并承担赔偿责任。赔偿死亡赔偿金 60 万元，精神损失（抚慰金）费 5 万元，共计 65 万元。

（2）撤销阚某因 C 区卫健委上访于 2018 年 12 月 18 日与 A 大学第一医院二部神经外科签订的协议书。

思考：1. A 大学第一医院给高某注射院外药品是否违法？

2. 阚某和 A 大学第一医院签订的协议书是否有效？

3. A 大学第一医院应该给阚某赔偿吗？

案例 24

A 医药公司与张某医疗损害责任纠纷案件

2011 年 10 月 25 日，张某前往 A 医药公司中医诊所进行治疗，经诊断为"肝血虚、胸痹、心肾不交"，并开具 7 日处方一个，处方内容为："半夏 40 克、薤仁 20 克、丹参 20 克、瓜蒌 30 克、炒枣仁 20 克、元肉 10 克、山栀子 15 克、甘粉 10 克、生龙牡 30 克、夏枯草 20 克、生赭石 30 克、桂枝 15 克、茯苓 10 克、陈皮 10 克、白芍 30 克、生姜 3 片"。

2011 年 11 月 1 日，张某再次前往 A 医药公司中医诊所就医，经诊断为"气虚气滞、胸闷气短、动则加重"，并开具 3 日处方一个，处方内容为："党参 15 克、黄芪 30 克、瓜蒌 30

克、薏仁 20 克、三七粉(冲)6 克、水蛭 6 克、莪术 10 克、半夏 12 克、山栀子 15 克、炙生甘草 5 克、白芍 30 克、大云 30 克、生赭石 30 克、草决明(决明子)30 克、生龙牡 30 克、元肉 10 克、红景天 10 克",嘱其"如效不显,及时去医院就医"。

2011 年 11 月 15 日,张某急诊入 B 医院进行检查,结果为肌酐 755mol/L(参考范围 59～104mol/L)、双肾轻度弥漫性病变。

2011 年 12 月 16 日,张某入 C 肾病医院接受住院治疗,初步诊断为:慢性肾小球肾炎、慢性肾功能不全(尿毒症期)、肾性贫血、肾性高血压。此次,张某共计住院 33 天,并于 2012 年 1 月 18 日出院。C 肾病医院出院记录中记载出院医嘱为:注意休息,避免劳累,预防感冒感染,慎用肾毒性药物,坚持规律透析治疗,定期复查不适就诊。B 肾病医院出具的出院医嘱(Ⅱ)中记载:建议病休等。石家庄肾病医院出具的诊断证明书中记载:建议注意休息,避免劳累,预防感冒,冬虫夏草每天 1～2 克冲服以提高免疫力,必要时行血液透析治疗。

2012 年 3 月 20 日,张某就诊于 D 人民医院,行彩色多普勒超声检查,超声提示为:双肾弥漫性病变,请结合肾功。

2012 年 8 月 28 日,张某入 E 中西医结合肾病医院接受住院治疗,诊断为:慢性肾衰竭衰竭期、慢性肾小球肾炎、慢性肾病(CKD)5 期、肾性高血压、肾性贫血。此次,张某共计住院 142 天,并于 2013 年 1 月 17 日出院。

2013 年 6 月 8 日,张某入 F 医院急诊并留观,初步诊断为肾衰、尿毒症期、高血压病。急诊留观首次病程记录中记载:完善相关化验检查、请肾内科会诊、行血透治疗。

2013 年 6 月 21 日,张某入 G 医院接受住院治疗,诊断为:慢性肾功能不全尿毒症期、肾性贫血、肾性骨病、高血压Ⅱ期。此次,张某共计住院 5 天,并于 2013 年 6 月 26 日出院。

自 2013 年 6 月 12 日起,张某在 H 附属医院进行每周 3 次规律血液透析。自 2013 年 11 月起,改为每周 4 次血透及血滤透等治疗。

张某诉至法院,请求判令 A 医药公司赔偿医疗费(截至 2014 年 8 月)461335.35 元、误工费 281219.28 元、护理费 36200 元、交通费 26267.45 元、住院伙食补助费 9050 元、残疾赔偿金 564494 元、后续治疗费(按 20 年计算)3770860.1 元(其中包含后续治疗所需交通费 171627.7 元)、营养费(按 20 年计算)967283.38 元、被抚养人生活费 220710 元、鉴定费 4950 元、复印费 11 元及精神损害抚慰金 100000 元。

法院审理中,法院委托 I 鉴定所就 A 医药公司中医诊所对张某的诊疗行为是否存在医疗过错、医疗过错与张某损害后果是否存在因果关系及参与度、张某的伤残等级、后期医疗费用及护理依赖进行法医学鉴定。

2013 年 2 月 27 日,I 司法鉴定所出具如下司法鉴定意见书。

(一)对医方的诊疗行为是否存在过错分析如下:

(1)依据现有的鉴定资料未见医方对前来就诊病人书写门诊病历,包括就诊时间、科别、中医四诊情况、必要的体格检查和辅助检查、诊断、治疗处置意见。医方仅在处方笺上记载诊断,应存在不足。

(2)诊断为"肝血虚、胸痹、心肾不交"。现有的鉴定材料中没见四诊记载,没有辨证分型,诊断依据不明确,病历采集过于简单,存在不足。

(3)病人前来诊治,接诊医生应履行合理的注意义务,注意义务包括风险预知义务和风险回避义务。从医方陈述材料中看"诊疗中,张某问及其肾如何,医生告知他目前心脏状况更为严重,无论心衰或心梗,随时可能危及生命,不可大意"。从后期就诊的资料看,张某的主要疾病为"双肾轻度弥漫性病变,慢性肾病,尿毒症期(肾衰)",当时既然怀疑心脏症状严重,应建议进行相关检查,以期排除心脏疾病。患者既已提到肾脏,为避免漏诊应对肾脏情况进行关注,检诊时有否发现异常? 用药时是否考虑到肾功能的情况? 是否应建议其行相关辅助检查? 以期进一步明确诊断或排除相关疾病。综上,应认为医方注意义务存在不到位之处,存在一定缺陷和不足。

(4)从用药处方看,某些中药所用剂量偏大,其中"半夏"为含毒性中药,且用量40g,其用量超出规定范围,根据目前的研究结果和相关资料,其所用药物直接造成肾损害的情况不能确定,依据欠充分,但加重肾损害/负担的可能性不能排除,应考虑存在一定缺陷。

(二)关于医方医疗行为与张某损害后果因果关系参与度,被鉴定人张某目前诊断为"慢性肾病,尿毒症期(肾衰)"。关于其疾病是自身疾病发生发展所致,还是原有一定疾病用药治疗后加重了肾损害还是用药所致肾损害,由于治疗前没考虑进行相关检查了解肾功能情况,给鉴定带来一定困难。医方的医疗过失与张某的损害后果之间虽不排除具有一定因果关系,但具体因果关系参与度无法评估。

(三)关于伤残:被鉴定人张某曾在 A 医院就诊,B 超示双肾轻度弥漫性病变。石家庄肾病医院诊为肾小球肾炎,慢性肾功能不全(尿毒症期)。D 中西医结合肾病医院诊为慢性肾衰竭期。H 医院诊断证明慢性肾病,尿毒症期肾衰。结合现有的病历资料分析,认为被鉴定人张某目前的肾脏情况已达到肾功能不全失代偿期。参照《人体损伤致残程度鉴定标准(2011 年修订稿)》第 2.4.26 款之规定,应符合四级伤残。但伤残鉴定应以治疗终结为准,张某尚在治疗过程中,目前尚不符合伤残评定的时机,需待病情稳定后再做伤残评定。

(四)关于护理依赖:依据《人身损害护理依赖程度评定》第 4.2.1.2 款之规定的相关要求,目前未达到上述标准的相关要求,目前未构成护理依赖。

(五)关于后期医疗费:由于被鉴定人尚在治疗过程中,随病情的发展变化/治疗与恢复的情况,目前不能预料,其所发生的费用无法判断,建议以实际发生的合理费用为准。

鉴定意见为:

(1)A 医药公司中医诊所对张某的医疗行为存在过失,其与张某的损害后果间的因果关系不能排除,具体参与度无法明确给出。

(2)目前尚不符合伤残评定的时机,需待病情稳定后再做伤残评定。

(3)目前未构成护理依赖。

(4)关于后期医疗费,建议以实际发生的合理费用为准。

2013 年 5 月 14 日,I 司法鉴定所出具回复函称:"医方的医疗行为已构成医疗过失,其与张某损害后果之间具有一定因果关系的可能性不能排除,我所的评估意见倾向于具有一定因果关系。具体因果关系参与度无法评估。由于张某在前往 A 医药公司中医诊所治疗时,没有进行过肾功能情况的检查,即 A 医药公司中医诊所治疗前其肾功能的情况不清楚,无法与治疗后的肾功能情况形成比较,为此因果关系参与度无法评估,无法给予明确。"

思考:1. A 医药公司中医诊所的医疗行为和张某损害后果之间具有因果关系吗?

2. 药师应当如何审核和调剂中药处方?

第九章

中药管理

第一节 中药材管理

一、中药材生产质量管理

2002 年 4 月，国家药品监督管理局发布《中药材生产质量管理规范（试行）》，自 2002 年 6 月 1 日起施行，旨在规范中药材生产，保证中药材质量，促进中药标准化、现代化。

2022 年 3 月 1 日，国家药品监督管理局、中华人民共和国农业农村部、国家林业和草原局、国家中医药管理局联合发布了《中药材生产质量管理规范》，旨在推进中药材规范化生产，保证中药材质量，促进中药高质量发展，适用于中药材生产企业采用种植（含生态种植、野生抚育和仿野生栽培）、养殖方式规范生产中药材的全过程管理，野生中药材的采收加工可参考适用。

中药材，是指来源于药用植物、药用动物等资源，经规范化的种植（含生态种植、野生抚育和仿野生栽培）、养殖、采收和产地加工后，用于生产中药饮片、中药制剂的药用原料。

实施规范化生产的中药材生产企业应当按照要求组织中药材生产，保护野生中药材资源和生态环境，促进中药材资源的可持续发展。

1. 质量管理

中药材生产企业应当根据中药材生产特点，明确影响中药材质量的关键环节，开展质量风险评估，制定有效的生产管理与质量控制、预防措施。

中药材生产企业应当配备与生产基地规模相适应的人员、设施、设备等，确保生产和质量管理措施顺利实施。

中药材生产企业应当明确中药材生产批次，保证每批中药材质量的一致性和可追溯。

中药材生产企业应当按照要求，结合生产实践和科学研究情况，制定主要环节的生产技术规程。

中药材生产企业应当制定中药材质量标准，标准不能低于现行法定标准。

2. 机构与人员

中药材生产企业应当建立相应的生产和质量管理部门，并配备能够行使质量保证和控制职能的条件。

中药材生产企业负责人对中药材质量负责；企业应当配备足够数量并具有和岗位职责相对应资质的生产和质量管理人员；生产、质量的管理负责人应当有中药学、药学或者农学等相关专业大专及以上学历并有中药材生产、质量管理三年以上实践经验，或者有中药材生产、质量管理五年以上的实践经验,且均须经过《中药材生产质量管理规范》的培训。

3. 设施、设备与工具

中药材生产企业应当建设必要的设施,包括种植或者养殖设施、产地加工设施、中药材贮存仓库、包装设施等。

分散或者集中加工的产地加工设施均应当卫生、不污染中药材,达到质量控制的基本要求。

贮存中药材的仓库应当符合贮存条件要求;根据需要建设控温、避光、通风、防潮和防虫、防鼠禽畜等设施。

4. 种植与养殖

中药材生产企业应当根据药用植物生长发育习性和对环境条件的要求等制定种植技术规程。

中药材生产企业应当根据种植的中药材实际情况,结合基地的管理模式,明确农药使用要求:

(1)农药使用应当符合国家有关规定;优先选用高效、低毒生物农药;尽量减少或避免使用除草剂、杀虫剂和杀菌剂等化学农药。

(2)使用农药品种的剂量、次数、时间等,使用安全间隔期,使用防护措施等,尽可能使用最低剂量、降低使用次数。

(3)禁止使用壮根灵、膨大素等生长调节剂调节中药材收获器官生长。

中药材生产企业应当按照制定的技术规程有序开展中药材种植,根据气候变化、药用植物生长、病虫草害等情况,及时采取措施。

中药材生产企业应当根据药用动物生长发育习性和对环境条件的要求等制定养殖技术规程。

中药材生产企业应当按照制定的技术规程,根据药用动物生长、疾病发生等情况,及时实施养殖措施。

5. 采收与产地加工

中药材生产企业应当制定种植、养殖、野生抚育或仿野生栽培中药材的采收与产地加工技术规程,明确采收的部位、采收过程中需除去的部分、采收规格等质量要求。

中药材生产企业应当根据中药材生长情况、采收时气候情况等,按照技术规程要求,在规定期限内,适时、及时完成采收。

中药材生产企业应当按照统一的产地加工技术规程开展产地加工管理,保证加工过程方法的一致性,避免品质下降或者外源污染;避免造成生态环境污染。

6. 包装、放行与储运

中药材生产企业应当制定包装、放行和储运技术规程。

中药材生产企业应当按照制定的包装技术规程,选用包装材料,进行规范包装。

中药材生产企业应当执行中药材放行制度,对每批药材进行质量评价,审核生产、检验等相关记录;由质量管理负责人签名批准放行,确保每批中药材生产、检验符合标准和技术规程要求;不合格药材应当单独处理,并有记录。

中药材生产应当分区存放中药材,不同品种、不同批中药材不得混乱交叉存放;保证贮存所需要的条件,如洁净度、温度、湿度、光照和通风等。应当建立中药材贮存定期检查制度,防止虫蛀、霉变、腐烂、泛油等的发生。应当按技术规程要求开展养护工作,并由专业人员实施。

中药材生产企业应当有产品发运的记录,可追查每批产品销售情况;防止发运过程中的破损、混淆和差错等。

7. 质量检验

中药材生产企业应当建立质量控制系统,包括相应的组织机构、文件系统以及取样、检验等,确保中药材质量符合要求。

中药材生产企业应当制定质量检验规程,对自己繁育并在生产基地使用的种子种苗或其他繁殖材料、生产的中药材实行按批检验。

8. 内审

中药材生产企业应当定期组织内审,对影响中药材质量的关键数据定期进行趋势分析和风险评估,确认是否符合要求,采取必要改进措施。

中药材生产企业应当制定内审计划,对质量管理、机构与人员、设施设备与工具、生产基地、种子种苗或其他繁殖材料、种植与养殖、采收与产地加工、包装放行与储运、文件、质量检验等项目进行检查。

二、野生药材资源分级保护

1987 年 10 月,国务院发布了《野生药材资源保护管理条例》,自 1987 年 12 月 1 日起施行,旨在保护和合理利用野生药材资源,适应人民医疗保健事业的需要,适用于中国境内采猎、经营野生药材的任何单位或个人。

国家对野生药材资源实行保护、采猎相结合的原则,并创造条件开展人工种养。

1. 国家重点保护的野生药材物种分级和名录

国家重点保护的野生药材物种分为三级管理。

(1)一级保护的野生药材物种:濒临灭绝状态的稀有珍贵野生药材物种,包括虎骨、豹骨、羚羊角、鹿茸(梅花鹿)、穿山甲,禁止采猎,不得出口。

(2)二级保护的野生药材物种:分布区域缩小、资源处于衰竭状态的重要野生药材物种,包括鹿茸(马鹿)、麝香、熊胆、蟾酥、蛤蟆油、金钱白花蛇、乌梢蛇、蕲蛇、蛤蚧、甘草、黄连、人参、杜仲、厚朴、黄柏(檗)、血竭。

(3)三级保护的野生药材物种:资源严重减少的主要常用野生药材物种,包括川贝母、伊贝母、刺五加、黄芩、天冬、猪苓、龙胆、防风、远志、胡黄连、肉苁蓉、秦艽、细辛、紫草、五味子、蔓荆子、诃子、山茱萸、石斛、阿魏、连翘、羌活。

3. 国家重点保护的野生药材的管理

(1)一级保护野生药材物种的保护:禁止采猎一级保护野生药材物种。一级保护野生药材物种属于自然淘汰的,其药用部分由各经药材公司负责经营管理,但不得出口。

(2)二、三级保护野生药材物种的保护:采猎、收购二、三级保护野生药材物种的,必须按照批准的计划执行。采猎二、三级保护野生药材物种的,不得在禁止采猎区、禁止采猎期进行采猎,不得使用禁用工具进行采猎。采猎二、三级保护野生药材物种的,必须持有采药证。取得采药证后,需要进行采伐或狩猎的,必须分别向有关部门申请采伐证或狩猎证。

（3）三级保护野生药材物种的药用部分：除国家另有规定外，实行限量出口。

国家重点保护野生药材分级、名录和管理的比较见表9-1。

表9-1　国家重点保护野生药材分级、名录和管理的比较

药材	分级	药材名录	采猎出口
一级保护的野生药材物种	濒临灭绝状态的稀有珍贵野生药材物种	虎骨、豹骨、羚羊角、鹿茸(梅花鹿)、穿山甲	禁止采猎，不得出口
二级保护的野生药材物种	分布区域缩小、资源处于衰竭状态的重要野生药材物种	鹿茸(马鹿)、麝香、熊胆、蟾酥、蛤蟆油、金钱白花蛇、乌梢蛇、蕲蛇、蛤蚧、甘草、黄连、人参、杜仲、厚朴、黄柏(檗)、血竭	限制采猎，限量出口
三级保护的野生药材物种	资源严重减少的主要常用野生药材物种	川贝母、伊贝母、刺五加、黄芩、天冬、猪苓、龙胆、防风、远志、胡黄连、肉苁蓉、秦艽、细辛、紫草、五味子、蔓荆子、诃子、山茱萸、石斛、阿魏、连翘、羌活	

［记忆宝］一级珍贵灭绝，二级重要衰竭，三级常用减少；一级禁采出，二三级限采出。一级：虎豹羚羊穿花鹿；二级：一马牧草射蟾酥，二黄蛤蟆蛤厚杜，三蛇狂饮人熊血；三级：紫薇丰葽赠猪肉，川味黄连送石斛，荆诃刺秦赴远东，胆大细辛也难活。

第二节　中药饮片管理

一、中药饮片生产管理

1. 中药饮片生产企业义务

中药饮片生产企业履行药品上市许可持有人的相关义务，对中药饮片生产、销售实行全过程管理，建立中药饮片追溯体系，保证中药饮片安全、有效、可追溯。

2. 中药饮片两级炮制标准

中药饮片应当按照国家药品标准炮制；国家药品标准没有规定的，应当按照省级药品监督管理部门制定的炮制规范炮制。省、自治区、直辖市监督管理部门制定的炮制规范应当报国务院药品监督管理部门备案。

不符合国家药品标准或者不按照省级药品监督管理部门制定的炮制规范炮制的，不得出厂、销售。

3. 中药材要求

生产中药饮片必须以中药材为起始原料，使用符合药用标准的中药材，并应尽量固定药材产地。

4. 中药饮片包装

中药饮片包装必须印有或贴有标签。中药饮片的标签必须注明品名、规格、产地、生产企业、产品批号、生产日期，实施批准文号管理的中药饮片还必须注明批准文号。

5. 中药饮片不符合标准的法律责任

生产、销售的中药饮片不符合药品标准,尚不影响安全性、有效性的,责令限期改正,给予警告;可以处十万元以上五十万元以下的罚款。

二、医疗机构中药饮片管理

1. 中药饮片炮制

对市场上没有供应的中药饮片,医疗机构可以根据需要,在本医疗机构内炮制、使用。

医疗机构炮制中药饮片,应当向所在地设区的市级药品监督管理部门备案。

医疗机构应严格遵照国家药品标准和省级药品监督管理部门制定的炮制规范炮制。

医疗机构可以凭本医疗机构医师的处方对中药饮片进行再加工。

2. 中药饮片调剂

中药饮片调剂人员在调配处方时,应当按照《处方管理办法》和中药饮片调剂规程的有关规定进行审方和调剂。存在"十八反""十九畏"、妊娠禁忌、超过常用剂量等可能引起用药安全问题的处方,应当由处方医生确认或重新开具处方后方可调配。

三、中药配方颗粒的管理

2001 年 7 月,国家药品监督管理局印发《中药配方颗粒管理暂行规定》,规范中药配方颗粒的试点研究,中药配方颗粒从 2001 年 12 月 1 日起纳入中药饮片管理范畴,实行批准文号管理。在未启动实施批准文号管理前属科学研究阶段,该阶段采取选择试点企业研究、生产,试点临床医院使用。试点生产企业、品种、临床医院的选择将在全国范围内进行。

2013 年 6 月,国家食品药品监督管理总局办公厅发布《关于严格中药饮片炮制规范及中药配方颗粒试点研究管理等有关事宜的通知》。

2021 年 1 月,为了加强中药配方颗粒的管理,规范中药配方颗粒的质量控制与标准研究,国家药品监督管理局发布《中药配方颗粒质量控制与标准制定技术要求》。

2021 年 2 月,为了加强中药配方颗粒的管理,规范中药配方颗粒的生产,引导产业健康发展,更好地满足中医临床需求,国家药监局、国家中医药局、国家卫生健康委、国家医保局联合发布了《关于结束中药配方颗粒试点工作的公告》,自 2021 年 11 月 1 日起结束中药配方颗粒试点工作。

1. 中药配方颗粒的概念

中药配方颗粒是由单味中药饮片经水提、分离、浓缩、干燥、制粒而成的颗粒,在中医药理论指导下,按照中医临床处方调配后,供患者冲服使用。中药配方颗粒的质量监管纳入中药饮片管理范畴。

2. 备案管理

中药配方颗粒品种实施备案管理,不实施批准文号管理,在上市前由生产企业报所在地省级药品监督管理部门备案。

省级药品监督管理部门应当夯实属地监管职责。承担行政区域内中药配方颗粒的备案工作。强化事中事后管理,加强检查、抽检和监测,对中药材规范化种植养殖基地实施延伸检查,对违法违规行为进行处理。

3. 生产企业条件

生产中药配方颗粒的中药生产企业应当取得药品生产许可证,并同时具有中药饮片和颗粒剂生产范围。

中药配方颗粒生产企业应当具备中药炮制、提取、分离、浓缩、干燥、制粒等完整的生产能力,并具备与其生产、销售的品种数量相应的生产规模。

生产企业应当自行炮制用于中药配方颗粒生产的中药饮片。

4. 生产企业责任

中药配方颗粒生产企业应当履行药品全生命周期的主体责任和相关义务,实施生产全过程管理,建立追溯体系,逐步实现来源可查、去向可追,加强风险管理。

5. 生产要求

(1)生产过程:中药饮片炮制、水提、分离、浓缩、干燥、制粒等中药配方颗粒的生产过程应当符合《药品生产质量管理规范》相关要求。

(2)中药材使用:生产中药配方颗粒所需中药材,能人工种植养殖的,应当优先使用来源于符合中药材生产质量管理规范要求的中药材种植养殖基地的中药材。提倡使用道地药材。

(3)生产工艺和标准:中药配方颗粒应当按照备案的生产工艺进行生产,并符合国家药品标准。国家药品标准没有规定的,应当符合省级药品监督管理部门制定的标准。省级药品监督管理部门应当在其制定的标准发布后三十日内将标准批准证明文件、标准文本及编制说明报国家药典委员会备案。不具有国家药品标准或省级药品监督管理部门制定标准的中药配方颗粒不得上市销售。

6. 国标和省标

国家药典委员会结合试点工作经验组织审定中药配方颗粒的国家药品标准,分批公布。省级药品监督管理部门制定的标准应当符合《中药配方颗粒质量控制与标准制定技术要求》的规定。中药配方颗粒国家药品标准颁布实施后,省级药品监督管理部门制定的相应标准即行废止。

国家药典委员会还制定了《中药配方颗粒标准审评原则要点》《中药配方颗粒申报资料审查表(形式审查)》《中药配方颗粒申报资料审查表(专家用)》及《申报资料目录及要求》,保证药品标准审核工作的公平、公正。

7. 跨省销售

跨省销售使用中药配方颗粒的,生产企业应当报使用地省级药品监督管理部门备案。

无国家药品标准的中药配方颗粒跨省使用的,应当符合使用地省级药品监督管理部门制定的标准。

8. 销售、采购和配送

中药配方颗粒不得在医疗机构以外销售。

医疗机构使用的中药配方颗粒应当通过省级药品集中采购平台阳光采购、网上交易。

由生产企业直接配送,或者由生产企业委托具备储存、运输条件的药品经营企业配送。接受配送中药配方颗粒的企业不得委托配送。

医疗机构应当与生产企业签订质量保证协议。

9. 医保支付

中药饮片品种已纳入医保支付范围的,各省级医保部门可综合考虑临床需要、基金支付能力和价格等因素,经专家评审后将与中药饮片对应的中药配方颗粒纳入支付范围,并参照乙类管理。

10. 调剂设备

中药配方颗粒调剂设备应当符合中医临床用药习惯,应当有效防止差错、污染及交叉污染,直接接触中药配方颗粒的材料应当符合药用要求。使用的调剂软件应对调剂过程实现可追溯。

11. 包装标签

直接接触中药配方颗粒包装的标签至少应当标注备案号、名称、中药饮片执行标准、中药配方颗粒执行标准、规格、生产日期、产品批号、保质期、贮藏、生产企业、生产地址、联系方式等内容。

第三节　中成药管理

为了提高中药品种的质量,保护中药生产企业的合法权益,促进中药事业的发展,1992 年10 月,国务院发布了《中药品种保护条例》,自 1993 年 1 月 1 日起施行,旨在提高中药品种的质量,保护中药生产企业的合法权益,促进中药事业的发展。

2009 年 2 月 3 日,国家食品药品监督管理局发布了《中药品种保护指导原则》,自发布之日起施行,旨在保证中药品种保护工作的科学性、公正性、规范性。

国家鼓励研制开发临床有效的中药品种,对质量稳定、疗效确切的中药品种实行分级保护制度。

一、中药保护品种适用范围

中药保护品种适用范围为中国境内生产制造的中药品种,包括中成药、天然药物的提取物及其制剂和中药人工制成品,但不适用于申请专利的中药品种。

[记忆宝]天然中成药非专利。

二、中药保护品种申请保护的条件

受保护的中药品种,必须是列入国家药品标准的品种。经国务院卫生健康主管部门认定,列为省、自治区、直辖市药品标准的品种,也可以申请保护。

受保护的中药品种分为一、二级。

(1)符合下列条件之一的中药品种,可以申请一级保护:①对特定疾病有特殊疗效的;②相当于国家一级保护野生药材物种的人工制成品;③用于预防和治疗特殊疾病的。

对特定疾病有特殊疗效的,是指对某一疾病在治疗效果上能取得重大突破性进展。例如,对常见病、多发病等疾病有特殊疗效;对既往无有效治疗方法的疾病能取得明显疗效;或者对改善重大疑难疾病、危急重症或罕见疾病的终点结局(病死率、致残率等)取得重大进展。

相当于国家一级保护野生药材物种的人工制成品,是指列为国家一级保护物种药材的人工制成品;或目前虽属于二级保护物种,但其野生资源已处于濒危状态物种药材的人工制成品。

用于预防和治疗特殊疾病的,是指严重危害人民群众身体健康和正常社会生活经济秩序的重大疑难疾病、危急重症、烈性传染病和罕见病。如恶性肿瘤、终末期肾病、脑卒中、急性心肌梗死、艾滋病、传染性非典型肺炎、人禽流感、苯酮尿症、地中海贫血等疾病。用于预防和治疗重大疑难疾病、危急重症、烈性传染病的中药品种,其疗效应明显优于现有治疗方法。

(2)符合下列条件之一的中药品种,可以申请二级保护:①符合中药一级保护品种规定或者已经解除一级保护的品种;②对特定疾病有显著疗效的;③从天然药物中提取的有效物质及特殊制剂。

对特定疾病有显著疗效的,是指能突出中医辨证用药理法特色,具有显著临床应用优势,或对主治的疾病、证候或症状的疗效优于同类品种。

从天然药物中提取的有效物质及特殊制剂,是指从中药、天然药物中提取的有效成分、有效部位制成的制剂,且具有临床应用优势。

三、中药保护品种保护期限

(1)中药一级保护品种分别为三十年、二十年、十年。中药一级保护品种因特殊情况需要延长保护期限的,由生产企业在该品种保护期满前六个月,依照规定的程序申报。每次延长的保护期限不得超过第一次批准的保护期限。

(2)中药二级保护品种为七年。中药二级保护品种在保护期满后可以延长七年。申请延长保护期的中药二级保护品种,应当在保护期满前六个月,由生产企业依照规定的程序申报。

中药一级保护品种和二级保护品种管理的比较见表9-2。

表9-2　中药一级保护品种和二级保护品种管理的比较

项目	中药一级保护品种	中药二级保护品种
适用范围	中国境内生产制造的中药品种,包括中成药、天然药物的提取物及其制剂和中药人工制成品,申请专利的中药品种除外	
申请条件	①对特定疾病有特殊疗效的; ②相当于国家一级保护野生药材物种的人工制成品; ③用于预防和治疗特殊疾病的	①符合一级保护的品种或者已经解除一级保护的品种; ②对特定疾病有显著疗效的; ③从天然药物中提取的有效物质及特殊制剂
保护期限	①30年、20年、10年; ②申报延长的保护期限,不得超过第一次批准的保护期限; ③品种保护期满前6个月由生产企业依照程序申报	①7年; ②保护期满后可以申请延长7年; ③品种保护期满前6个月由生产企业依照程序申报

[记忆宝]中药一级特殊野人,中药二级显著天然;中药一级302010,中药二级7,延长期不超。

四、中药保护品种保护措施

被批准保护的中药品种,在保护期内限于由获得《中药保护品种证书》的企业生产。

中药一级保护品种的处方组成、工艺制法,在保护期限内保密,不得公开。向国外转让中药一级保护品种的处方组成、工艺制法的,应当按照国家有关保密的规定办理。

中药保护品种在保护期内向国外申请注册的,须经国务院药品监督管理部门批准。

[记忆宝] 保护期凭证生产;中药一级保密;国外注册国药。

★案例 25

A 中医诊所非法渠道购进中药饮片案件

2018 年 5 月 15 日,根据群众举报,B 市食品药品监督管理局的执法人员对 A 中医诊所进行检查,发现 A 中医诊所库房二层黄芪等 28 种中药饮片均用编织袋包装,外包装袋上均未标识产品名称、产品批号、生产日期、生产厂家、生产许可证号等内容,该诊所现场无法提供以上 28 种中药饮片的购进票据、供货方资质及厂家资质。

B 市食品药品监督管理局根据调查情况,认定 A 中医诊所从不具有药品生产、经营资格的企业购进中药饮片的行为违反了《药品管理法》第三十四条的规定,依据《药品管理法》第七十九条、《××省食品药品行政处罚裁量权适用规则》第九条第一款第(一)项的规定,于 2018 年 10 月 25 日作出〔2018〕×号行政处罚决定:

(1)没收违法购进的 28 种中药饮片。

(2)没收违法所得人民币 4912.30 元。

(3)按照货值金额的二倍罚款人民币 30410.00 元。

以上罚没款合计人民币 35322.30 元。

A 中医诊所不服该处罚决定,于 2018 年 11 月诉至法院,请求:

一、请求依法撤销 B 市食品药品监督管理局作出的〔2018〕×号行政处罚决定书。

二、B 市食品药品监督管理局返还没收的中药材以及收缴的款项 35322.30 元。

理由如下。

一、B 市食品药品监督管理局在 A 中医诊所处查处的 28 种所谓中药饮片其实除牛蒡子外均为从 C 中药材专业市场购进的中药材,而非中药饮片。按照 2002 年国家药品监督管理局制定的《中药材生产质量管理规范》第十章第五十五条本规范所用术语:(一)中药材指药用植物、动物的药用部分采收后经产地初加工形成的原料药材。第五章"采收与初加工"第三十条:药用部分采收后,经过拣选、清洗、切制或修整等适宜的加工,需干燥的应采用适宜的方法和技术迅速干燥,并控制温度和湿度,使中药材不受污染,有效成分不被破坏。故该规范明确界定了中药材和中药饮片的不同概念,即 A 中医诊所购进的是经过初加工的中药材,不是中药饮片。A 中医诊所认为销售中药材无须取得药品销售许可证。

二、B 市食品药品监督管理局行政处罚适用法律错误。

(1)根据 B 市食品药品监督管理局作出〔2018〕×号行政处罚决定书,认定 A 中医诊所违反《药品管理法》第三十四条规定即从不具有药品生产、经营资格的企业购进中药饮片,不仅不符合客观事实并且还是断章取义。该条文明确指出:购进没有实施批准文号管理的中药材除外。即购进中药材无须经营资格,无须取得药品经营许可证,由此可以看出 A 中医诊所显然不适用此条款。

　　(2)虽然 2015 年 4 月颁布的《药品管理法》第二章第十条第二款规定：中药饮片必须按照国家药品标准炮制。第五章第三十二条第二款：国务院药品监督管理部门颁布的《中国药典》和药品标准为国家药品标准。《中国药典》中对中药饮片炮制通则规定：药品凡经净制、切制或炮炙等处理后，均称为饮片。但 2017 年 7 月 1 日起施行的《中医药法》第二十四条第二款：采集、贮存中药材以及对中药材进行初加工，应当符合国家有关技术规范、标准和管理规定。此外，现在仍然有效的 2002 年国家药品监督管理局制定的《中药材生产质量管理规范》第五章"采收与初加工"第三十条对中药材初加工标准进行明确规定。《药品管理法》中药品标准适用《中国药典》中对中药饮片的界定与《中医药法》中对药材的界定存在不一致。据此认为购进的是初加工的中药材，符合《中医药法》规定而非中药饮片。故 B 市食品药品监督管理局对于《药品管理法》与《中医药法》的衔接适用错误，尽管《中医药法》与《药品管理法》处于同一法律位阶，都属于行政法系中的专门法，都可纳入"特别规定"的范畴。《立法法》第九十二条规定："同一机关制定的法律、行政法规、地方法规、自治条例和单行条例、规章，特别规定与一般规定不一致的，适用特别规定；新的规定与旧的规定不一致的，适用新的规定。"既然《药品管理法》与《中医药法》均属于"特别规定"，不存在与"一般规定"间的优先适用问题，只能根据："新的规定与旧的规定不一致的，适用新的规定"这一原则。即《药品管理法》与《中医药法》存在不一致的，依法应适用《中医药法》。《中医药法》第六十条指出：中医药的管理，本法未作出规定的，适用《药品管理法》等相关法律、行政法规的规定。该条规定，充分体现上述法律适用原则。综上所述，B 市食品药品监督管理局作出的〔2018〕×号行政处罚决定书认定事实适用法律错误。

　　思考：1. 你认为法院会支持 A 中医诊所的诉讼请求吗？
　　　　　2. 医疗机构可以从中药材专业市场外购中药材销售吗？

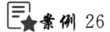 **案例 26**

周某非法出售珍贵野生动物制品案件

　　2010 年 10 月至 2013 年 12 月，周某在经营 A 药业公司期间，明知该公司在未获得相关行政主管部门批准的情况下，向 B 县 C 镇卫生院、D 镇卫生院等医疗机构，以 A 药业公司名义出售穿山甲甲片，共计 59.466 千克，销售金额 369874.1 元。2014 年 4 月 17 日，周某在接到公安机关口头传唤后主动到案，并如实供述。B 县检察院扣押周某 50 万元。2015 年 10 月 29 日周某经 B 县人民法院决定被逮捕。

　　法院认为：《最高人民法院关于审理破坏野生动物资源刑事案件具体应用法律若干问题的解释》第一条规定，"珍贵、濒危野生动物"，包括列入国家重点保护野生动物名录的国家一、二级野生动物，列入《濒危野生动植物种国际贸易公约》附录一、附录二的野生动物以及驯养繁殖的上述物种。

　　周某从事中药销售长达 20 余年，对其经营的 A 药业公司销售药品的范围清楚；其本人在供述中也供称知道野生穿山甲制品不能销售；证人邹某、廖某、张某等人的证言证实，在销售穿山甲甲片过程中，甲片单独存放，由周某专门保管、拣货和发货，由于该公司没有销售野生动物批文，为躲避相关部门的检查，在对外销售开具票据时注明为过山龙。

　　法院作出判决：

(1)周某犯非法出售珍贵、濒危野生动物制品罪,判处有期徒刑五年一个月,并处罚金人民币十万元。

(2)追缴 A 药业公司违法所得 27723.74 元。

　　思考:1.穿山甲属于哪一级国家重点保护野生药材物种?

　　　　　2.一、二、三级野生药材物种还有哪些?

★案例 27

A 公司诉 B 公司中药保护专属权侵权及不正当竞争案件

A 公司和 B 公司均系生产药品的合法企业。

1979 年开始,B 公司经 C 省卫生厅批准,开始生产“×××丸”,又于 2002 年经国家药监局审批准许生产。该药主要功效为清热解毒,散瘀止痛,主要用于热毒瘀血壅滞肠胃而致的胃癌、食道癌、贲门癌、直肠癌等消化道肿瘤。B 公司在 C 省物价部门的备案价格为每盒 180 元。

1995 年,A 公司经 C 省药监局批准,亦开始生产“×××丸”,并于 2002 年获国药准字 Z46020009 号准许生产。2000 年 8 月 4 日,A 公司向国家药监局中保办申请“×××丸”的中药品种保护。经国家药监局中保办的审核,国家药监局于 2002 年 4 月 9 日批准了 A 公司生产的“×××丸”为国家中药保护品种,同日,国家药监局向 A 公司颁发了中药保护品种证书,并于同年公告 A 公司生产的“×××丸”为中药保护品种。

随后,国家药监局通知各地药监局督促当地有关生产同品种的企业在公告后 6 个月内办理申请同品种保护手续。C 省药监局于同年 10 月 18 日通知 B 公司到国家药监局办理有关手续。而 B 公司已于当年 7 月 18 日向国家药监局提出了申请,并得到国家药监局中保办的受理,但至今 B 公司的申请尚未得到批准。

A 公司在其生产的“×××丸”取得中药保护品种证书后,发现 B 公司生产的“×××丸”仍在继续生产和销售,即开始对此进行调查。经调查表明,国家药监局中保办至今尚未批准 B 公司生产的“×××丸”为同品种保护产品,但 B 公司生产的“×××丸”销售遍及多个城市医院等;时间从 2002 年 9 月 12 日后,每月均有生产,其中 2003 年始,每月批号均有两批。A 公司遂向国家药监局中保办举报并要求对此进行查处。

2003 年 4 月 1 日,国家药监局中保办向国家药监局市场监督司发出《关于上报×××丸保护侵权问题的函》,该函确认 A 公司生产的“×××丸”是国家中药保护品种,保护期为 2002 年 9 月 12 日至 2009 年 9 月 12 日;B 公司在规定期限内提出同品种保护,目前正在审评过程中;中保办认为:根据中药品种保护条例及有关规定,该品种在保护期内只限由获得中药保护品种证书的企业生产,B 公司即使按规定申请了“×××丸”的中药保护,但在未取得中药保护品种证书期间亦应暂停生产。

同年 9 月 20 日,国家药监局中保办再次函告国家药监局市场监督司关于“×××丸”违法生产问题。国家药监局市场监督司即下文要求 C 省药监局对此进行查处。C 省药监局向 D 市药监局下发的《关于请查处 B 公司无中药品种保护书生产销售×××丸有关问题的函》。

对此,B 公司向法院提供 D 市药监局经查后致函 C 省药监局的函件复印件,该函称:1996 年 10 月 4 日中保办国发〔96〕第 031 号“关于中药品种保护受理审评工作中有关要求的通知”中第六条规定“自发布《公告》以后允许由获得中药保护品种证书的企业生产,其他同品种生产企业要限期停止生产,限期停产的时间不得超过《公告》六个月期限"的要求,该公司于 2002 年 9 月 12 日至 2003 年 3 月生产了"×××丸",据该公司称,上述产品由公司开发部安排供临床研究使用,自 2003 年 4 月起未发现该公司生产"×××丸"。B公司称该函系从 D 市药监局复印取得,但其未提供合法取证的证明,且 B 公司至今未向法院提供其已停止销售"×××丸"的相关证据。

2003 年 6 月 6 日,B 公司致函国家药监局市场监督司:"×××丸"系我公司 1979 年首先研制并获国家批准生产的,不存在违法生产的问题,A 公司以不正当手段非法取得我公司"×××丸"处方,并抢先申请国药保护品种,给我公司造成极大伤害。我公司已向中保办申报中药保护品种,中保办已受理,而且我公司正按中保办的要求补充申报材料,提高质量标准的研究也已结束,临床研究将于近期结束,有关资料正在汇总并准备报送中保办。我公司产品疗效确切,全国有 30 万余人次服用该药。我公司的"×××丸"在获准成为中药保护品种之前的一段不长时间内,请求贵司同意我公司继续生产与销售。

2002 年 10 月 8 日,A 公司与 E 贸易公司签订一份销售代理协议书。E 贸易公司承诺,其将在 2002 年 11 月 1 日至 2003 年 10 月 30 日期间,每月完成销售"×××丸"1000件,每件 48 盒,每盒结算价 29.82 元,因此,A 公司可获利润 630 万元。同年 11 月 5 日,E贸易公司致函 A 公司称:因发现 B 公司的同品种产品未停止生产,反而在全国十多个省市进行销售和药品招标工作,使其曾承诺的销售任务难以完成,请求 A 公司降低销售量,重新签订代理协议。同时,A 公司派往各地的销售商纷纷致函 A 公司,要求降低销售任务,并要求让利 5%~15%。

在诉讼期间,A 公司委托 F 会计师事务所对其自 1999 年至 2003 年 7 月会计报表进行审计,审计结果为:A 公司生产的"×××丸"的生产能力为每年 16000 件(规格:1g/×18 瓶/盒×48 盒/件),1999 年利润额为 173 万元。从 2000 年下半年开始,因 B 公司的同品种产品的冲击,销售量逐年下降,比 1999 年销售额降低 62%,平均年利润-110 万元。最为严重的是从 2002 年 10 月至 2003 年 1 月底前,库存积压 560 余件产品,造成 2002 年至 2003 年 7 月严重亏损 250 万元。A 公司所提供的相关财务资料显示:A 公司在 2002年下半年的销售量是增加的,但与此前相比,属于让利销售,让利幅度为 5%~15%左右,因而 A 公司所获利润仍是下降的。

A 公司为调查 B 公司"×××丸"生产和销售情况,支出各种差旅费共计 124007.86元。至 2003 年 7 月 29 日止,A 公司共欠××银行本金 791 万元,利息 249 万元。

法院曾要求 B 公司提供自 2002 年 9 月 12 日以后"×××丸"全部生产和产品入库记录,B 公司拒绝提供,至庭审时,B 公司仍未提供相关资料。

G 药店经患者唐某的要求,于 2003 年 4 月向 B 公司邮购"×××丸"10 盒,单价每盒180 元,共计 1800 元。B 公司为此开出 D 市工业企业通用发票,客户名称为 G 药店,然后G 药店以每盒 210 元的价格将该 10 盒"×××丸"售给了唐某。

法院查明,我国生产"×××丸"的企业有 A 公司、B 公司、H 公司。其中 A 公司首先获得中药品种保护;H 公司获得同品种保护,但未开始生产。

A 公司诉至人民法院,请求依法保护合法权益,判令 B 公司停止侵权,并在《中国医药报》公开赔礼道歉,赔偿经济损失 480 万元。

思考:1.B 公司在获得"×××丸"同品种中药保护证书之前,可以生产和销售其产品"×××丸"吗?

2.B 公司应当给 A 公司赔偿吗? 赔偿多少适宜?

第十章

特殊药品管理

《药品管理法》第一百一十二条规定,国务院对麻醉药品、精神药品、医疗用毒性药品、放射性药品、药品类易制毒化学品等有其他特殊管理规定的,依照其规定。

《药品管理法》第六十一条规定,疫苗、血液制品、麻醉药品、精神药品、医疗用毒性药品、放射性药品、药品类易制毒化学品等国家实行特殊管理的药品不得在网络上销售。

由于安全风险较高,特殊管理的药品在生产、经营、使用、广告等方面比普通药品的监管更加严格。

第一节 疫苗管理

2019年6月29日,第十三届全国人大常委会第十一次会议通过了《中华人民共和国疫苗管理法》(以下简称《疫苗管理办法》),于2019年12月1日起施行。这是针对疫苗管理的第一部法律,和《药品管理法》的地位等同。《疫苗管理法》旨在加强疫苗管理,保证疫苗质量和供应,规范预防接种,促进疫苗行业发展,保障公众健康,维护公共卫生安全,适用于在中国境内从事疫苗研制、生产、流通和预防接种及其监督管理活动。

疫苗上市许可持有人应当加强疫苗全生命周期质量管理,对疫苗的安全性、有效性和质量可控性负责。从事疫苗研制、生产、流通和预防接种活动的单位和个人,应当遵守法律、法规、规章、标准和规范,保证全过程信息真实、准确、完整和可追溯,依法承担责任,接受社会监督。

一、疫苗的概念和分类

1. 疫苗的概念

疫苗,是指为预防、控制疾病的发生、流行,用于人体免疫接种的预防性生物制品。

2. 疫苗的分类

疫苗分为免疫规划疫苗和非免疫规划疫苗两类。

(1)免疫规划疫苗:是指居民应当按照政府的规定接种的疫苗。免疫规划疫苗包括:①国家免疫规划确定的疫苗(最小外包装须标明"免费"字样以及"免疫规划"专用标识);②省级在执行国家免疫规划时增加的疫苗;③县级以上人民政府或者其卫生健康主管部门组织的应急接种或者群体性预防接种所使用的疫苗。

政府免费向居民提供免疫规划疫苗,接种单位接种免疫规划疫苗不得收取任何费用。

(2)非免疫规划疫苗:是指由居民自愿接种的其他疫苗。接种单位接种非免疫规划疫苗,除收取疫苗费用外,还可以收取接种服务费。

［记忆宝］免疫规划免费标，国定省增县群急；非免疫规划自愿。

二、疫苗监管部门

国务院药品监督管理部门负责全国疫苗监督管理工作。国务院卫生健康主管部门负责全国预防接种监督管理工作。国务院其他有关部门在各自职责范围内负责与疫苗有关的监督管理工作。

省级药品监督管理部门负责本行政区域疫苗监督管理工作。设区的市级、县级药品监督管理职责的部门负责本行政区域疫苗监督管理工作。县级以上卫生健康主管部门负责本行政区域预防接种监督管理工作。县级以上地方人民政府其他有关部门在各自职责范围内负责与疫苗有关的监督管理工作。

县级以上人民政府应当将疫苗安全工作和预防接种工作纳入本级国民经济和社会发展规划，加强疫苗监督管理能力建设，建立健全疫苗监督管理工作机制。县级以上地方人民政府对本行政区域疫苗监督管理工作负责，统一领导、组织、协调本行政区域疫苗监督管理工作。

国务院和省级建立部门协调机制，统筹协调疫苗监督管理有关工作，定期分析疫苗安全形势，加强疫苗监督管理，保障疫苗供应。

三、疫苗管理基本制度

国家对疫苗实行最严格的管理制度，坚持安全第一、风险管理、全程管控、科学监管、社会共治。

1. 免疫规划制度

国家实行免疫规划制度。政府免费向居民提供免疫规划疫苗。

居住在中国境内的居民，依法享有接种免疫规划疫苗的权利，履行接种免疫规划疫苗的义务。

2. 电子追溯制度

国家实行疫苗全程电子追溯制度。

国务院药品监督管理部门会同国务院卫生健康主管部门制定统一的疫苗追溯标准和规范，建立全国疫苗电子追溯协同平台，整合疫苗生产、流通和预防接种全过程追溯信息，实现疫苗可追溯。

疫苗上市许可持有人应当建立疫苗电子追溯系统，与全国疫苗电子追溯协同平台相衔接，实现生产、流通和预防接种全过程最小包装单位疫苗可追溯、可核查。

疾病预防控制机构、接种单位应当依法如实记录疫苗流通、预防接种等情况，并按照规定向全国疫苗电子追溯协同平台提供追溯信息。

3. 生物安全管理制度

疫苗研制、生产、检验等过程中应当建立健全生物安全管理制度，严格控制生物安全风险，加强菌毒株等病原微生物的生物安全管理，保护操作人员和公众的健康，保证菌毒株等病原微生物用途合法、正当。

疫苗研制、生产、检验等使用的菌毒株和细胞株，应当明确历史、生物学特征、代次，建立详细档案，保证来源合法、清晰、可追溯；来源不明的，不得使用。

四、疫苗研制和注册

1. 支持研制创新

国家支持疫苗基础研究和应用研究,促进疫苗研制和创新,将预防、控制重大疾病的疫苗研制、生产和储备纳入国家战略。

国家根据疾病流行情况、人群免疫状况等因素,制定相关研制规划,安排必要资金,支持多联多价等新型疫苗的研制。

国家组织疫苗上市许可持有人、科研单位、医疗卫生机构联合攻关,研制疾病预防、控制急需的疫苗。

国家鼓励疫苗上市许可持有人加大研制和创新资金投入,优化生产工艺,提升质量控制水平,推动疫苗技术进步。

2. 临床试验的批准实施

开展疫苗临床试验,应当经国务院药品监督管理部门依法批准。

疫苗临床试验应当由符合国务院药品监督管理部门和国务院卫生健康主管部门规定条件的三级医疗机构或者省级以上疾病预防控制机构实施或者组织实施。

国家鼓励符合条件的医疗机构、疾病预防控制机构等依法开展疫苗临床试验。

3. 临床试验基本要求

疫苗临床试验申办者应当制定临床试验方案,建立临床试验安全监测与评价制度,审慎选择受试者,合理设置受试者群体和年龄组,并根据风险程度采取有效措施,保护受试者合法权益。

4. 临床试验知情同意

开展疫苗临床试验,应当取得受试者的书面知情同意;受试者为无民事行为能力人的,应当取得其监护人的书面知情同意;受试者为限制民事行为能力人的,应当取得本人及其监护人的书面知情同意。

5. 上市注册批准

在中国境内上市的疫苗应当经国务院药品监督管理部门批准,取得药品注册证书;申请疫苗注册,应当提供真实、充分、可靠的数据、资料和样品。

国务院药品监督管理部门在批准疫苗注册申请时,对疫苗的生产工艺、质量控制标准和说明书、标签予以核准。

国务院药品监督管理部门应当在其网站上及时公布疫苗说明书、标签内容。

6. 优先审评审批

对疾病预防、控制急需的疫苗和创新疫苗,国务院药品监督管理部门应当予以优先审评审批。

7. 附条件批准

应对重大突发公共卫生事件急需的疫苗或者国务院卫生健康主管部门认定急需的其他疫苗,经评估获益大于风险的,国务院药品监督管理部门可以附条件批准疫苗注册申请。

8. **紧急使用**

出现特别重大突发公共卫生事件或者其他严重威胁公众健康的紧急事件,国务院卫生健康主管部门根据传染病预防、控制需要提出紧急使用疫苗的建议,经国务院药品监督管理部门组织论证同意后可以在一定范围和期限内紧急使用。

五、疫苗生产和批签发

1. **规划和政策**

国家制定疫苗行业发展规划和产业政策,支持疫苗产业发展和结构优化,鼓励疫苗生产规模化、集约化,不断提升疫苗生产工艺和质量水平。

2. **生产准入制度**

国家对疫苗生产实行严格准入制度。

从事疫苗生产活动,应当经省级以上药品监督管理部门批准,取得药品生产许可证。

3. **生产条件**

从事疫苗生产活动,除符合《药品管理法》规定的从事药品生产活动的条件外,还应当具备下列条件:①具备适度规模和足够的产能储备;②具有保证生物安全的制度和设施、设备;③符合疾病预防、控制需要。

4. **委托生产批准**

疫苗上市许可持有人应当具备疫苗生产能力;超出疫苗生产能力确需委托生产的,应当经国务院药品监督管理部门批准。接受委托生产的,应当遵守《疫苗管理法》规定和国家有关规定,保证疫苗质量。

5. **人员资质与培训**

疫苗上市许可持有人的法定代表人、主要负责人应当具有良好的信用记录,生产管理负责人、质量管理负责人、质量受权人等关键岗位人员应当具有相关专业背景和从业经历。

疫苗上市许可持有人应当加强对上述规定人员的培训和考核,及时将其任职和变更情况向省级药品监督管理部门报告。

6. **生产质量保证**

疫苗应当按照经核准的生产工艺和质量控制标准进行生产和检验,生产全过程应当符合药品生产质量管理规范的要求。

疫苗上市许可持有人应当按照规定对疫苗生产全过程和疫苗质量进行审核、检验。

7. **生产质量管理体系**

疫苗上市许可持有人应当建立完整的生产质量管理体系,持续加强偏差管理,采用信息化手段如实记录生产、检验过程中形成的所有数据,确保生产全过程持续符合法定要求。

8. **疫苗批签发制度**

国家实行疫苗批签发制度。每批疫苗销售前或者进口时,应当经国务院药品监督管理部门指定的批签发机构按照相关技术要求进行审核、检验。符合要求的,发给批签发证明;不符合要求的,发给不予批签发通知书。

不予批签发的疫苗不得销售,并应当由省级药品监督管理部门监督销毁;不予批签发的进口疫苗应当由口岸所在地药品监督管理部门监督销毁或者依法进行其他处理。

国务院药品监督管理部门、批签发机构应当及时公布上市疫苗批签发结果,供公众查询。

9. 批签发申请和批准

申请疫苗批签发应当按照规定向批签发机构提供批生产及检验记录摘要等资料和同批号产品等样品。进口疫苗还应当提供原产地证明、批签发证明;在原产地免予批签发的,应当提供免予批签发证明。

预防、控制传染病疫情或者应对突发事件急需的疫苗,经国务院药品监督管理部门批准,免予批签发。

10. 批签发检验

疫苗批签发应当逐批进行资料审核和抽样检验。疫苗批签发检验项目和检验频次应当根据疫苗质量风险评估情况进行动态调整。

对疫苗批签发申请资料或者样品的真实性有疑问,或者存在其他需要进一步核实的情况的,批签发机构应当予以核实,必要时应当采用现场抽样检验等方式组织开展现场核实。

11. 重大质量风险报告

批签发机构在批签发过程中发现疫苗存在重大质量风险的,应当及时向国务院药品监督管理部门和省级药品监督管理部门报告。

接到报告的部门应当立即对疫苗上市许可持有人进行现场检查,根据检查结果通知批签发机构对疫苗上市许可持有人的相关产品或者所有产品不予批签发或者暂停批签发,并责令疫苗上市许可持有人整改。疫苗上市许可持有人应当立即整改,并及时将整改情况向责令其整改的部门报告。

12. 故障事故处理和报告

对生产工艺偏差、质量差异、生产过程中的故障和事故以及采取的措施,疫苗上市许可持有人应当如实记录,并在相应批产品申请批签发的文件中载明;可能影响疫苗质量的,疫苗上市许可持有人应当立即采取措施,并向省级药品监督管理部门报告。

六、疫苗流通

1. 疫苗分类采购

国家免疫规划疫苗由国务院卫生健康主管部门会同国务院财政部门等组织集中招标或者统一谈判,形成并公布中标价格或者成交价格,各省、自治区、直辖市实行统一采购。

国家免疫规划疫苗以外的其他免疫规划疫苗、非免疫规划疫苗由各省、自治区、直辖市通过省级公共资源交易平台组织采购。

2. 疫苗价格制定

疫苗的价格由疫苗上市许可持有人依法自主合理制定。疫苗的价格水平、差价率、利润率应当保持在合理幅度。

3. 免疫规划疫苗使用计划

省级疾病预防控制机构应当根据国家免疫规划和本行政区域疾病预防、控制需要,制定本行政区域免疫规划疫苗使用计划,并按照国家有关规定向组织采购疫苗的部门报告,同时报省级卫生健康主管部门备案。

4. 疫苗供应

疫苗上市许可持有人应当按照采购合同约定,向疾病预防控制机构供应疫苗。

疾病预防控制机构应当按照规定向接种单位供应疫苗。

疾病预防控制机构以外的单位和个人不得向接种单位供应疫苗,接种单位不得接收该疫苗。

5. 疫苗配送

疫苗上市许可持有人应当按照采购合同约定,向疾病预防控制机构或者疾病预防控制机构指定的接种单位配送疫苗。

疫苗上市许可持有人、疾病预防控制机构自行配送疫苗应当具备疫苗冷链储存、运输条件,也可以委托符合条件的疫苗配送单位配送疫苗。

疾病预防控制机构配送非免疫规划疫苗可以收取储存、运输费用,具体办法由国务院财政部门会同国务院价格主管部门制定,收费标准由省级价格主管部门会同财政部门制定。

6. 疫苗储存运输

疾病预防控制机构、接种单位、疫苗上市许可持有人、疫苗配送单位应当遵守疫苗储存、运输管理规范,保证疫苗质量。

疫苗在储存、运输全过程中应当处于规定的温度环境,冷链储存、运输应当符合要求,并定时监测、记录温度。

疫苗储存、运输管理规范由国务院药品监督管理部门、国务院卫生健康主管部门共同制定。

7. 证明文件保存

疫苗上市许可持有人在销售疫苗时,应当提供加盖其印章的批签发证明复印件或者电子文件;销售进口疫苗的,还应当提供加盖其印章的进口药品通关单复印件或者电子文件。

疾病预防控制机构、接种单位在接收或者购进疫苗时,应当索取证明文件,并保存至疫苗有效期满后不少于五年备查。

8. 记录保存

(1)销售记录:疫苗上市许可持有人应当按照规定,建立真实、准确、完整的销售记录,并保存至疫苗有效期满后不少于五年备查。

(2)接收、购进、储存、配送、供应记录:疾病预防控制机构、接种单位、疫苗配送单位应当按照规定,建立真实、准确、完整的接收、购进、储存、配送、供应记录,并保存至疫苗有效期满后不少于五年备查。

(3)运输、储存温度监测记录:疾病预防控制机构、接种单位接收或者购进疫苗时,应当索取本次运输、储存全过程温度监测记录,并保存至疫苗有效期满后不少于五年备查;对不能提供本次运输、储存全过程温度监测记录或者温度控制不符合要求的,不得接收或者购进,并应当立即向县级以上地方药品监督管理部门、卫生健康主管部门报告。

9. 疫苗定期检查制度

疾病预防控制机构、接种单位应当建立疫苗定期检查制度,对存在包装无法识别、储存温度不符合要求、超过有效期等问题的疫苗,采取隔离存放、设置警示标志等措施,并按照国务院药品监督管理部门、卫生健康主管部门、生态环境主管部门的规定处置。

疾病预防控制机构、接种单位应当如实记录处置情况,处置记录应当保存至疫苗有效期满后不少于五年备查。

七、异常反应监测和处理

1. 预防接种异常反应的界定

预防接种异常反应,是指合格的疫苗在实施规范接种过程中或者实施规范接种后造成受种者机体组织器官、功能损害,相关各方均无过错的药品不良反应。

下列情形不属于预防接种异常反应:

(1)因疫苗本身特性引起的接种后一般反应。

(2)因疫苗质量问题给受种者造成的损害。

(3)因接种单位违反预防接种工作规范、免疫程序、疫苗使用指导原则、接种方案给受种者造成的损害。

(4)受种者在接种时正处于某种疾病的潜伏期或者前驱期,接种后偶合发病。

(5)受种者有疫苗说明书规定的接种禁忌,在接种前受种者或者其监护人未如实提供受种者的健康状况和接种禁忌等情况,接种后受种者原有疾病急性复发或者病情加重。

(6)因心理因素发生的个体或者群体的心因性反应。

2. 疑似预防接种异常反应的报告

接种单位、医疗机构等发现疑似预防接种异常反应的,应当按照规定向疾病预防控制机构报告。

疫苗上市许可持有人应当设立专门机构,配备专职人员,主动收集、跟踪分析疑似预防接种异常反应,及时采取风险控制措施,将疑似预防接种异常反应向疾病预防控制机构报告,将质量分析报告提交省级药品监督管理部门。

3. 疑似预防接种异常反应的处理

对疑似预防接种异常反应,疾病预防控制机构应当按照规定及时报告,组织调查、诊断,并将调查、诊断结论告知受种者或者其监护人。对调查、诊断结论有争议的,可以根据国务院卫生健康主管部门制定的鉴定办法申请鉴定。

因预防接种导致受种者死亡、严重残疾,或者群体性疑似预防接种异常反应等对社会有重大影响的疑似预防接种异常反应,由设区的市级以上人民政府卫生健康主管部门、药品监督管理部门按照各自职责组织调查、处理。

4. 预防接种异常反应补偿制度

国家实行预防接种异常反应补偿制度。实施接种过程中或者实施接种后出现受种者死亡、严重残疾、器官组织损伤等损害,属于预防接种异常反应或者不能排除的,应当给予补偿。补偿范围实行目录管理,并根据实际情况进行动态调整。

接种免疫规划疫苗所需的补偿费用,由省级财政部门在预防接种经费中安排;接种非免疫规划疫苗所需的补偿费用,由相关疫苗上市许可持有人承担。国家鼓励通过商业保险等多种形式对预防接种异常反应受种者予以补偿。

预防接种异常反应补偿应当及时、便民、合理。预防接种异常反应补偿范围、标准、程序由国务院规定，省、自治区、直辖市制定具体实施办法。

八、疫苗上市后管理

1. 上市后研究

疫苗上市许可持有人应当建立健全疫苗全生命周期质量管理体系，制定并实施疫苗上市后风险管理计划，开展疫苗上市后研究，对疫苗的安全性、有效性和质量可控性进行进一步确证。

对批准疫苗注册申请时提出进一步研究要求的疫苗，疫苗上市许可持有人应当在规定期限内完成研究；逾期未完成研究或者不能证明其获益大于风险的，国务院药品监督管理部门应当依法处理，直至注销该疫苗的药品注册证书。

2. 质量跟踪分析

疫苗上市许可持有人应当对疫苗进行质量跟踪分析，持续提升质量控制标准，改进生产工艺，提高生产工艺稳定性。

生产工艺、生产场地、关键设备等发生变更的，应当进行评估、验证，按照国务院药品监督管理部门有关变更管理的规定备案或者报告；变更可能影响疫苗安全性、有效性和质量可控性的，应当经国务院药品监督管理部门批准。

3. 说明书、标签更新

疫苗上市许可持有人应当根据疫苗上市后研究、预防接种异常反应等情况持续更新说明书、标签，并按照规定申请核准或者备案。

国务院药品监督管理部门应当在其网站上及时公布更新后的疫苗说明书、标签内容。

4. 质量回顾分析和风险报告制度

疫苗上市许可持有人应当建立疫苗质量回顾分析和风险报告制度，每年将疫苗生产流通、上市后研究、风险管理等情况按照规定如实向国务院药品监督管理部门报告。

5. 责令评价和注销注册

国务院药品监督管理部门可以根据实际情况，责令疫苗上市许可持有人开展上市后评价或者直接组织开展上市后评价。

对预防接种异常反应严重或者其他原因危害人体健康的疫苗，国务院药品监督管理部门应当注销该疫苗的药品注册证书。

6. 组织评价和注销注册

国务院药品监督管理部门可以根据疾病预防、控制需要和疫苗行业发展情况，组织对疫苗品种开展上市后评价，发现该疫苗品种的产品设计、生产工艺、安全性、有效性或者质量可控性明显劣于预防、控制同种疾病的其他疫苗品种的，应当注销该品种所有疫苗的药品注册证书并废止相应的国家药品标准。

九、保障措施

1. 生产供应

国务院卫生健康主管部门根据各省、自治区、直辖市国家免疫规划疫苗使用计划，向疫苗上市许可持有人提供国家免疫规划疫苗需求信息,疫苗上市许可持有人根据疫苗需求信息合理安排生产。

疫苗存在供应短缺风险时,国务院卫生健康主管部门、国务院药品监督管理部门提出建议,国务院工业和信息化主管部门、国务院财政部门应当采取有效措施,保障疫苗生产、供应。

疫苗上市许可持有人应当依法组织生产,保障疫苗供应;疫苗上市许可持有人停止疫苗生产的,应当及时向国务院药品监督管理部门或者省级药品监督管理部门报告。

2. 两级储备

国家将疫苗纳入战略物资储备,实行中央和省级两级储备。

国务院工业和信息化主管部门、财政部门会同国务院卫生健康主管部门、公安部门、市场监督管理部门和药品监督管理部门,根据疾病预防、控制和公共卫生应急准备的需要,加强储备疫苗的产能、产品管理,建立动态调整机制。

3. 责任强制保险制度

国家实行疫苗责任强制保险制度。

疫苗上市许可持有人应当按照规定投保疫苗责任强制保险。因疫苗质量问题造成受种者损害的,保险公司在承保的责任限额内予以赔付。

4. 传染病暴发时保障供应

传染病暴发、流行时,相关疫苗上市许可持有人应当及时生产和供应预防、控制传染病的疫苗。交通运输单位应当优先运输预防、控制传染病的疫苗。县级以上人民政府及其有关部门应当做好组织、协调、保障工作。

十、法律责任

1. 从重追究刑事责任

违反《疫苗管理法》规定,构成犯罪的,依法从重追究刑事责任。

2. 生产、销售的疫苗属于假药的法律责任

生产、销售的疫苗属于假药的,由省级以上药品监督管理部门没收违法所得和违法生产、销售的疫苗以及专门用于违法生产疫苗的原料、辅料、包装材料、设备等物品,责令停产停业整顿,吊销药品注册证书,直至吊销药品生产许可证等,并处违法生产、销售疫苗货值金额十五倍以上五十倍以下的罚款,货值金额不足五十万元的,按五十万元计算。

生产、销售的疫苗属于假药的,由省级以上药品监督管理部门对法定代表人、主要负责人、直接负责的主管人员和关键岗位人员以及其他责任人员,没收违法行为发生期间自本单位所获收入,并处所获收入一倍以上十倍以下的罚款,终身禁止从事药品生产经营活动,由公安机关处五日以上十五日以下拘留。

[记忆宝]产销假疫苗15~50倍,不足50万计,责人终身禁业。

3. 生产、销售的疫苗属于劣药的法律责任

生产、销售的疫苗属于劣药的,由省级以上药品监督管理部门没收违法所得和违法生产、销售的疫苗以及专门用于违法生产疫苗的原料、辅料、包装材料、设备等物品,责令停产停业整顿,并处违法生产、销售疫苗货值金额十倍以上三十倍以下的罚款,货值金额不足五十万元的,

按五十万元计算;情节严重的,吊销药品注册证书,直至吊销药品生产许可证等。

生产、销售的疫苗属于劣药且情节严重的,由省级以上药品监督管理部门对法定代表人、主要负责人、直接负责的主管人员和关键岗位人员以及其他责任人员,没收违法行为发生期间自本单位所获收入,并处所获收入一倍以上十倍以下的罚款,终身禁止从事药品生产经营活动,由公安机关处五日以上十五日以下拘留。

［记忆宝］产销劣疫苗 10～30 倍,不足 50 万计,严重责人终身禁业。

生产、销售假疫苗、劣疫苗的法律责任比较见表 10-1。

表 10-1　生产、销售假疫苗、劣疫苗的法律责任

行政处罚	生产、销售假疫苗	生产、销售劣疫苗
没收	没收违法所得和违法生产、销售的疫苗以及专门用于违法生产疫苗的原料、辅料、包装材料、设备等物品	
罚款	并处违法生产、销售的药品货值金额 15～50 倍的罚款;货值金额不足 50 万元的,按 50 万元计算	并处违法生产、销售的药品货值金额 10～30 倍的罚款;货值金额不足 50 万元的,按 50 万元计算
停产停业	责令停产停业整顿	责令停产停业整顿
撤证吊证	吊销药品注册证书,直至吊销药品生产许可证等	情节严重的,吊销药品注册证书,直至吊销药品生产许可证

4. 疫苗注册、生产违法行为的法律责任

有下列情形之一的,由省级以上药品监督管理部门没收违法所得和违法生产、销售的疫苗以及专门用于违法生产疫苗的原料、辅料、包装材料、设备等物品,责令停产停业整顿,并处违法生产、销售疫苗货值金额十五倍以上五十倍以下的罚款,货值金额不足五十万元的,按五十万元计算;情节严重的,吊销药品相关批准证明文件,直至吊销药品生产许可证等,对法定代表人、主要负责人、直接负责的主管人员和关键岗位人员以及其他责任人员,没收违法行为发生期间自本单位所获收入,并处所获收入百分之五十以上十倍以下的罚款,十年内直至终身禁止从事药品生产经营活动,由公安机关处五日以上十五日以下拘留:

(1)申请疫苗临床试验、注册、批签发提供虚假数据、资料、样品或者有其他欺骗行为。

(2)编造生产、检验记录或者更改产品批号。

(3)疾病预防控制机构以外的单位或者个人向接种单位供应疫苗。

(4)委托生产疫苗未经批准。

(5)生产工艺、生产场地、关键设备等发生变更按照规定应当经批准而未经批准。

(6)更新疫苗说明书、标签按照规定应当经核准而未经核准。

5. 违反药品相关质量管理规范的法律责任

疫苗上市许可持有人或者其他单位违反药品相关质量管理规范的,由县级以上药品监督管理部门责令改正,给予警告;拒不改正的,处二十万元以上五十万元以下的罚款;情节严重的,处五十万元以上三百万元以下的罚款,责令停产停业整顿,直至吊销药品相关批准证明文件、药品生产许可证等,对法定代表人、主要负责人、直接负责的主管人员和关键岗位人员以及其他责任人员,没收违法行为发生期间自本单位所获收入,并处所获收入百分之五十以上五倍

以下的罚款,十年内直至终身禁止从事药品生产经营活动。

6. 疫苗上市许可持有人其他违法行为的法律责任

疫苗上市许可持有人有下列情形之一的,由省级以上药品监督管理部门责令改正,给予警告;拒不改正的,处二十万元以上五十万元以下的罚款;情节严重的,责令停产停业整顿,并处五十万元以上二百万元以下的罚款:

(1)未按照规定建立疫苗电子追溯系统。

(2)法定代表人、主要负责人和生产管理负责人、质量管理负责人、质量受权人等关键岗位人员不符合规定条件或者未按照规定对其进行培训、考核。

(3)未按照规定报告或者备案。

(4)未按照规定开展上市后研究,或者未按照规定设立机构、配备人员主动收集、跟踪分析疑似预防接种异常反应。

(5)未按照规定投保疫苗责任强制保险。

(6)未按照规定建立信息公开制度。

7. 违反疫苗冷链储存、运输要求的法律责任

疾病预防控制机构、接种单位、疫苗上市许可持有人、疫苗配送单位违反疫苗储存、运输管理规范有关冷链储存、运输要求的,由县级以上药品监督管理部门责令改正,给予警告,对违法储存、运输的疫苗予以销毁,没收违法所得;拒不改正的,对接种单位、疫苗上市许可持有人、疫苗配送单位处二十万元以上一百万元以下的罚款;情节严重的,对接种单位、疫苗上市许可持有人、疫苗配送单位处违法储存、运输疫苗货值金额十倍以上三十倍以下的罚款,货值金额不足十万元的,按十万元计算,责令疫苗上市许可持有人、疫苗配送单位停产停业整顿,直至吊销药品相关批准证明文件、药品生产许可证等,对疫苗上市许可持有人、疫苗配送单位的法定代表人、主要负责人、直接负责的主管人员和关键岗位人员以及其他责任人员,没收违法行为发生期间自本单位所获收入,并处所获收入百分之五十以上五倍以下的罚款,十年内直至终身禁止从事药品生产经营活动。

疾病预防控制机构、接种单位有上述规定违法行为的,由县级以上人民政府卫生健康主管部门对主要负责人、直接负责的主管人员和其他直接责任人员依法给予警告直至撤职处分,责令负有责任的医疗卫生人员暂停一年以上十八个月以下执业活动;造成严重后果的,对主要负责人、直接负责的主管人员和其他直接责任人员依法给予开除处分,并可以吊销接种单位的接种资格,由原发证部门吊销负有责任的医疗卫生人员的执业证书。

第二节　麻醉药品和精神药品管理

1987年11月及1988年12月,国务院分别发布《麻醉药品管理办法》和《精神药品管理办法》。2005年8月,国务院颁布了《麻醉药品和精神药品管理条例》,自2005年11月1日起施行,旨在加强麻醉药品和精神药品的管理,保证麻醉药品和精神药品的合法、安全、合理使用,防止流入非法渠道,适用于麻醉药品药用原植物的种植,麻醉药品和精神药品的实验研究、生产、经营、使用、储存、运输等活动以及监督管理。生产含麻醉药品的复方制剂,需要购进、储存、使用麻醉药品原料药的,应当遵守有关麻醉药品管理的规定。

一、麻醉药品和精神药品监管部门

1. 药品监督管理部门

国务院药品监督管理部门负责全国麻醉药品和精神药品的监督管理工作,并会同国务院农业主管部门对麻醉药品药用原植物实施监督管理。

省级药品监督管理部门负责本行政区域内麻醉药品和精神药品的监督管理工作。

2. 公安部门

国务院公安部门负责对造成麻醉药品药用原植物、麻醉药品和精神药品流入非法渠道的行为进行查处。

县级以上地方公安机关负责对本行政区域内造成麻醉药品和精神药品流入非法渠道的行为进行查处。

3. 其他部门

国务院其他有关主管部门在各自的职责范围内负责与麻醉药品和精神药品有关的管理工作。

县级以上地方人民政府其他有关主管部门在各自的职责范围内负责与麻醉药品和精神药品有关的管理工作。

二、我国生产和使用的麻醉药品品种

麻醉药品和精神药品,是指列入麻醉药品目录、精神药品目录(以下称目录)的药品和其他物质。精神药品分为第一类精神药品和第二类精神药品。我国现行的是国家食品药品监督管理总局、公安部、原国家卫生计生委于 2013 年 11 月联合公布的《麻醉药品品种目录(2013 年版)》和《精神药品品种目录(2013 年版)》,自 2014 年 1 月 1 日起施行。

2015 年 4 月,国家食品药品监管总局、公安部、国家卫生计生委联合发布了《关于将含可待因复方口服液体制剂列入第二类精神药品管理的公告》,自 2015 年 5 月 1 日起施行。

2019 年 7 月,国家药监局、公安部、国家卫生健康委联合发布了《关于将含羟考酮复方制剂等品种列入精神药品管理的公告》,自 2019 年 9 月 1 日起施行。

2019 年 12 月,国家药监局、公安部、国家卫生健康委联合发布了《关于将瑞马唑仑列入第二类精神药品管理的公告》,自 2020 年 1 月 1 日起施行。

2023 年 4 月,国家药监局、公安部、国家卫生健康委联合发布了《关于调整麻醉药品和精神药品目录的公告》,自 2023 年 7 月 1 日起施行。

1. 我国生产使用的麻醉药品

可卡因、罂粟浓缩物(包括罂粟果提取物、罂粟果提取物粉)、二氢埃托啡、地芬诺酯、芬太尼、氢可酮、氢吗啡酮、美沙酮、吗啡(包括吗啡阿托品注射液)、阿片(包括复方樟脑酊、阿橘片)、羟考酮、哌替啶、瑞芬太尼、舒芬太尼、蒂巴因、可待因、右丙氧芬、双氢可待因、乙基吗啡、福尔可定、布桂嗪、罂粟壳、奥赛利定。

2. 我国生产使用的第一类精神药品

哌醋甲酯、司可巴比妥、丁丙诺啡、γ-羟丁酸、氯胺酮、马吲哚、三唑仑、含羟考酮复方口服固体制剂(大于 5 毫克)、含氢可酮复方口服固体制剂(大于 5 毫克)。

3. 我国生产使用的第二类精神药品

异戊巴比妥、格鲁米特、喷他佐辛、戊巴比妥、阿普唑仑、巴比妥、氯氮䓬、氯硝西泮、地西泮、艾司唑仑、氟西泮、劳拉西泮、甲丙氨酯、咪达唑仑、硝西泮、奥沙西泮、匹莫林、苯巴比妥、唑吡坦、丁丙诺啡透皮贴剂、布托啡诺及其注射剂、咖啡因、安钠咖、地佐辛及其注射剂、麦角胺咖啡因片、氨酚氢可酮片、曲马朵、扎来普隆、佐匹克隆、含可待因复方口服液体制剂、含羟考酮复方口服固体制剂(不超过 5 毫克)、丁丙诺啡与纳洛酮的复方口服固体制剂、瑞马唑仑、苏沃雷生、吡仑帕奈、依他佐辛、曲马朵复方制剂、含氢可酮复方口服固体制剂(不超过 5 毫克)。

三、麻醉药品和精神药品研制管理

1. 实验研究的条件

开展麻醉药品和精神药品实验研究活动应当具备下列条件,并经国务院药品监督管理部门批准:

(1)以医疗、科学研究或者教学为目的。

(2)有保证实验所需麻醉药品和精神药品安全的措施和管理制度。

(3)单位及其工作人员二年内没有违反有关禁毒的法律、行政法规规定的行为。

2. 实验研究的管理

麻醉药品和精神药品的实验研究单位申请相关药品批准证明文件,应当依照药品管理法的规定办理;需要转让研究成果的,应当经国务院药品监督管理部门批准。

药品研究单位在普通药品的实验研究过程中,产生麻醉药品和精神药品品种的,应当立即停止实验研究活动,并向国务院药品监督管理部门报告。国务院药品监督管理部门应当根据情况,及时作出是否同意其继续实验研究的决定。

3. 临床试验不得以健康人为受试对象

麻醉药品和第一类精神药品的临床试验,不得以健康人为受试对象。

四、麻醉药品和精神药品生产管理

(一)生产总量控制

国家根据麻醉药品和精神药品的医疗、国家储备和企业生产所需原料的需要确定需求总量,对麻醉药品药用原植物的种植、麻醉药品和精神药品的生产实行总量控制。

国务院药品监督管理部门根据麻醉药品和精神药品的需求总量制定年度生产计划。国务院药品监督管理部门和国家农业主管部门根据麻醉药品年度生产计划,制定麻醉药品药用原植物年度种植计划。

(二)药用原植物种植企业

麻醉药品药用原植物种植企业由国务院药品监督管理部门和国家农业主管部门共同确定,其他单位和个人不得种植麻醉药品药用原植物。

麻醉药品药用原植物种植企业应当根据年度种植计划,种植麻醉药品药用原植物。麻醉药品药用原植物种植企业应当向国务院药品监督管理部门和国家农业主管部门定期报告种植情况。

（三）定点生产和渠道限制

1．定点生产制度

国家对麻醉药品和精神药品实行定点生产制度。

国务院药品监督管理部门应当根据麻醉药品和精神药品的需求总量，确定麻醉药品和精神药品定点生产企业的数量和布局，并根据年度需求总量对数量和布局进行调整、公布。

从事麻醉药品、精神药品生产，应当经所在地省级药品监督管理部门批准。

2．定点生产企业的条件

麻醉药品和精神药品的定点生产企业应当具备下列条件：

(1)有药品生产许可证。

(2)有麻醉药品和精神药品实验研究批准文件。

(3)有符合规定的麻醉药品和精神药品生产设施、储存条件和相应的安全管理设施。

(4)有通过网络实施企业安全生产管理和向药品监督管理部门报告生产信息的能力。

(5)有保证麻醉药品和精神药品安全生产的管理制度。

(6)有与麻醉药品和精神药品安全生产要求相适应的管理水平和经营规模。

(7)麻醉药品和精神药品生产管理、质量管理部门的人员应当熟悉麻醉药品和精神药品管理以及有关禁毒的法律、行政法规。

(8)没有生产、销售假药、劣药或者违反有关禁毒的法律、行政法规规定的行为。

(9)符合国务院药品监督管理部门公布的麻醉药品和精神药品定点生产企业数量和布局的要求。

3．定点生产企业生产和销售要求

定点生产企业应当严格按照麻醉药品和精神药品年度生产计划安排生产，并依照规定向所在地省级药品监督管理部门报告生产情况。

定点生产企业应当将麻醉药品和精神药品销售给具有麻醉药品和精神药品经营资格的企业或者批准的其他单位。

五、麻醉药品和精神药品经营管理

1．定点经营制度

国家对麻醉药品和精神药品实行定点经营制度，未经批准的任何单位和个人不得从事麻醉药品和精神药品经营活动。

国务院药品监督管理部门应当根据麻醉药品和第一类精神药品的需求总量，确定麻醉药品和第一类精神药品的定点批发企业布局，并应当根据年度需求总量对布局进行调整、公布。

药品经营企业不得经营麻醉药品原料药和第一类精神药品原料药。但是，供医疗、科学研究、教学使用的小包装的上述药品可以由国务院药品监督管理部门规定的药品批发企业经营。

2．定点批发企业的条件

麻醉药品和精神药品定点批发企业除应当具备《药品管理法》规定的药品经营企业的开办条件外，还应当具备下列条件：

(1)有符合规定的麻醉药品和精神药品储存条件。

(2)有通过网络实施企业安全管理和向药品监督管理部门报告经营信息的能力。

(3)单位及其工作人员二年内没有违反有关禁毒的法律、行政法规规定的行为。

(4)符合国务院药品监督管理部门公布的定点批发企业布局。

麻醉药品和第一类精神药品的定点批发企业,还应当具有保证供应责任区域内医疗机构所需麻醉药品和第一类精神药品的能力,并具有保证麻醉药品和第一类精神药品安全经营的管理制度。

3. 定点经营资格审批

跨省、自治区、直辖市从事麻醉药品和第一类精神药品批发业务的企业(以下称全国性批发企业),应当经国务院药品监督管理部门批准;在本省、自治区、直辖市行政区域内从事麻醉药品和第一类精神药品批发业务的企业(以下称区域性批发企业),应当经所在地省级药品监督管理部门批准。

专门从事第二类精神药品批发业务的企业,应当经所在地省级药品监督管理部门批准。

全国性批发企业和区域性批发企业可以从事第二类精神药品批发业务。

4. 全国性批发企业供药对象

全国性批发企业可以向区域性批发企业,或者经批准可以向取得麻醉药品和第一类精神药品使用资格的医疗机构以及依据《麻醉药品和精神药品管理条例》规定批准的其他单位销售麻醉药品和第一类精神药品。

全国性批发企业向取得麻醉药品和第一类精神药品使用资格的医疗机构销售麻醉药品和第一类精神药品,应当经医疗机构所在地省级药品监督管理部门批准。

国务院药品监督管理部门在批准全国性批发企业时,应当明确其所承担供药责任的区域。

5. 区域性批发企业供药对象

区域性批发企业可以向本省、自治区、直辖市行政区域内取得麻醉药品和第一类精神药品使用资格的医疗机构销售麻醉药品和第一类精神药品;由于特殊地理位置的原因,需要就近向其他省、自治区、直辖市行政区域内取得麻醉药品和第一类精神药品使用资格的医疗机构销售的,应当经国务院药品监督管理部门批准。

省级药品监督管理部门在批准区域性批发企业时,应当明确其所承担供药责任的区域。

区域性批发企业之间因医疗急需、运输困难等特殊情况需要调剂麻醉药品和第一类精神药品的,应当在调剂后二日内将调剂情况分别报所在地省级药品监督管理部门备案。

6. 批发企业购药渠道

全国性批发企业应当从定点生产企业购进麻醉药品和第一类精神药品。

区域性批发企业可以从全国性批发企业购进麻醉药品和第一类精神药品;经所在地省级药品监督管理部门批准,也可以从定点生产企业购进麻醉药品和第一类精神药品。

全国性批发企业和区域性批发企业向医疗机构销售麻醉药品和第一类精神药品,应当将药品送至医疗机构。医疗机构不得自行提货。

7. 第二类精神药品定点批发企业供药对象

第二类精神药品定点批发企业可以向医疗机构、定点批发企业和符合规定的药品零售企业以及依据《麻醉药品和精神药品管理条例》规定批准的其他单位销售第二类精神药品。

麻醉药品、精神药品批发管理比较见表10-2。

表10-2　麻醉药品、精神药品批发管理

项目	全国性批发企业	区域性批发企业	专门从事第二类精神药品批发业务的企业
批准部门	国务院药品监督管理部门批准	所在地省级药品监督管理部门批准	
经营范围	麻醉药品、第一类精神药品、第二类精神药品批发		第二类精神药品批发
购药渠道	从定点生产企业购进	①从全国性批发企业购进；②经省级药品监督管理部门批准从定点生产企业购进	—
供药区域	跨省、自治区、直辖市	在本省、自治区、直辖市行政区域内	—
供药对象	①向区域性批发企业销售；②经省级药品监督管理部门批准向取得麻醉药品和第一类精神药品使用资格的医疗机构以及批准的其他单位销售	①向本省、自治区、直辖市行政区域内取得麻醉药品和第一类精神药品使用资格的医疗机构销售；②由于特殊地理位置的原因，经企业所在地省级药品监督管理部门批准，就近向其他省、自治区、直辖市行政区域内取得麻醉药品和第一类精神药品使用资格的医疗机构销售；③因医疗急需、运输困难等特殊情况需要，区域性批发企业之间调剂，应在调剂后2日内将调剂情况分别报所在地省级药品监督管理部门备案	①向医疗机构销售；②向定点批发企业销售；③向符合规定的药品零售企业销售；④向批准的其他单位销售

［记忆宝］定生国批区批资医，国批国批其他省批。

8. 麻醉药品精神药品零售管理

(1)麻醉药品和第一类精神药品不得零售。

(2)第二类精神药品零售管理。

经所在地设区的市级药品监督管理部门批准，实行统一进货、统一配送、统一管理的药品零售连锁企业可以从事第二类精神药品零售业务。

第二类精神药品零售企业应当凭执业医师出具的处方，按规定剂量销售第二类精神药品，并将处方保存二年备查；禁止超剂量或者无处方销售第二类精神药品；不得向未成年人销售第二类精神药品。

禁止使用现金进行麻醉药品和精神药品交易，但是个人合法购买麻醉药品和精神药品的除外。

［记忆宝］连锁零售，凭方零售，禁超七日，禁未成年。

六、麻醉药品和精神药品使用管理

(一)使用审批

1. 药品生产企业

药品生产企业需要以麻醉药品和第一类精神药品为原料生产普通药品的，应当向所在地省级药品监督管理部门报送年度需求计划,由省级药品监督管理部门汇总报国务院药品监督管理部门批准后,向定点生产企业购买。

药品生产企业需要以第二类精神药品为原料生产普通药品的,应当将年度需求计划报所在地省级药品监督管理部门,并向定点批发企业或者定点生产企业购买。

2.科学研究、教学单位

科学研究、教学单位需要使用麻醉药品和精神药品开展实验、教学活动的,应当经所在地省级药品监督管理部门批准,向定点批发企业或者定点生产企业购买。

3.医疗机构

医疗机构需要使用麻醉药品和第一类精神药品的,应当经所在地设区的市级人民政府卫生主管部门批准,取得麻醉药品、第一类精神药品购用印鉴卡(以下称印鉴卡)。医疗机构应当凭印鉴卡向本省、自治区、直辖市行政区域内的定点批发企业购买麻醉药品和第一类精神药品。

设区的市级卫生主管部门发给医疗机构印鉴卡时,应当将取得印鉴卡的医疗机构情况抄送所在地设区的市级药品监督管理部门,并报省级卫生主管部门备案。省、自治区、直辖市卫生主管部门应当将取得印鉴卡的医疗机构名单向本行政区域内的定点批发企业通报。

(二)印鉴卡管理

1.取得印鉴卡必备条件

(1)有与使用麻醉药品和第一类精神药品相关的诊疗科目。

(2)具有经过麻醉药品和第一类精神药品培训的、专职从事麻醉药品和第一类精神药品管理的药学专业技术人员。

(3)有获得麻醉药品和第一类精神药品处方资格的执业医师。

(4)有保证麻醉药品和第一类精神药品安全储存的设施和管理制度。

2.印鉴卡有效期

印鉴卡有效期为三年,有效期满前三个月,医疗机构应当向市级卫生健康主管部门重新提出申请。

3.印鉴卡备案与通报

设区的市级卫生主管部门发给医疗机构印鉴卡时,应当将取得印鉴卡的医疗机构情况抄送所在地设区的市级药品监督管理部门,并报省级卫生主管部门备案。

省级卫生主管部门应当将取得印鉴卡的医疗机构名单向本行政区域内的定点批发企业通报

4.印鉴卡变更与备案

印鉴卡中医疗机构名称、地址、医疗机构法人代表(负责人)、医疗管理部门负责人、药学部门负责人、采购人员等项目发生变更时,医疗机构应当在变更发生之日起三日内到市级卫生健康主管部门办理变更手续。

市级卫生健康主管部门自收到医疗机构变更申请之日起五日内完成印鉴卡变更手续,并将变更情况抄送所在地同级药品监督管理部门、公安机关,报省级卫生健康主管部门备案。

（三）处方资格及处方管理

（1）资格授予：医疗机构应当按照国务院卫生主管部门的规定，对本单位执业医师进行有关麻醉药品和精神药品使用知识的培训、考核，经考核合格的，授予麻醉药品和第一类精神药品处方资格。

（2）处方开具：执业医师取得麻醉药品和第一类精神药品的处方资格后，方可在本医疗机构开具麻醉药品和第一类精神药品处方，但不得为自己开具该种处方。

（3）名单报送：医疗机构应当将具有麻醉药品和第一类精神药品处方资格的执业医师名单及其变更情况，定期报送所在地设区的市级人民政府卫生主管部门，并抄送同级药品监督管理部门。

（4）专用处方：执业医师应当使用专用处方开具麻醉药品和精神药品，单张处方的最大用量应当符合国务院卫生主管部门的规定。

（5）调配核对：对麻醉药品和第一类精神药品处方，处方的调配人、核对人应当仔细核对，签署姓名，并予以登记；对不符合规定的，处方的调配人、核对人应当拒绝发药。

（6）专册登记：医疗机构应当对麻醉药品和精神药品处方进行专册登记，加强管理。

（7）处方保存：麻醉药品和第一类精神药品处方至少保存三年，第二类精神药品处方至少保存二年。

（四）借用和配制规定

（1）借用和备案：医疗机构抢救病人急需麻醉药品和第一类精神药品而本医疗机构无法提供时，可以从其他医疗机构或者定点批发企业紧急借用；抢救工作结束后，应当及时将借用情况报所在地设区的市级药品监督管理部门和卫生主管部门备案。

（2）配制和使用：对临床需要而市场无供应的麻醉药品和精神药品，持有医疗机构制剂许可证和印鉴卡的医疗机构需要配制制剂的，应当经所在地省级药品监督管理部门批准。医疗机构配制的麻醉药品和精神药品制剂只能在本医疗机构使用，不得对外销售。

七、麻醉药品和精神药品储存管理

1. 麻醉药品与第一类精神药品的储存

（1）专库储存：麻醉药品药用原植物种植企业、定点生产企业、全国性批发企业和区域性批发企业以及国家设立的麻醉药品储存单位，应当设置储存麻醉药品和第一类精神药品的专库。该专库应当符合下列要求：①安装专用防盗门，实行双人双锁管理；②具有相应的防火设施；③具有监控设施和报警装置，报警装置应当与公安机关报警系统联网。

全国性批发企业经国务院药品监督管理部门批准设立的药品储存点应当符合上述的规定。

麻醉药品定点生产企业应当将麻醉药品原料药和制剂分别存放。

（2）专库或者专柜储存：麻醉药品和第一类精神药品的使用单位应当设立专库或者专柜储存麻醉药品和第一类精神药品。专库应当设有防盗设施并安装报警装置；专柜应当使用保险柜。专库和专柜应当实行双人双锁管理。

（3）专人专账管理：麻醉药品药用原植物种植企业、定点生产企业、全国性批发企业和区域性批发企业、国家设立的麻醉药品储存单位以及麻醉药品和第一类精神药品的使用单位，应当配备专人负责管理工作,并建立储存麻醉药品和第一类精神药品的专用账册。药品入库双人验收,出库双人复核,做到账物相符。专用账册的保存期限应当自药品有效期期满之日起不少于五年。

(4)双人验收复核:麻醉药品和第一类精神药品入出库实行双人核查制度,药品入库须双人验收,出库须双人复核,做到账物相符。

2. 第二类精神药品的储存

第二类精神药品经营企业应当在药品库房中设立独立的专库或者专柜储存第二类精神药品,并建立专用账册,实行专人管理。专用账册的保存期限应当自药品有效期期满之日起不少于五年。

3. 监督销毁

麻醉药品和精神药品的生产、经营企业和使用单位对过期、损坏的麻醉药品和精神药品应当登记造册,并向所在地县级药品监督管理部门申请销毁。药品监督管理部门应当自接到申请之日起五日内到场监督销毁。

医疗机构对存放在本单位的过期、损坏麻醉药品和精神药品,应当按照规定的程序向卫生主管部门提出申请,由卫生主管部门负责监督销毁。

八、麻醉药品和精神药品的运输与邮寄管理

(一)麻醉药品和精神药品运输管理

1. 运输安全保障

托运、承运和自行运输麻醉药品和精神药品的,应当采取安全保障措施,防止麻醉药品和精神药品在运输过程中被盗、被抢、丢失。

2. 运输证明

托运或者自行运输麻醉药品和第一类精神药品的单位,应当向所在地省级药品监督管理部门申请领取运输证明。运输证明有效期为一年。

运输证明应当由专人保管,不得涂改、转让、转借。

3. 承运管理

托运人办理麻醉药品和第一类精神药品运输手续,应当将运输证明副本交付承运人。承运人应当查验、收存运输证明副本,并检查货物包装。没有运输证明或者货物包装不符合规定的,承运人不得承运。

承运人在运输过程中应当携带运输证明副本,以备查验。

(二)麻醉药品和精神药品邮寄管理

1. 邮寄证明

邮寄麻醉药品和精神药品,寄件人应当提交所在地省级药品监督管理部门出具的准予邮寄证明。邮寄证明一证一次有效。

邮政营业机构应当查验、收存准予邮寄证明;没有准予邮寄证明的,邮政营业机构不得收寄。邮寄证明保存一年备查。

2. 收寄查验

省、自治区、直辖市邮政主管部门指定符合安全保障条件的邮政营业机构负责收寄麻醉药品和精神药品。邮政营业机构收寄麻醉药品和精神药品,应当依法对收寄的麻醉药品和精神药品予以查验。

第三节　医疗用毒性药品管理

为加强医疗用毒性药品的管理,防止中毒或死亡事故的发生,1988 年 12 月 27 日,国务院发布了《医疗用毒性药品管理办法》,自发布之日起施行,旨在加强医疗用毒性药品的管理,防止中毒或死亡事故的发生。

2002 年 10 月 14 日,国家药品监督管理局发布《关于切实加强医疗用毒性药品监管的通知》,要求对毒性药品的生产、经营、储运和使用进行严格监管,保证人民用药安全有效,并防止发生中毒等严重事件。

2016 年 6 月 24 日,国家食品药品监督管理总局发布《关于加强注射用 A 型肉毒毒素管理的通知》,旨在加强注射用 A 型肉毒毒素的管理,保障公众用药安全。

一、医疗用毒性药品的概念

医疗用毒性药品,是指毒性剧烈、治疗剂量与中毒剂量相近,使用不当会致人中毒或死亡的药品。

二、医疗用毒性药品的分类

医疗用毒性药品包括毒性中药和毒性西药。

1. 毒性中药品种

砒石(红砒、白砒)、砒霜、水银、生马钱子、生川乌、生草乌、生白附子、生附子、生半夏、生南星、生巴豆、斑蝥、青娘虫、红娘子、生甘遂、生狼毒、生藤黄、生千金子、生天仙子、闹羊花、雪上一枝蒿、白降丹、蟾酥、洋金花、红粉、轻粉、雄黄。

[记忆宝]毒性中药:娘雪白生黄斑,披(砒)金银馋(蟾)花粉。

2. 毒性西药品种

去乙酰毛花苷丙(毛花苷 C)、阿托品、洋地黄毒苷、氢溴酸后马托品、三氧化二砷、毛果芸香碱、升汞、水杨酸毒扁豆碱、氢溴酸东莨菪碱、亚砷酸钾、士的宁、亚砷酸注射液、A 型肉毒毒素及其制剂。

[记忆宝]毒性西药:毛士清秀(氢溴),毒品攻身(汞砷)。

三、医疗用毒性药品的生产经营管理

1. 年度计划

毒性药品年度生产、收购、供应和配制计划,由省级药品监督管理部门根据医疗需要制定并下达。

2．生产管理

药品生产企业涉及毒性药品的，要建立严格的管理制度，每次配料必须经两人以上复核签字。

生产毒性药品及制剂，必须严格执行生产操作规程，建立完整的记录。生产记录保存五年备查。

凡加工炮制毒性中药，必须按照《中国药典》或者省级药品监督管理部门制定的《炮制规范》的规定进行。药材符合药用要求的，方可供应、配方和用于中成药生产。

3．定点经营

毒性药品的收购和经营，由药品监督管理部门指定的药品经营企业承担；配方用药由有关药品零售企业、医疗机构负责供应。其他任何单位或者个人均不得从事毒性药品的收购、经营和配方业务。

4．经营管理

药品经营企业（含医疗机构药房）要严格按照 GSP 或相关规定的要求，毒性药品应专柜加锁并由专人保管，做到双人、双锁，专账记录。

必须建立健全保管、验收、领发、核对等制度，严防收假、发错，严禁与其他药品混杂。

药品零售企业供应毒性药品，须凭盖有医生所在医疗机构公章的处方。医疗机构供应和调配毒性药品，须凭医生签名的处方。每次处方剂量不得超过二日极量。

科研和教学单位所需的毒性药品，必须持本单位的证明信，经所在地县级以上药品监督管理部门批准后，供应单位方能发售。

5．处方管理

医疗机构供应和调配毒性药品，凭医生签名的正式处方。

调配处方时，必须认真负责，计量准确，按医嘱注明要求，并由配方人员及具有药师以上技术职称的复核人员签名盖章后方可发出。

对处方未注明"生用"的毒性中药，应当付炮制品。

如发现处方有疑问时，须经原处方医生重新审定后再行调配。

处方一次有效，取药后处方保存二年备查。

四、注射用 A 型肉毒毒素管理

1．指定经营

注射用 A 型肉毒毒素生产企业、进口企业应当指定具有医疗用毒性药品收购经营资质和具有生物制品经营资质的药品批发企业作为本企业注射用 A 型肉毒毒素的经营企业。

指定的经营企业直接将注射用 A 型肉毒毒素销售至已取得医疗机构执业许可证的医疗机构或医疗美容机构。

2．不得零售

药品零售企业不得经营注射用 A 型肉毒毒素。

3．购销台账

注射用 A 型肉毒毒素生产（进口）企业和指定经营企业必须严格审核购买单位资质，建立客户档案,健全各项管理制度,加强购、销、存管理,保证来源清楚,流向可核查、可追溯。

要建立注射用 A 型肉毒毒素购进、销售台账,并保存至超过药品有效期二年备查。

第四节　药品类易制毒化学品管理

2010 年 3 月,卫生部发布《药品类易制毒化学品管理办法》,自 2010 年 5 月 1 日起施行,旨在加强药品类易制毒化学品管理,防止流入非法渠道,适用于药品类易制毒化学品的生产、经营、购买以及监督管理。

一、药品类易制毒化学品的种类

药品类易制毒化学品属于第一类易制毒化学品,包括:①麦角酸;②麦角胺;③麦角新碱;④麻黄素、伪麻黄素、消旋麻黄素、去甲麻黄素、甲基麻黄素、麻黄浸膏、麻黄浸膏粉等麻黄素类物质。

二、药品类易制毒化学品监管部门

国家药品监督管理局主管全国药品类易制毒化学品生产、经营、购买等方面的监督管理工作。

县级以上地方药品监督管理部门负责本行政区域内的药品类易制毒化学品生产、经营、购买等方面的监督管理工作。

三、药品类易制毒化学品生产经营

1. 生产、经营许可

生产、经营药品类易制毒化学品,应当依照规定取得药品类易制毒化学品生产、经营许可。

生产药品类易制毒化学品中属于药品的品种,还应当依照《药品管理法》和相关规定取得药品批准文号。

2. 停产注销

药品类易制毒化学品生产企业不再生产药品类易制毒化学品的,应当在停止生产经营后三个月内办理注销相关许可手续。

3. 停产后复产

药品类易制毒化学品生产企业连续一年未生产的,应当书面报告所在地省级药品监督管理部门;需要恢复生产的,应当经所在地省级药品监督管理部门对企业的生产条件和安全管理情况进行现场检查。

4. 不得委托生产

药品类易制毒化学品以及含有药品类易制毒化学品的制剂不得委托生产。

药品生产企业不得接受境外厂商委托加工药品类易制毒化学品以及含有药品类易制毒化学品的产品;特殊情况需要委托加工的,须经国家药品监督管理局批准。

5. 销售渠道

药品类易制毒化学品单方制剂和小包装麻黄素,纳入麻醉药品销售渠道经营,仅能由麻醉药品全国性批发企业和区域性批发企业经销,不得零售。

未实行药品批准文号管理的品种,纳入药品类易制毒化学品原料药渠道经营。

四、药品类易制毒化学品购买许可

1. 购买许可制度

国家对药品类易制毒化学品实行购买许可制度。购买药品类易制毒化学品的,应当办理药品类易制毒化学品购用证明(以下简称购用证明)。

2. 购用证明申请范围

(1)经批准使用药品类易制毒化学品用于药品生产的药品生产企业。

(2)使用药品类易制毒化学品的教学、科研单位。

(3)具有药品类易制毒化学品经营资格的药品经营企业。

(4)取得药品类易制毒化学品出口许可的外贸出口企业。

(5)经农业部会同国家药品监督管理局下达兽用盐酸麻黄素注射液生产计划的兽药生产企业。

药品类易制毒化学品生产企业自用药品类易制毒化学品原料药用于药品生产的,也应当按照规定办理购用证明。

3. 购用证明管理

购用证明只能在有效期内一次使用。购用证明不得转借、转让。购买药品类易制毒化学品时必须使用购用证明原件,不得使用复印件、传真件。

五、药品类易制毒化学品购销管理

1. 原料药销售

药品类易制毒化学品生产企业应当将药品类易制毒化学品原料药销售给取得购用证明的药品生产企业、药品经营企业和外贸出口企业。

药品类易制毒化学品经营企业应当将药品类易制毒化学品原料药销售给本省、自治区、直辖市行政区域内取得购用证明的单位。药品类易制毒化学品经营企业之间不得购销药品类易制毒化学品原料药。

2. 教学科研单位购买

教学科研单位只能凭购用证明从麻醉药品全国性批发企业、区域性批发企业和药品类易制毒化学品经营企业购买药品类易制毒化学品。

3. 单方制剂和小包装麻黄素销售和调剂

药品类易制毒化学品生产企业应当将药品类易制毒化学品单方制剂和小包装麻黄素销售给麻醉药品全国性批发企业。

麻醉药品全国性批发企业、区域性批发企业应当按照《麻醉药品和精神药品管理条例》规定的渠道销售药品类易制毒化学品单方制剂和小包装麻黄素。

麻醉药品区域性批发企业之间不得购销药品类易制毒化学品单方制剂和小包装麻黄素。

麻醉药品区域性批发企业之间因医疗急需等特殊情况需要调剂药品类易制毒化学品单方

制剂的,应当在调剂后二日内将调剂情况分别报所在地省级药品监督管理部门备案。

4. 禁止现金或者实物交易

药品类易制毒化学品禁止使用现金或者实物进行交易。

5. 建立购买方档案

药品类易制毒化学品生产企业、经营企业销售药品类易制毒化学品,应当逐一建立购买方档案。

购买方为非医疗机构的,档案内容至少包括:

(1)购买方药品生产许可证、药品经营许可证、企业营业执照等资质证明文件复印件。

(2)购买方企业法定代表人、主管药品类易制毒化学品负责人、采购人员姓名及其联系方式。

(3)法定代表人授权委托书原件及采购人员身份证明文件复印件。

(4)购用证明或者麻醉药品调拨单原件。

(5)销售记录及核查情况记录。

购买方为医疗机构的,档案应当包括医疗机构麻醉药品、第一类精神药品购用印鉴卡复印件和销售记录。

6. 销售管理

(1)核查许可证明:药品类易制毒化学品生产企业、经营企业销售药品类易制毒化学品时,应当核查采购人员身份证明和相关购买许可证明,无误后方可销售,并保存核查记录。

(2)出库复核和送达:发货应当严格执行出库复核制度,认真核对实物与药品销售出库单是否相符,并确保将药品类易制毒化学品送达购买方药品生产许可证或者药品经营许可证所载明的地址,或者医疗机构的药库。

(3)可疑情况报告:在核查、发货、送货过程中发现可疑情况的,应当立即停止销售,并向所在地药品监督管理部门和公安机关报告。

7. 购买使用和退货

(1)不得转售:除药品类易制毒化学品经营企业外,购用单位应当按照购用证明载明的用途使用药品类易制毒化学品,不得转售;外贸出口企业购买的药品类易制毒化学品不得内销。

(2)退货管理:购用单位需要将药品类易制毒化学品退回原供货单位的,应当分别报其所在地和原供货单位所在地省级药品监督管理部门备案。原供货单位收到退货后,应当分别向其所在地和原购用单位所在地省级药品监督管理部门报告。

六、药品类易制毒化学品安全管理

1. 安全设施和制度

药品类易制毒化学品生产企业、经营企业、使用药品类易制毒化学品的药品生产企业和教学科研单位,应当配备保障药品类易制毒化学品安全管理的设施,建立层层落实责任制的药品类易制毒化学品管理制度。

2. 专库(柜)储存

药品类易制毒化学品生产企业、经营企业和使用药品类易制毒化学品的药品生产企业,应当设置专库或者在药品仓库中设立独立的专库(柜)储存药品类易制毒化学品。

麻醉药品全国性批发企业、区域性批发企业可在其麻醉药品和第一类精神药品专库中设专区存放药品类易制毒化学品。

教学科研单位应当设立专柜储存药品类易制毒化学品。

专库应当设有防盗设施,专柜应当使用保险柜;专库和专柜应当实行双人双锁管理。

药品类易制毒化学品生产企业、经营企业和使用药品类易制毒化学品的药品生产企业,其关键生产岗位、储存场所应当设置电视监控设施,安装报警装置并与公安机关联网。

3. 专用账册

药品类易制毒化学品生产企业、经营企业和使用药品类易制毒化学品的药品生产企业,应当建立药品类易制毒化学品专用账册。专用账册保存期限应当自药品类易制毒化学品有效期期满之日起不少于二年。

药品类易制毒化学品生产企业自营出口药品类易制毒化学品的,必须在专用账册中载明,并留存出口许可及相应证明材料备查。

药品类易制毒化学品入库应当双人验收,出库应当双人复核,做到账物相符。

4. 流入非法渠道报告

发生药品类易制毒化学品被盗、被抢、丢失或者其他流入非法渠道情形的,案发单位应当立即报告当地公安机关和县级以上地方药品监督管理部门。接到报案的药品监督管理部门应当逐级上报,并配合公安机关查处。

第五节　含特殊药品复方制剂管理

一、含特殊药品复方制剂管理

2009 年 8 月 18 日,国家食品药品监督管理局发布《关于切实加强部分含特殊药品复方制剂销售管理的通知》,旨在加强含特殊药品复方制剂监管,有效遏制从药用渠道流失和滥用。含特殊药品复方制剂包括含麻黄碱类复方制剂、含可待因复方口服溶液、复方地芬诺酯片和复方甘草片。

2013 年 7 月 8 日,国家食品药品监督管理总局发布《进一步加强含可待因复方口服溶液、复方甘草片和复方地芬诺酯片购销管理的通知》,旨在加强对含可待因复方口服溶液、复方甘草片和复方地芬诺酯片的购销管理,保障公众健康。

2014 年 6 月 5 日,国家食品药品监督管理总局发布《关于进一步加强含麻醉药品和曲马朵口服复方制剂购销管理的通知》,旨在遏制含麻醉药品和曲马朵口服复方制剂的滥用,防止从药用渠道流失。

(一)含特殊药品复方制剂购销管理

1. 批发管理

药品生产企业和药品批发企业可以将含特殊药品复方制剂销售给药品批发企业、药品零售企业和医疗机构。

药品生产、批发企业经营含特殊药品复方制剂时,应当按照药品 GMP、药品 GSP 的要求建立客户档案,核实并留存购销方资质证明复印件、采购人员(销售人员)法人委托书和身份证明复印件、核实记录等；指定专人负责采购（销售）、出（入）库验收、签订买卖合同等。销售含特殊药品复方制剂时，如发现购买方资质可疑的，应立即报请所在地设区的市级药品监管部门协助核实；发现采购人员身份可疑的，应立即报请所在地县级以上（含县级）公安机关协助核实。

药品生产、批发企业经营含特殊药品复方制剂时必须严格按照规定开具、索要销售票据。药品生产和经营企业应核实购买付款的单位、金额与销售票据载明的单位、金额相一致，如发现异常应暂停向对方销售含特殊药品复方制剂，并立即向所在地设区的市级药品监管部门报告。药品监管部门核查发现可疑的，应立即通报同级公安机关。

药品生产、批发企业销售含特殊药品复方制剂时，应当严格执行出库复核制度，认真核对实物与销售出库单是否相符，并确保药品送达购买方药品经营许可证所载明的仓库地址、药品零售企业注册地址，或者医疗机构的药库。药品送达后，购买方应查验货物，无误后由入库员在随货同行单上签字。随货同行单原件留存，复印件加盖公章后及时返回销售方。销售方应查验返回的随货同行单复印件记载内容有无异常，发现问题应立即暂停向对方销售含特殊药品复方制剂，并立即向所在地设区的市级药品监管部门报告。药品监管部门核查发现可疑的，应立即通报同级公安机关。

药品生产企业和药品批发企业禁止使用现金进行含特殊药品复方制剂交易。

2. 零售管理

药品零售企业销售含特殊药品复方制剂时，处方药应当严格执行处方药与非处方药分类管理有关规定，非处方药一次销售不得超过 5 个最小包装。

（二）复方甘草片、复方地芬诺酯片购销管理

从生产企业直接购进复方甘草片、复方地芬诺酯片的批发企业，可以将药品销售给其他批发企业、零售企业和医疗机构；从批发企业购进的，只能销售给本省（区、市）的零售企业和医疗机构。

复方甘草片、复方地芬诺酯片严格凭医师开具的处方销售。

复方甘草片、复方地芬诺酯片、同含麻黄碱类复方制剂一并设置专柜由专人管理、专册登记，登记内容包括药品名称、规格、销售数量、生产企业、生产批号。

发现超过正常医疗需求，大量、多次购买复方甘草片、复方地芬诺酯片的，应当立即向当地药品监督管理部门报告。

二、含麻黄碱类复方制剂管理

2008 年 10 月 27 日，国家食品药品监督管理局发布《关于进一步加强含麻黄碱类复方制剂管理的通知》，旨在加强含麻黄碱类复方制剂（不包括含麻黄的中成药）的管理，有效遏制流弊势头，保障公众用药需求。

2012 年 9 月 4 日，国家食品药品监督管理局、公安部、卫生部发布《关于加强含麻黄碱类复方制剂管理有关事宜的通知》，旨在加强含麻黄碱类复方制剂的监管，防止从药用渠道流失。

1. 不得委托生产

含麻黄碱类复方制剂不得委托生产。境内企业不得接受境外厂商委托生产含麻黄碱类复方制剂。

2. 批发企业资质

具有蛋白同化制剂、肽类激素定点批发资质的药品经营企业，方可从事含麻黄碱类复方制

剂的批发业务。

3. 销售管理

药品生产企业和药品批发企业销售含麻黄碱类复方制剂时,应当核实购买方资质证明材料、采购人员身份证明等情况,无误后方可销售,并跟踪核实药品到货情况,核实记录保存至药品有效期后一年备查。

发现含麻黄碱类复方制剂购买方存在异常情况时,应当立即停止销售,并向当地县级以上公安机关和药品监管部门报告。

4. 含量限制

含麻黄碱类复方制剂每个最小包装规格麻黄碱类药物含量口服固体制剂不得超过 720 毫克,口服液体制剂不得超过 800 毫克。

5. 处方药管理

单位剂量麻黄碱类药物含量大于 30 毫克(不含 30 毫克)的含麻黄碱类复方制剂,列入必须凭处方销售的处方药管理。药品零售企业必须凭执业医师开具的处方销售上述药品。

6. 零售管理

药品零售企业销售含麻黄碱类复方制剂,应当查验购买者的身份证,并对其姓名和身份证号码予以登记。除处方药按处方剂量销售外,一次销售不得超过 2 个最小包装。

药品零售企业不得开架销售含麻黄碱类复方制剂,应当设置专柜由专人管理、专册登记,登记内容包括药品名称、规格、销售数量、生产企业、生产批号、购买人姓名、身份证号码。

药品零售企业发现超过正常医疗需求、大量、多次购买含麻黄碱类复方制剂的,应当立即向当地药品监管部门和公安机关报告。

含麻黄碱类复方制剂(含非处方药品种)一律不得通过互联网向个人消费者销售。

7. 禁止现金交易

除个人合法购买外,禁止使用现金进行含麻黄碱类复方制剂交易。

第六节　兴奋剂管理

2004 年 1 月,国务院发布《反兴奋剂条例》,自 2004 年 3 月 1 日起施行,旨在防止在体育运动中使用兴奋剂,保护体育运动参加者的身心健康,维护体育竞赛的公平竞争。

一、兴奋剂的概念和品种

兴奋剂,是指兴奋剂目录所列的禁用物质等,主要包括蛋白同化制剂、肽类激素、麻醉药品、刺激剂(含精神药品)、药品类易制毒化学品、医疗用毒性药品、其他品种(β 受体阻滞剂、利尿剂等)。

二、兴奋剂的管理层次

我国对含兴奋剂药品的管理可体现为三个层次。

1. 实施特殊管理

兴奋剂目录所列禁用物质属于麻醉药品、精神药品、医疗用毒性药品和药品类易制毒化学品的,其生产、销售、进口、运输和使用,依照《药品管理法》和有关行政法规的规定实施特殊管理。

2. 实施严格管理

兴奋剂目录所列禁用物质属于我国尚未实施特殊管理的蛋白同化制剂、肽类激素的,参照我国有关特殊管理药品的管理措施和国际通行做法,其生产、销售、进口和使用环节实施严格管理。

3. 实施处方药管理

除上述实施特殊管理和严格管理的品种外,兴奋剂目录所列的其他禁用物质,如 β 受体阻滞剂、利尿剂等,实施处方药管理。

[记忆宝]麻精毒毒特殊,蛋白肽激参特殊,β 阻尿处方药。

三、蛋白同化制剂、肽类激素的管理

1. 生产企业管理

蛋白同化制剂、肽类激素的生产企业只能向医疗机构、符合规定的药品批发企业和其他同类生产企业供应蛋白同化制剂、肽类激素。

生产企业应当记录蛋白同化制剂、肽类激素的生产、销售和库存情况,并保存记录至超过蛋白同化制剂、肽类激素有效期二年。

2. 批发企业管理

蛋白同化制剂、肽类激素的批发企业只能向医疗机构,以及蛋白同化制剂、肽类激素的生产企业和其他同类批发企业供应蛋白同化制剂、肽类激素。

肽类激素中的胰岛素,还可以向药品零售企业供应。

蛋白同化制剂、肽类激素的验收、检查、保管、销售和出入库登记记录应当保存至超过蛋白同化制剂、肽类激素有效期二年。

3. 医疗机构处方管理

医疗机构只能凭依法享有处方权的执业医师开具的处方向患者提供蛋白同化制剂、肽类激素。处方应当保存二年。

4. 标识管理

药品中含有兴奋剂目录所列禁用物质的,生产企业应当在包装标识或者说明书上用中文注明"运动员慎用"字样。

四、兴奋剂目录调整后有关药品销售管理

兴奋剂目录发布执行之日起,不具备蛋白同化制剂和肽类激素经营资格的药品经营企业不得购进目录所列蛋白同化制剂和肽类激素,之前购进的新列入兴奋剂目录的蛋白同化制剂和肽类激素,应当按照《反兴奋剂条例》规定销售至医疗机构,蛋白同化制剂、肽类激素的生产企业或批发企业。药品零售企业已购进的新列入兴奋剂目录的蛋白同化制剂和肽类激素可以继续销售,但应当严格按照处方药管理,处方保存二年。

兴奋剂目录发布执行后的第九个月首日起,药品生产企业所生产的含兴奋剂目录新列入

物质的药品,必须在包装标识或产品说明书上标注"运动员慎用"字样。之前生产的,在有效期内可继续流通使用。

📄⭐ 案例 28

A生物科技公司违法违规生产疫苗案件

2018年7月13日,省药监局收到《国家药品监督管理局办公室关于严厉查处A生物科技公司违法违规生产××疫苗的通知》,反映在国家药品监督管理局组织的飞行检查中,发现该公司在生产××疫苗过程中,涉嫌存在使用过有效期的原液进行半成品配制、使用来源于不同病毒工作种子批生产的原液合并配制半成品、生产记录造假、拒绝逃避拖延检查等严重违反《药品生产质量管理规范》的违法行为,省药监局立即进行立案调查,并查明A生物科技公司违法事实如下:

(一)原液混批勾兑生产涉案产品。2014年1月至2018年7月间,A生物科技公司在生产××疫苗中均使用两个或两个以上批次的原液勾兑配制,再对勾兑后的原液重新编造生产批号,共计748批(含亚批)。

(二)更改涉案产品生产批号或生产日期。2016年至2018年间,A生物科技公司生产的××疫苗更改了184批次涉案产品的生产批号或实际生产日期,其中118批次向后变更生产日期,变相延长了产品有效期。

(三)使用过期原液生产涉案产品。A生物科技公司《××疫苗中间品质量标准》规定,纯化后原液保存不超过12个月。2017年2月至3月,A生物科技公司用2016年生产的过期原液生产了3批次涉案产品。根据2017年1月23日国家食品药品监督管理总局批准A生物科技公司的《××疫苗制造及检定规程》,A生物科技公司生产的××疫苗纯化后原液保存不超过9个月。2018年3月至4月,A生物科技公司使用2017年生产的过期原液生产了9批次涉案产品。此外,A生物科技公司违反上述《××疫苗制造及检定规程》,将部分抗原含量低的不合格原液,经二次浓缩并检测达到配制标准后再次使用。

(四)未按照规定进行效价测定和热稳定性实验。根据国家食品药品监督管理局2012年、国家食品药品监管总局2017年批准A生物科技公司的《××疫苗制造及检定规程》规定,A生物科技公司应当对成品进行效价测定和热稳定性试验。A生物科技公司2016年至2017年生产的387批次涉案产品,均未开展热稳定性试验,其中382批次对成品制剂进行效价测定的方法不符合上述制造及检定规程的规定。

(五)擅自更改关键设备未按照规定备案。根据A生物科技公司《××疫苗工艺规程》,自2012年8月5日起,A生物科技公司生产××疫苗离心机的型号为DL-××,生产商为××离心机仪器公司。而A生物科技公司自2017年11月28日起将所使用离心机的型号更换为D-××连续流离心机,标识生产商为德国××公司。该变更未按规定备案。

(六)编写虚假批生产记录和伪造动物实验记录。A生物科技公司于2014年至2018年7月,在生产涉案产品过程中,生产结束、产品检验合格后立即销毁原始记录,并编写虚假的批生产记录。A生物科技公司在涉案产品的批检验记录中,编造相关批次的成品效价测定记录和热稳定性试验记录。A 生物科技公司要求××实验动物技术公司在 2018 年 7 月初开具了虚假实验动物销售单据，用于编造动物实验记录。

（七）用虚假材料骗取批签发合格证。A 生物科技公司自 2014 年以来在申报批签发时向中国食品药品检定研究院提交的涉案产品相关资料，均未根据真实生产记录和检定记录制作。A 生物科技公司通过递交虚假资料，骗取了 2014 年 1 月以后生产的涉案产品生物制品批签发合格证共 401 份。

（八）销毁相关证据。A 生物科技公司为掩盖违法事实，在国家药品监督管理局进行第一次飞行检查后，于 2018 年 7 月 10 日采取更换、处理内部监控录像存储卡、部分计算机硬盘等方式，销毁相关证据。

（九）2014 年 1 月至 2018 年 7 月间，A 生物科技公司违法生产、销售××疫苗货值金额 2404100665.34 元，违法所得 1891978172.89 元。

2018 年 10 月 16 日，B 省药监局认为 A 生物科技公司自 2014 年 1 月至 2018 年 7 月违法生产、销售××疫苗违反了法律的规定。

思考：1. A 生物科技公司生产的××疫苗应该如何定性？

2. A 生物科技公司是否应该从重处罚？

3. 如果依据现行的法律，A 生物科技公司面临的行政处罚金额会是多少？

案例 29

廖某致使精神药品流入非法渠道案件

2016 年下半年，A 州公安局接到 A 州食品药品监督管理局移送案件函，称："据××药监局《关于协查"复方磷酸可待因糖浆"销售情况的函》，对 B 公司自 2015 年 10 月起从 A 公司进购的复方磷酸可待因糖浆销售去向核查后发现，从该公司流出的此类药品大量流向不明"，经核查后，A 州公安局于 2016 年 8 月 1 日立案侦查，11 月 14 日该案被公安部禁毒局确立为公安部毒品目标案件。2017 年 1 月 22 日，A 州公安局成立了以 C 县公安局为主的专案工作组，指定 C 县公安局全面开展案侦工作。C 县公安局随即成立"8.10"专案组，对该案展开侦查，后侦破此案。

查明，自 2015 年 11 月至 2016 年 6 月期间，犯罪嫌疑人陈某、文某、杨某、罗某、杨某等人共谋通过利用具有相关诊所（卫生室）资质，采取向相关诊所（卫生室）支付高额返点费的方法，从 D 公司和 E 公司套购"复方磷酸可待因糖浆"共计 65420 瓶，并由犯罪嫌疑人通过物流非法流入广州、江西等地进行贩卖。同时，在案件侦办过程中，C 县公安局根据掌握的证据材料发现 80 余家诊所涉嫌违反《麻醉药品和精神药品管理条例》关于第二类精神药品的使用和管理规定，致使该精神药品流入非法渠道，造成危害，尚不构成犯罪，但依据《麻醉药品和精神药品管理条例》的规定，应对相关单位和责任人予以行政处罚。2017 年 7 月 27 日，C 县公安局依法予以行政处罚受案登记。

通过调查，廖某系 F 卫生站的法定代表人，犯罪嫌疑人杨某等人利用廖某的卫生室资质，到廖某处联系后，于 2016 年 4 月 22 日从 B 公司开出 200 瓶"复方磷酸可待因糖浆"，每瓶单价 14.9 元，由杨某等人向 B 公司支付全部货款，并提取全部药品，然后由杨某等人在涂改药品监管条码重新包装后,其中廖某留存 10 瓶在其诊所销售,剩余的 190 瓶通过物流全部运输至广州、江西等地,以高价进行非法贩卖。违法行为人廖某从犯罪嫌疑人手中收取每瓶 2 元共计 400 元的返点费,后廖某在 B 公司提供的购买该 200 瓶的涉案糖浆的出库单上签字确认。

根据国家食品药品监管总局、公安部、国家卫生计生委于 2015 年 4 月 3 日联合发布的第 10 号公告"决定将含有可待因复方口服液体制剂(包括口服溶液剂、糖浆剂)列入第二类精神药品管理"(该公告自 2015 年 5 月 1 日实行),依据药品生产厂家××制药集团××第一制药有限公司出具的检验报告书载明,涉案的"复方磷酸可待因糖浆"中含有"可待因"成分,故涉案糖浆属国家管控的第二类精神类药品管理。

廖某的行为有犯罪嫌疑人杨某、文某等人的供述,C 县公安局对廖某的询问及扣押清单等书证予以证实,C 县公安局认为廖某的行为违反了《麻醉药品和精神药品管理条例》关于第二类精神药品管理的相关规定,廖某的行为尚不构成犯罪。

思考:1. 廖某的违法行为应该如何处罚?

　　　2. 含有可待因的复方口服液体制剂列入第二类精神药品管理后,其生产、经营和使用规定有哪些变化?

案例 30

医疗用毒性药品中毒产品责任纠纷案件

2010 年 2 月 26 日,张某因腰痛前往 A 市中医院就诊,A 市中医院医生为其开具了 7 副中药药剂处方;张某服用后自觉病情好转,遂于 2010 年 3 月 13 日再次持原处方在 B 大药房购药,回家自行煎服;张某服药后出现口角发麻继而四肢麻木、昏迷、心跳及呼吸骤停症状,经家属送往 A 市中医院急诊抢救,2010 年 3 月 15 日转院至 A 市中医院治疗,2010 年 3 月 29 日被转往 X 医院治疗,住院 72 天后,于 2010 年 6 月 9 日出院,再转往 Y 医院治疗,住院至今。2010 年 12 月 2 日,经张某家属委托,C 司法鉴定所作出(2010)×××号司法鉴定意见书,鉴定结论为:张某系乌头碱中毒致:①缺血缺氧性脑病;②脑出血;③肺部感染;④CPR 术后,张某仍处于昏迷状态、四肢瘫痪,呈植物人状态,构成一级伤残。

2010 年 4 月 12 日,张某所服药物制草乌经 A 市药品检验所检验,检验结果为:"为不规则圆形或近三角形的片,表面黑褐色,有灰白色多角形,形成层环及点状维管束,并有空隙,质脆,气微,味辛辣,麻舌,不符合规定;脂型生物碱 0.26%,不符合规定"。

2010 年 4 月 22 日,所服制草乌再次经 D 省药品检验所检验,检验结果为:"为近三角形的片,表面黑褐色,有灰白色多角形形成层环及点状维管束,并有空隙,周边皱缩或弯曲,质脆,气微,味微辛辣,稍有麻舌感,部分供试品有白心(不符合规定);脂型生物碱 0.17%(不符合规定)"。

A 市食品药品监督管理局依此于 2010 年 4 月 30 日对 B 大药房予以行政处罚。

B 大药房所销售的制草乌药品,系 E 中药饮片公司生产。2011 年 3 月 21 日,B 大药房(甲方)与 E 中药饮片公司(乙方)签订协议书,协议约定:鉴于张某服用制草乌产品中毒一事,乙方同意在甲方未与张某损害赔偿达成一致以前,甲方暂不支付乙方向 E 中药饮片公司供货货款共计 98 万元;对张某中毒赔偿,甲、乙双方通过协商在明确各自应承担责任后,由各自承担。

截至 2012 年 5 月 25 日,B 大药房已经为张某垫付费用共计 1762763.56 元,其中包括:治疗费 1370854.01 元,护理费 145980 元,自购药品费 36565.75 元,交通费 13434 元,家属生活补助费 32400 元,房租费 34709.8 元,煤气、水、电费 9869.2 元,日用品费 112701.8 元,张某家属在两地费用 6249 元。

2012 年 5 月 25 日,B 大药房(甲方)与张某(乙方)达成和解协议,协议约定:

(1)甲方一次性赔偿乙方因人身损害损失金额共计 225 万元,其中包括残疾赔偿金 376880 元,护理费 336980 元,精神赔偿金 5 万元,营养费 3 万元,误工费 11920 元,住院伙食补助费 27900 元,后续治疗费和交通费 1416320 元。

(2)除上述赔偿外,乙方放弃其他索赔权利。乙方亦不得再向甲方或者 E 中药饮片公司提出其他赔偿要求,甲方亦无义务再向乙方承担其他赔偿责任。

(3)甲方在协议签订后可根据《产品质量法》向 E 中药饮片公司追偿。

协议签订后,B 大药房依约一次性向张某家属支付了 225 万元。

张某代理人于 2012 年 9 月 26 日向原审法院提出撤诉申请,原审法院予以准许。

思考:1. B 大药房销售给张某的制草乌应该如何定性?

2. 你认为 B 大药房、E 中药饮片公司、A 市中医院的责任分摊比例分别是多少?

3. 谈谈你对首负责任制的理解。

附　　录

附表 1　药事管理时间表

时间	内容
30 年 20 年 10 年	• 中药一级保护品种的保护期限分别为 30 年、20 年、10 年,申请延长保护期限的,每次延长的保护期限不得超过第一次批准的保护期限
10 年	• 药物警戒记录和数据至少保存至药品注册证书注销后 10 年,并应当采取有效措施防止记录和数据在保存期间损毁、丢失 • 生产、销售假药,情节严重的,吊销药品生产许可证,10 年内不受理其相应申请;持有人为境外企业的,10 年内禁止其药品进口 • 生产、销售假药,对人体健康造成严重危害或者有其他严重情节的,处 3 年以上 10 年以下有期徒刑 • 生产、销售假药,致人死亡或者有其他特别严重情节的,处 10 年以上有期徒刑、无期徒刑或者死刑 • 生产、销售劣药,对人体健康造成严重危害的,处 3 年以上 10 年以下有期徒刑 • 生产、销售劣药,后果特别严重的,处 10 年以上有期徒刑或者无期徒刑 • 提供虚假的证明、数据、资料、样品或者采取其他手段骗取临床试验许可、药品生产许可、药品经营许可、医疗机构制剂许可或者药品注册等许可的,撤销相关许可,10 年内不受理其相应申请
7 年	• 中药二级保护品种的保护期限为 7 年,保护期满后可以申请延长 7 年
5 年	• 执业药师注册证有效期为 5 年 • 药品注册证书有效期为 5 年 • 药品生产许可证有效期为 5 年 • 药品经营许可证有效期为 5 年 • 医疗机构制剂许可证有效期为 5 年 • 药品生产企业质量管理负责人应当具有至少 5 年从事药品生产和质量管理的实践经验,其中至少 1 年的药品质量管理经验 • 药品生产企业质量受权人应当具有至少 5 年从事药品生产和质量管理的实践经验 • 创新药和改良型新药应当自取得批准证明文件之日起每满 1 年提交一次定期安全性更新报告,直至首次再注册,之后每 5 年报告一次。其他类别的药品,一般应当自取得批准证明文件之日起每 5 年报告一次

续附表 1

时间	内容
5 年	• 药品批发企业建立的药品采购、验收、养护、销售、出库复核、销后退回和购进退出、运输、储运温湿度监测、不合格药品处理、业委托运输等相关记录至少保存 5 年 • 药品零售企业建立的药品采购、验收、销售、陈列检查、温湿度监测、不合格药品处理等相关记录至少保存 5 年 • 药品生产、经营企业采购药品时，应索取、查验、留存供货企业有关证件、资料，索取、留存销售凭证;资料和销售凭证,应当至少保存 5 年 • 药品网络销售企业保存的供货企业资质文件、电子交易等记录保存期限不少于 5 年,且不少于药品有效期满后 1 年 • 销售处方药的药品网络零售企业保存的处方、在线药学服务等记录,保存期限不少于 5 年,且不少于药品有效期满后 1 年 • 第三方平台应当保存药品展示、交易记录与投诉举报等信息。保存期限不少于 5 年,且不少于药品有效期满后 1 年 • 医疗机构保存首次购进药品,加盖供货单位原印章的药品生产许可证或者药品经营许可证和营业执照、所销售药品的批准证明文件等的复印件,保存期不得少于 5 年 • 疾病预防控制机构、接种单位在接收或者购进疫苗时,应当索取证明文件,并保存至疫苗有效期满后不少于 5 年备查 • 疫苗上市许可持有人应当按照规定,建立真实、准确、完整的销售记录,并保存至疫苗有效期满后不少于 5 年备查 • 疾病预防控制机构、接种单位、疫苗配送单位应当按照规定,建立真实、准确、完整的接收、购进、储存、配送、供应记录,并保存至疫苗有效期满后不少于 5 年备查 • 疾病预防控制机构、接种单位接收或者购进疫苗时,应当索取本次运输、储存全过程温度监测记录,并保存至疫苗有效期满后不少于 5 年备查 • 疾病预防控制机构、接种单位对存在包装无法识别、储存温度不符合要求、超过有效期等问题的疫苗的处置记录应当保存至疫苗有效期满后不少于 5 年备查 • 储存麻醉药品、精神药品的专用账册,保存期限应当自药品有效期期满之日起不少于 5 年 • 医疗用毒性药品及制剂的生产记录保存 5 年备查 •《中国药典》每 5 年修订一次 • 在药品注册过程中,药物非临床安全性评价研究机构、药物临床试验机构,未按照规定遵守药物非临床研究质量管理规范、药物临床试验质量管理规范等的,责令限期改正,给予警告;逾期不改正,情节严重的,药物非临床安全性评价研究机构、药物临床试验机构等 5 年内不得开展药物非临床安全性评价研究、药物临床试验
4 年	• 取得药学类、中药学类专业大专学历,在药学或中药学岗位工作满 4 年可报考执业药师 • 执业药师考试成绩管理以 4 年为一个周期,参加全部科目考试的人员须在连续 4 年内通过全部科目的考试,才能获得执业药师职业资格

时间	内容
3 年	• 受到刑事处罚,自刑罚执行完毕之日到申请注册之日不满 3 年的,近 3 年有新增不良信息记录的,不予执业药师注册 • 药物临床试验应当在批准后 3 年内实施;药物临床试验申请自获准之日起,3 年内未有受试者签署知情同意书的,该药物临床试验许可自行失效 • 药品生产企业生产管理负责人应当具有至少 3 年从事药品生产和质量管理的实践经验,至少 1 年的药品质量管理经验 • 持有人药物警戒负责人应当具有 3 年以上从事药物警戒相关工作经历 • 药品批发企业质量负责人应当具有大学本科以上学历、执业药师资格和 3 年以上药品经营质量管理工作经历 • 药品批发企业质量管理部门负责人应当具有执业药师资格和 3 年以上药品经营质量管理工作经历 • 药品批发企业从事疫苗配送的,还应当配备 2 名以上专业技术人员专门负责疫苗质量管理和验收工作,专业技术人员应当具有并有 3 年以上从事疫苗管理或者技术工作经历 • 医疗机构购进药品时应当索取、留存供货单位的合法票据,票据保存期不得少于 3 年 • 医疗机构药品验收记录必须保存至超过药品有效期一年,但不得少于 3 年 • 从事处方审核的药学技术人员应当具有 3 年及以上门急诊或病区处方调剂工作经验,接受过处方审核相应岗位的专业知识培训并考核合格 • 医疗机构麻醉药品和第一类精神药品处方保存期限为 3 年 • 医疗机构制剂批准文号有效期为 3 年 • 医疗机构麻醉药品、第一类精神药品购用印鉴卡有效期为 3 年 • 生产、销售假药的,处 3 年以下有期徒刑或者拘役 • 以欺骗、贿赂等不正当手段取得执业药师注册证的,由发证部门撤销执业药师注册证,3 年内不予执业药师注册 • 严禁执业药师注册证挂靠,持证人注册单位与实际工作单位不符的,由发证部门撤销执业药师注册证,3 年内不予注册
2 年	• 取得药学类、中药学类专业大学本科学历或学士学位,在药学或中药学岗位工作满 2 年可报考执业药师 • 卫生系列专业技术资格考试成绩有效期为 2 年,考生在连续 2 个考试年度通过全四科考试科目的,可获得专业技术资格证书 • 伪造学历和专业技术工作资历证明,考试期间有违纪行为的,2 年内不得参加卫生系列专业技术资格考试 • 制剂生产的原辅料和与药品直接接触的包装材料的留样应当至少保存至产品放行后 2 年 • 药品广告批准文号的有效期与产品注册证明文件或者生产许可文件最短的有效期一致;产品注册证明文件或者生产许可文件未规定有效期的,广告批准文号有效期为 2 年 • 医疗机构医疗用毒性药品、第二类精神药品处方保存期限为 2 年 • 开展麻醉药品和精神药品实验研究活动的单位及其工作人员 2 年内没有违反有关禁毒的法律、行政法规规定的行为

时间	内容
2 年	• 麻醉药品和精神药品定点批发企业及其工作人员应在 2 年内没有违反有关禁毒的法律、行政法规规定的行为 • 医疗用毒性药品、第二类精神药品处方保存期限为 2 年 • 注射用 A 型肉毒毒素生产(进口)企业和指定经营企业要建立注射用 A 型肉毒毒素购进、销售台账,并保存至超过药品有效期 2 年备查 • 药品类易制毒化学品专用账册保存期限应当自有效期期满之日起不少于 2 年 • 蛋白同化制剂、肽类激素生产企业应当记录蛋白同化制剂、肽类激素的生产、销售和库存情况,并保存记录至超过蛋白同化制剂、肽类激素有效期 2 年 • 蛋白同化制剂、肽类激素批发企业的验收、检查、保管、销售和出入库登记记录应当保存至超过蛋白同化制剂、肽类激素有效期 2 年 • 医疗机构开具的蛋白同化制剂、肽类激素处方应当保存 2 年 • 药品零售企业已购进的新列入兴奋剂目录的蛋白同化制剂和肽类激素可以继续销售,但应当严格按照处方药管理,处方保存 2 年
1 年	• 取得药学类、中药学类专业第二学士学位、研究生班毕业或硕士学位,在药学或中药学岗位工作满 1 年可报考执业药师 • 申办者研发期间安全性更新报告应当每年提交一次,于药物临床试验获准后每满 1 年后的 2 个月内提交 • 药品生产企业批记录应当由质量管理部门负责管理,至少保存至药品有效期后 1 年 • 药品生产企业留样应当按照注册批准的贮存条件至少保存至药品有效期后 1 年 • 药品生产企业药品发运记录应当至少保存至药品有效期后 1 年 • 药物临床试验期间药品安全性更新报告调整后的首次提交,报告周期不应超过 1 年 • 医疗机构普通处方、急诊处方、儿科处方保存期限为 1 年 • 麻醉药品和第一类精神药品运输证明有效期为 1 年 • 麻醉药品和精神药品邮寄证明一证一次有效,保存 1 年 • 药品类易制毒化学品生产企业连续 1 年未生产的,应当书面报告所在地省级药品监督管理部门 • 药品批发企业销售含麻黄碱类复方制剂时,应当核实购买方资质证明材料、采购人员身份证明等情况,核实记录保存至药品有效期后 1 年备查 • 未经审查发布药品广告的,广告批准文号已超过有效期,仍继续发布药品广告,未按照审查通过的内容发布药品广告,情节严重的,由广告审查机关撤销广告审查批准文件、1 年内不受理其广告审查申请 • 药品广告内容违法,情节严重的,由广告审查机关撤销广告审查批准文件、1 年内不受理其广告审查申请 • 药品广告构成虚假广告,情节严重的,由广告审查机关撤销广告审查批准文件、1 年内不受理其广告审查申请

时间	内容
6个月	• 药品注册证书需在有效期届满前 6 个月申请药品再注册 • 药品生产许可证需在有效期满前 6 个月重新申请换发 • 药品经营许可证需在有效期满前 6 个月重新申请换发 • 医疗机构制剂许可证需在有效期满前 6 个月重新申请换发 • 列入国家实施停产报告的短缺药品清单的药品,持有人停止生产的,应当在计划停产实施 6 个月前向所在地省级药品监督管理部门报告 • 第三方平台应当对申请入驻的药品网络销售企业资质、质量安全保证能力等进行审核,对药品网络销售企业建立登记档案,至少每 6 个月核验更新一次,确保入驻的药品网络销售企业符合法定要求 • 药师未按照规定审核抗菌药物处方与用药医嘱,造成严重后果,或者发现处方不适宜、超常处方等情况未进行干预且无正当理由,被医疗机构取消其药物调剂资格的,在 6 个月内不得恢复其药物调剂资格 • 中药保护品种需在保护期满前 6 个月申报延长保护期限
3个月	• 医疗机构制剂批准文号需在有效期届满前 3 个月提出再注册申请 • 麻醉药品、第一类精神药品购用印鉴卡需在有效期满前 3 个月重新提出申请 • 药品类易制毒化学品购用证明有效期为 3 个月
60 日	• 药品审评中心对药物临床试验申请应当自受理之日起 60 日内决定是否同意开展,对补充申请应当自受理之日起 60 日内决定是否同意
30 日	• 执业药师注册证持证者须在有效期满 30 日前向所在地省级药品监督管理部门提出延续注册申请 • 药品注册申请人应当在 30 日内完成补正资料 • 变更药品生产许可证登记事项的,应当在市场监督管理部门核准变更或者企业完成变更后 30 日内,向原发证机关申请药品生产许可证变更登记 • 持有人、药品生产企业的质量管理体系相关的组织机构、企业负责人、生产负责人、质量负责人、质量受权人发生变更的,应当自发生变更之日起 30 日内,完成登记手续 • 持有人应当于取得首个药品批件后的 30 日内在国家药品不良反应监测系统中完成信息注册;注册的用户信息和产品信息发生变更的,持有人应当自变更之日起 30 日内完成更新 • 药物警戒负责人应当在国家药品不良反应监测系统中登记;相关信息发生变更的,药物警戒负责人应当自变更之日起 30 日内完成更新 • 非严重个例药品不良反应、持有人不迟于获知信息后的 30 日报告
15 日	• 公民、法人或者其他组织不服复议决定的,可以在收到复议决定书之日起 15 日内向人民法院提起诉讼 • 药品注册期间,对于审评结论为不通过的,申请人可以在 15 日内向药品审评中心提出异议 • 对于死亡或危及生命之外的其他可疑且非预期严重不良反应,临床试验申办者应当在首次获知后尽快报告,但不得超过 15 日;提交报告后,应当继续跟踪严重不良反应,以随访报告的形式及时报送有关新信息或对前次报告的更改信息等,报告时限为获得新信息起 15 日内 • 严重个例药品不良反应持有人不迟于获知信息后的 15 日报告 • 为门(急)诊癌症疼痛患者和中、重度慢性疼痛患者开具的麻醉药品和第一类精神药品的控缓释制剂,每张处方不得超过 15 日常用量 • 哌醋甲酯用于治疗儿童多动症时,每张处方不得超过 15 日常用量

时间	内容
7 日	• 当事人对药品检验结果有异议的,可以自收到药品检验结果之日起 7 日内向原药品检验机构或者上一级药品监督管理部门设置或者指定的药品检验机构申请复验,也可以直接向国务院药品监督管理部门设置或者指定的药品检验机构申请复验 • 对于致死或危及生命的可疑且非预期严重不良反应,临床试验申办者应当在首次获知后尽快报告,但不得超过 7 日,并应在首次报告后的 8 日内提交信息尽可能完善的随访报告 • 持有人在实施召回过程中,三级召回每 7 日,向所在地省级药品监督管理部门报告药品召回进展情况 • 处方一般不得超过 7 日用量 • 为门(急)诊患者开具的麻醉药品和第一类精神药品的控缓释制剂,每张处方不得超过 7 日常用量 • 为门(急)诊癌症疼痛患者和中、重度慢性疼痛患者开具的麻醉药品和第一类精神,除注射剂、控缓释制剂以外的其他剂型,每张处方不得超过 7 日常用量 • 为门(急)诊患者开具的第二类精神药品一般每张处方不得超过 7 日常用量
3 日	• 列入国家实施停产报告的短缺药品清单的药品,发生非预期停产的,持有人在 3 日内报告所在地省级药品监督管理部门 • 特殊情况下处方需延长有效期的,由开具处方的医师注明有效期限,但有效期最长不得超过 3 天 • 持有人作出药品召回决定的,二级召回在 3 日内,应当发出召回通知,通知到药品生产企业、药品经营企业、药品使用单位等,同时向所在地省级药品监督管理部门备案调查评估报告、召回计划和召回通知 • 持有人在实施召回过程中,二级召回每 3 日,向所在地省级药品监督管理部门报告药品召回进展情况 • 急诊处方一般不得超过 3 日用量 • 为门(急)诊患者开具的麻醉药品和第一类精神药品,除注射剂、控缓释制剂以外的其他剂型,每张处方不得超过 3 日常用量 • 为门(急)诊癌症疼痛患者和中、重度慢性疼痛患者开具的麻醉药品、第一类精神药品注射剂,每张处方不得超过 3 日常用量 • 设区的市级、县级药品不良反应监测机构对严重药品不良反应报告的审核和评价应当自收到报告之日起 3 个工作日内完成
2 日	• 麻醉药品区域性批发企业之间因医疗急需、运输困难等特殊情况需要调剂麻醉药品、第一类精神药品、药品类易制毒化学品单方制剂的,应当在调剂后 2 日内将调剂情况分别报所在地省级药品监督管理部门备案 • 医疗用毒性药品每次处方剂量不得超过 2 日极量 • 药品生产企业在作出药品召回决定后,应当制定召回计划并组织实施,二级召回在 48 小时(2 日)内,通知到有关药品经营企业、使用单位停止销售和使用,同时向所在地省级药品监督管理部门报告

续附表 1

时间	内容
1 日/ 24 小时	• 处方开具当日（1日）有效 • 为住院患者开具的麻醉药品和第一类精神药品处方应当逐日开具，每张处方为 1 日常用量 • 持有人作出药品召回决定的，一级召回在 1 日内，应当发出召回通知，通知到药品生产企业、药品经营企业、药品使用单位等，同时向所在地省级药品监督管理部门备案调查评估报告、召回计划和召回通知 • 持有人在实施召回过程中，一级召回每日，向所在地省级药品监督管理部门报告药品召回进展情况 • 因抢救生命垂危的患者等紧急情况，医师可以越级使用抗菌药物；越级使用抗菌药物应当详细记录用药指证，并应当于 24 小时内补办越级使用抗菌药物的必要手续

附表 2　药品行政许可证明文件

许可证明文件	有效期	再注册	许可部门
执业药师职业资格证书	5 年	有效期满前 30 日	省级药监部门
药品注册证	5 年	有效期满前 6 个月	国家药监部门
药品生产许可证	5 年	有效期满前 6 个月	省级药监部门
药品经营许可证	5 年	有效期满前 6 个月	省级药监部门（批发、连锁总部）县市级市监部门（零售，连锁门店）
医疗机构制剂许可证	5 年	有效期满前 6 个月	省级卫生部门同意省级药监部门批准
医疗机构制剂批准文号	3 年	有效期满前 3 个月	省级药监部门
麻醉药品、第一类精神药品购用印鉴卡	3 年	有效期满前 3 个月	市级卫生部门
运输证明（麻、一精）	1 年	—	市级市监部门
邮寄证明（麻、精）	1 次有效保存 1 年	—	市级市监部门
购用证明（药品类易制毒化学品）	1 次有效3 个月	—	省级药监部门

附表 3　常见违法行为及其法律责任表

违法行为	法律责任			
	没收	罚款	改正关闭、停产停业	撤销吊销、资格罚
生产、销售、使用假药	没收违法生产、销售的药品和违法所得	处违法生产、销售的药品货值金额 15～30 倍的罚款；不足 10 万元的，按 10 万元计算	责令停产整顿	吊销药品批准证明文件；情节严重的，吊销许可证，10 年内不受理其相应申请

违法行为	法律责任			
	没收	罚款	改正关闭、停产停业	撤销吊销、资格罚
生产、销售、使用劣药	没收违法生产、销售的药品和违法所得	处违法生产、销售的药品货值金额 10~20 倍的罚款；违法生产、批发的药品不足 10 万元的，按 10 万元计算，违法零售的药品不足 1 万元的，按 1 万元计算	情节严重的，停产、停业整顿	情节严重的，责令停产停业整顿直至吊销药品批件、许可证
无许可证生产、经营药品	没收违法生产、销售的药品和违法所得	处违法生产、销售的药品货值金额 15~30 倍的罚款；不足 10 万元的，按 10 万元计算	责令关闭	—
从非法渠道购进药品	没收违法购进的药品和违法所得	处违法购进药品货值金额 2~10 倍的罚款；情节严重的，处货值金额 10~30 倍的罚款；不足 5 万元的，按 5 万元计算	责令改正	情节严重的，吊销药品批件、许可证
提供虚假的证明、数据、资料、样品或者采取其他手段骗取许可	—	处 50 万~500 万元的罚款	—	撤销相关许可，十年内不受理其相应申请
伪造、变造、出租、出借、非法买卖许可证或者药品批件	没收违法所得	处违法所得 1~5 倍的罚款；情节严重的，并处违法所得 5~15 倍的罚款	—	情节严重的，吊销许可证或者药品批件
未遵守质量管理规范	—	逾期不改正的，处 10 万~50 万元的罚款；情节严重的，处 50 万~200 万元的罚款	责令限期改正，给予警告；情节严重的，责令停产停业整顿	情节严重的，吊销药品批件、药品许可证

参考文献

［1］杨世民.药事管理与法规［M］.3 版.北京：高等教育出版社，2021.

［2］国家药品监督管理局执业药师资格认证中心.国家执业药师职业资格考试指南 药事管理与法规［M］.8 版.北京：中国医药科技出版社，2023.

［3］全国人民代表大会常务委员会.中华人民共和国药品管理法［EB/OL］.（2019－08－27）［2023－01－03］.https://www.nmpa.gov.cn/xxgk/fgwj/flxzhfg/20190827083801685.html.

［4］全国人民代表大会常务委员会.中华人民共和国疫苗法［EB/OL］.（2019－07－02）［2023－05－12］.https://www.nmpa.gov.cn/xxgk/fgwj/flxzhfg/20190702121701506.html.

［5］国家药品监督管理局，人力资源社会保障部.关于印发执业药师职业资格制度规定和执业药师职业资格考试实施办法的通知［EB/OL］.（2019－03－05）［2023－01－18］.https://www.nmpa.gov.cn/xxgk/fgwj/gzwj/gzwjyp/20190320161601446.html.

［6］国家市场监督管理总局.药品注册管理办法［EB/OL］.（2020－07－01）［2023－01－20］.https://www.samr.gov.cn/zw/zfxxgk/fdzdgknr/fgs/art/2023/art_3275cb2a929d4c34ac8c0421b2a9c257.html.

［7］国家药品监督管理局.关于发布《中药注册管理专门规定》的公告［EB/OL］.（2023－07－01）［2023－07－20］.https://www.nmpa.gov.cn/xxgk/fgwj/xzhgfxwj/20230210173401120.html.

［8］国家药品监督管理局，国家卫生健康委员会.关于发布药物临床试验质量管理规范的公告［EB/OL］.（2023－07－01）［2023－05－12］.https://www.gov.cn/gongbao/content/2020/content_5525106.htm.

［9］国家市场监督管理总局.药品生产监督管理办法［EB/OL］.（2020－07－01）［2023－02－07］.https://www.samr.gov.cn/zw/zfxxgk/fdzdgknr/fgs/art/2023/art_65070d0ee03a4109ac831ee7b3cee51c.html.

［10］卫生部.药品生产质量管理规范［EB/OL］.（2011－01－17）［2023－02－07］.https://www.samr.gov.cn/zw/zfxxgk/fdzdgknr/bgt/art/2023/art_d5e1dbaa8f284277a5f6c3e2fc840d00.html.

［11］国家药品监督管理局.关于发布《药品召回管理办法》的公告［EB/OL］.（2022－10－26）［2023－02－10］.https://www.nmpa.gov.cn/xxgk/fgwj/xzhgfxwj/20221026164304199.html.

［12］国家药品监督管理局.关于发布《药物警戒质量管理规范》的公告［EB/OL］.（2021－12－01）［2023－02－10］.https://www.nmpa.gov.cn/xxgk/fgwj/xzhgfxwj/20210513151827179.html.

［13］国家食品药品监督管理总局.药品经营质量管理规范［EB/OL］.（2013－06－01）［2023－

02 - 10]. https://www. samr. gov. cn/zw/zfxxgk/fdzdgknr/bgt/art/2023/art_bc07ffdb 7a1c4e46be371ac5a4a65f9c. html.

[14] 国家市场监督管理总局. 药品网络销售监督管理办法[EB/OL]. (2022 - 12 - 01)[2023 - 02 - 10]. https://www. samr. gov. cn/zw/zfxxgk/fdzdgknr/fgs/art/2023/art_27f2fba 302ab48239dfde1a5b5095156. html.

[15] 卫生部. 处方管理办法[EB/OL]. (2007 - 05 - 01)[2023 - 02 - 14]. https://www. gov. cn/ziliao/flfg/2007 - 03/13/content_549406. htm.

[16] 国家药品监督管理局等. 关于发布《中药材生产质量管理规范》的公告[EB/OL]. (2022 - 03 - 01)[2023 - 03 - 07]. https://www. nmpa. gov. cn/xxgk/fgwj/xzhgfxwj/20220317 110344133. html.